新编神经内科疾病救治精要

主 编 关欣颖 李 斌 罗新明 等

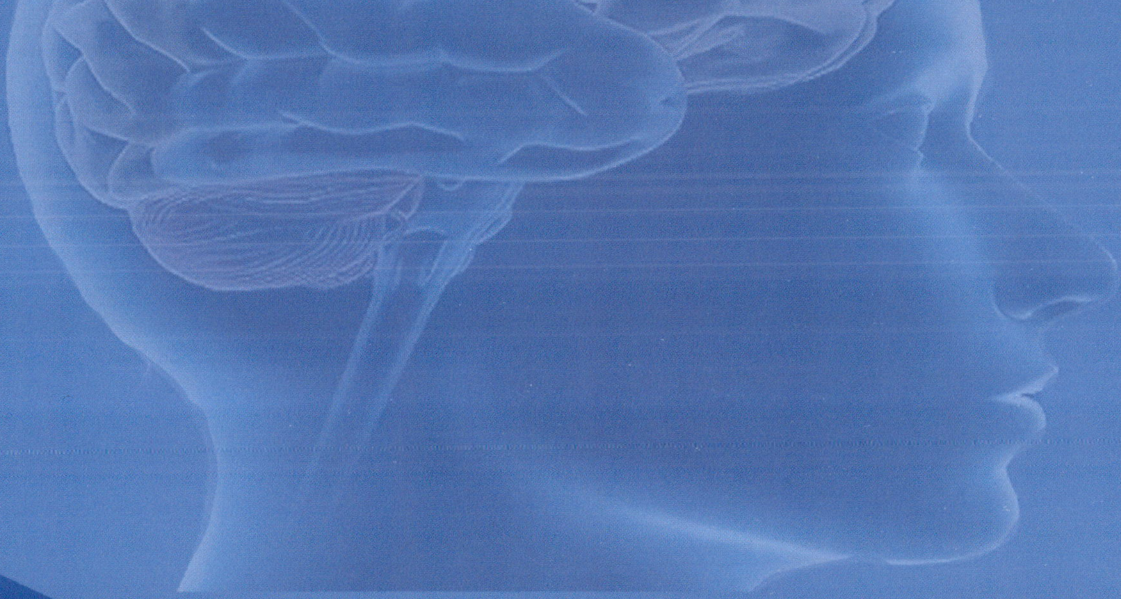

河南大学出版社
HENAN UNIVERSITY PRESS
·郑州·

图书在版编目（CIP）数据

新编神经内科疾病救治精要 / 关欣颖等主编 .— 郑州：河南大学出版社，2019.6
ISBN 978-7-5649-3763-8

Ⅰ.①新… Ⅱ.①关… Ⅲ.①神经系统疾病－诊疗 Ⅳ.① R741

中国版本图书馆 CIP 数据核字 (2019) 第 106833 号

责任编辑： 阮林要
责任校对： 付会娟
封面设计： 卓弘文化

出版发行： 河南大学出版社
地址：郑州市郑东新区商务外环中华大厦 2401 号
邮编：450046
电话：0371-86059750（高等教育与职业教育出版分社）
0371-86059701（营销部）
网址：www.hupress.com
印　　刷： 北京虎彩文化传播有限公司
版　　次： 2019 年 6 月第 1 版
印　　次： 2019 年 6 月第 1 次印刷
开　　本： 880mm × 1230mm　1/16
印　　张： 11.25
字　　数： 365 千字
定　　价： 68.00 元

编　委　会

主　编　关欣颖　李　斌　罗新明　林　敏
林祥舟　许　辉　李常玉

副主编　李洪远　刘　佳　李晓民　李　明
柳春雨　张健昌　刘慧敏

编　委（按姓氏笔画排序）

刘　佳　　安徽医科大学第二附属医院
刘慧敏　　河南中医药大学第一附属医院
关欣颖　　连云港市第一人民医院
许　辉　　阜阳市人民医院
李　明　　成都医学院第一附属医院
李　斌　　唐山市人民医院
李洪远　　徐州市中心医院
李晓民　　山西省长治市人民医院
李常玉　　深圳市龙华区人民医院
何　剑　　重庆市开州区人民医院
张健昌　　东莞市人民医院
林　敏　　中国人民解放军联勤保障部队第九00医院
林祥舟　　安徽省皖南康复医院 芜湖市第五人民医院
罗新明　　南昌大学第二附属医院
柳春雨　　中国人民解放军联勤保障部队第九八三医院

前言

神经内科疾病是内科疾病常见的疑难病症之一，给患者带来很大痛苦与生活不便，是医学工作者应关注的重点。近年来，随着医学科学应用和发展，神经内科疾病的诊断、治疗，以及关于对神经内科疾病的认识和理解，都有了许多更新；各种诊疗手段越来越丰富，治疗药物不断更新，同时新的概念、理论和技术不断出现，使神经内科疾病的治疗得到极大的改进。该学科与神经解剖、神经组织解剖学、神经生理学、神经生物化学、神经免疫学、神经遗传学、神经流行病学和神经药理学等学科息息相关。20世纪末生命科学的进展引人注目，神经内科的发展更是日新月异，神经病学在发展过程中已经形成许多分支学科，因此神经病学的研究领域非常广阔，发展前途一片光明。

本书首先阐述了神经系统疾病诊断方法、检查方法及治疗新技术，然后阐述了神经系统常见病的病因、发病机制、临床表现、辅助检查等内容，重点介绍了神经内科常见病、多发病的诊断和治疗，包括神经内科常见症状与体征、脑血管疾病、周围神经疾病、神经肌肉接头疾病、癫痫、头痛等疾病的诊疗内容，针对神经内科常见病的诊断方法也做了详细阐述，内容丰富，资料新颖，紧扣临床，实用性强，可供临床医疗、教学及研究工作者参考使用。

本书编写过程中，编者们付出了很大的心血，由于风格不尽相同，又加之编写时间和篇幅有限，书中疏漏或不足之处在所难免，望广大读者提出宝贵意见，以便再版时修正，谢谢。

编　者

2019年6月

目录

第一章

神经内科常见病的诊断方法

第一节 采集病史

一、意义和要求

（一）意义

诊断疾病的基础是准确而完整的采集病史。起病情况、首发症状、病程经过和目前患者的临床状况等全面、完整的病情资料配合神经系统检查，基本上能初步判定病变性质和部位。进一步结合相关的辅助检查，运用学习的神经内科学知识能做出正确的诊断，并制订出有效的治疗方案。

（二）要求

遵循实事求是的原则，不能主观臆断，妄自揣度。要耐心和蔼，避免暗示，注重启发。医生善于描述某些症状，分析其真正含义，如疼痛是否有麻木等，患者如有精神症状、意识障碍等不能叙述病史，需知情者客观地提供详尽的病史。

二、现病史及重点询问内容

现病史是病史中最重要的部分，是对疾病进行临床分析和诊断的最重要途径。

（一）现病史

1. 发病情况　如发病时间、起病急缓、病前明显致病因素和诱发因素。

2. 疾病过程　即疾病进展和演变情况，如各种症状自出现到加重、恶化、复发或缓解甚至消失的经过。症状加重或缓解的原因，症状出现的时间顺序、方式、性质，既往的诊治经过及疗效。

3. 起病急缓　其为病因诊断提供基本的信息，是定性诊断的重要线索，如急骤起病常提示血液循环障碍、急性中毒、急性炎症和外伤等；缓慢起病多为慢性炎症变性、肿瘤和发育异常性疾病等。

4. 疾病首发症状　常提示病变的主要部位，为定位诊断提供了依据。

5. 疾病进展和演变情况　提供正确治疗依据和判断预后。

（二）重点加以询问

1. 头痛　头痛是指额部、顶部、颞部和枕部的疼痛，询问病史应注意。

（1）部位：全头痛或局部头痛。

（2）性质：如胀痛、隐痛、刺痛、跳痛、紧箍痛和割裂痛等。

（3）规律：发作性或持续性。

（4）持续时间及发作频率。

（5）发作诱因及缓解因素：与季节、气候、头位、体位、情绪、饮食、睡眠、疲劳及脑脊液压力暂时性增高（咳嗽、喷嚏、用力、排便、屏气）等的关系。

（6）有无先兆：恶心、呕吐等。

（7）有无伴发症状：如头晕、恶心、呕吐、面色潮红、苍白、视物不清、闪光、复视、畏光、耳鸣、失语、嗜睡、瘫痪、晕厥和昏迷等。

2. 疼痛　问询与头痛类似内容，注意疼痛与神经系统定位的关系，如放射性疼痛（如根痛）、局部性疼痛，或扩散性疼痛（如牵涉痛）等。

3. 抽搐　问询患者的全部病程或询问了解抽搐发作全过程的目睹发作者。

（1）先兆或首发症状：发作前是否有如感觉异常、躯体麻木、视物模糊、闪光幻觉、耳鸣和怪味等，目击者是否确证患者有失神、瞪视、无意识言语或动作等。

（2）发作过程：局部性或全身性，阵挛性、强直性或不规则性，意识有无丧失、舌咬伤、口吐白沫及尿失禁等。

（3）发作后症状：有无睡眠、头痛、情感变化、精神异常、全身酸痛和肢体瘫痪等，发作经过能否回忆。

（4）病程经过：如发病年龄，有无颅脑损伤、脑炎、脑膜炎、高热惊厥和寄生虫等病史；发作频率如何，发作前有无明显诱因，与饮食、情绪、疲劳、睡眠和月经等的关系；既往治疗经过及疗效等。

4. 瘫痪　如下所述。

（1）发生的急缓。

（2）瘫痪部位（单瘫、偏瘫、截瘫、四肢瘫或某些肌群）。

（3）性质（痉挛性或弛缓性）。

（4）进展情况（是否进展、速度及过程）。

（5）伴发症状（发热、疼痛、失语、感觉障碍、肌萎缩、抽搐或不自主运动）等。

5. 感觉障碍　如下所述。

（1）性质：痛觉、温度觉、触觉或深感觉缺失，完全性或分离性感觉缺失，感觉过敏，感觉过度等。

（2）范围：末梢性、后根性、脊髓横贯性、脊髓半离断性。

（3）发作过程。

（4）感觉异常：麻木、痒感、沉重感、针刺感、冷或热感、蚁走感、肿胀感、电击感和束带感等，其范围具有定位诊断价值。

6. 视力障碍　如下所述。

（1）视力减退程度或失明。

（2）视物不清是否有视野缺损、复视或眼球震颤，应询问复视的方向、实像与虚像的位置关系和距离。

7. 语言障碍　如发音障碍，言语表达、听理解、阅读和书写能力降低或丧失等。

8. 睡眠障碍　如嗜睡、失眠（入睡困难、早醒、睡眠不实）和梦游等。

9. 脑神经障碍　如口眼歪斜、耳鸣、耳聋、眼震、眩晕、饮水呛咳、构音障碍等。

10. 精神障碍　如焦虑、抑郁、惊恐、紧张等神经症，偏执及其他精神异常等。

三、既往史

既往史指患者既往的健康状况和曾患过的疾病、外伤、手术、预防接种及过敏史等，神经系统疾病着重询问如下内容。

（一）感染

是否患过流行病、地方病或传染病，如脑膜炎、脑脓肿、脑炎、寄生虫病和上呼吸道感染、麻疹、腮腺炎或水痘等。

（二）外伤及手术

头部或脊柱有无外伤、手术史，有无骨折、抽搐、昏迷或瘫痪、有无后遗症状等。

（三）过敏及中毒

有无食物、药物过敏及中毒史，金属或化学毒物如汞、苯、砷、锰、有机磷等接触和中毒史，有无放射性物质、工业粉尘接触和中毒史。

（四）内科疾病

有无高血压、糖尿病、动脉硬化、血液病、癌症、心脏病、心肌梗死、心律不齐、大动脉炎和周围血管栓塞等病史。

四、个人史

详细了解患者的社会经历、职业及工作性质，个人的生长发育、母亲妊娠时健康状况，生活习惯与嗜好（烟酒嗜好及用量，毒麻药的滥用情况等）、婚姻史及治疗史，饮食、睡眠的规律和质量，右利、左利或双利手等；妇女需询问月经史和生育史。

五、家族史

询问家族成员中有无患同样疾病，如进行性肌营养不良症、癫痫、橄榄核脑桥小脑萎缩、遗传性共济失调症、周期性瘫痪、肿瘤、偏头痛等。

第二节 神经系统检查

神经系统检查所获得的体征是诊断疾病的重要临床依据。

一、一般检查

检查和评估患者的一般状况如意识、精神状态、脑膜刺激征、头部、颈部、躯干和四肢等。

（一）意识状态

通常将意识障碍的清醒程度分为5级。

1. 嗜睡 如下所述。

（1）意识障碍：早期表现，较轻。

（2）临床特征：精神萎靡，表情淡漠，动作减少，持续地处于睡眠状态；能被大声唤醒、能正确回答简单问题及配合身体检查，但刺激停止后又进入睡眠。

2. 昏睡 如下所述。

（1）意识障碍：较嗜睡严重。

（2）临床特征：需较强烈疼痛刺激或高声喊叫方能唤醒，醒后表情茫然，虽能简单含混地回答问活，但不能配合身体检查，刺激一旦停止，旋即进入熟睡。

3. 浅昏迷 如下所述。

（1）意识障碍：抑制水平达到皮层，较昏睡严重。

（2）临床特征：患者意识丧失，对强烈疼痛刺激如压眶可有反应，但高声喊叫不能唤醒；无意识的自发动作较少；腹壁反射消失，但角膜反射、光反射、咳嗽反射、吞咽反射、腱反射存在，生命体征无明显改变。

4. 中度昏迷 如下所述。

（1）意识障碍：抑制达到皮层下，较浅昏迷严重。

（2）临床特征：对强烈疼痛刺激无反应，四肢完全瘫痪，病理反射阳性，腱反射减弱；角膜反射、光反射、咳嗽反射和吞咽反射减弱，呼吸和循环功能尚稳定。

5. 深昏迷 如下所述。

（1）意识障碍：抑制达到脑干，意识障碍程度最严重。

（2）临床特征：四肢弛缓性瘫痪；腱反射、病理反射均消失；眼球固定，瞳孔散大，角膜反射、光反射、咳嗽反射和吞咽反射均消失；呼吸、循环和体温调节功能障碍。

（二）特殊意识障碍

（1）谵妄状态。

（2）模糊状态。

（三）精神状态

检查认知、意识、情感、行为等方面，如错觉、幻觉、妄想、情感淡漠和情绪不稳等；通过检查理解力、定向力、记忆力、判断力、计算力等，判定是否有智能障碍。

（四）脑膜刺激征

检查颈强、克匿格（Kernig）征、布鲁津斯基（Brudzinski）征等，脑膜刺激征常见于脑膜炎、脑炎、蛛网膜下隙出血、脑水肿及颅内压增高等情况，深昏迷时脑膜刺激征可消失。

检查方法包括以下几种。

1. 屈颈试验　不同程度的颈强表现、被动屈颈受限，应排除颈椎疾病方可确认为脑膜刺激征。

2. 克匿格（Kernig）征仰卧位，检查者先将大腿与膝关节屈曲成直角，然后检查者由膝关节处试行伸直其小腿，若出现疼痛而伸直受限，大、小腿间夹角 $<135°$ ，称为 Kernig 征阳性。颈强 – Kernig 征分离，即颈强阳性而 Kernig 征阴性，见于后颅窝占位性病变如小脑扁桃体疝。

3. 布鲁津斯基（Brudzinski）试验　仰卧位，屈颈时出现双侧髋、膝部屈曲（颈部征）；叩击耻骨联合时双侧下肢屈曲和内收（耻骨联合征）；一侧下肢膝关节屈曲，检查者使该侧下肢向腹部屈曲，对侧下肢亦发生屈曲（下肢征），皆为 Brudzinski 征阳性。

（五）头部

1. 头颅部　如下所述。

（1）视诊：观察头颅大头、小头畸形；外形是否对称，有无尖头、舟状头畸形，有无凹陷、肿块、手术切口、瘢痕等；透光试验对儿童脑积水常有诊断价值。

（2）触诊：头部有无压痛、触痛、隆起、凹陷，婴儿囟门是否饱满，颅缝有无分离等。

（3）叩诊：有无叩击痛，脑积水患儿弹击颅骨可有空瓮音（Macewen 征）。

（4）听诊：颅内血管畸形、血管瘤、大动脉部分阻塞时，在病灶上方闻及血管杂音。

2. 面部　面部有无畸形、面肌萎缩或抽动、色素脱失或沉着，脑 – 面血管瘤病的面部可见血管色素斑痣，结节硬化症的面部可见皮脂腺瘤。

3. 五官眼部　眼睑有无下垂，眼球外凸或内陷，角膜有无溃疡，角膜缘有无黄绿色或棕黄色的色素沉积环（见于肝豆状核变性）等；口部有无唇裂、疱疹等，鼻部畸形、鼻窦区压痛。

（六）颈部

双侧是否对称，有无颈强、疼痛、活动受限、姿态异常（如强迫头位、痉挛性斜颈）等；后颅窝肿瘤、颈椎病变可见强迫头位及颈部活动受限；颈项粗短，后发际低。颈部活动受限可见颅底凹陷症和颈椎融合症；双侧颈动脉搏动是否对称。

（七）躯干和四肢

检查脊柱、骨骼、四肢有无叩痛、压痛、畸形、强直等；肌肉有无萎缩、疼痛、握痛等；肌营养不良见于肌肉萎缩、翼状肩胛及腰椎前凸等；脊髓型共济失调和脊髓空洞症可见脊柱侧凸。

二、脑神经检查

（一）嗅神经（Ⅰ）

1. 有无主观嗅障碍　如嗅幻觉等。

2. 检查嗅觉障碍　患者闭目，闭塞一侧鼻孔，用牙膏或香烟等置于受检者的鼻孔，令其说出是何气味。醋酸、酒精和甲醛等刺激三叉神经末梢，不能用于嗅觉检查；鼻腔如有炎症或阻塞时不做此检查。

3. 嗅觉减退或消失　嗅神经和鼻本身病变时出现。幻嗅见于嗅中枢病变。

（二）视神经（Ⅱ）

主要检查视力、视野和眼底。

1. 视力　视力分远视力和近视力，分别用国际远视力表或近视力表（读字片）进行检查。视力极其严重减退时，可用电筒检查光感，光感消失则为完全失明。

2. 视野　眼睛正视前方并固定不动时看到的空间范围称为视野。

检查时分别测试双眼，正常人均可看到向内约 60°，向外 90° ~ 100°，向上 50° ~ 60°，向下 60° ~ 75°，外下方视野最大。

视野检查法：常用的手动法和较为精确的视野计法。临床上常粗略地用手动法（对向法）加以测试，患者背光于检查者对面而坐，相距 60 ~ 100cm。测试左眼时，患者以右手遮其右眼，以左眼注视检查者的右眼，检查者以示指或其他试标在两人中间位置分别从上内、下内、上外和下外的周围向中央移动，直至患者看见为止，并与检查者本人的正常视野比较。

3. 眼底检查　无须散瞳，否则将影响瞳孔反射的观察。患者背光而坐，眼球正视前方。正常眼底的视神经盘呈圆形或椭圆形、边缘清楚、颜色淡红。生理凹陷清晰；动脉色鲜红，静脉色暗红，动静脉管径比例正常为 2 ∶ 3。注意视盘的形态、大小、色泽、边缘等，视网膜血管有无动脉硬化、充血、狭窄、出血等，视网膜有无出血、渗出、色素沉着和剥离等。

（三）动眼、滑车和外展神经（Ⅲ、Ⅳ、Ⅵ）

由于共同支配眼球运动，故可同时检查。

1. 外观　上眼睑是否下垂，睑裂是否对称，眼球是否前突或内陷、斜视、同向偏斜，以及有无眼球震颤。

2. 眼球运动　手动检查是最简便的复视检查法，患者头面部不动，眼球随检查者的手指向各个方向移动；检查集合动作，注意眼球运动是否受限及受限的方向和程度，观察是否存在复视和眼球震颤。

3. 瞳孔　注意瞳孔的大小、形状、位置及是否对称，正常人瞳孔呈圆形、边缘整齐、位置居中，直径 3 ~ 4mm，直径 <2mm 为瞳孔缩小，>5mm 为瞳孔扩大。

4. 瞳孔反射　如下所述。

（1）瞳孔光反射：光线刺激瞳孔引起瞳孔收缩。直接光反射是指光线刺激一侧瞳孔引起该侧瞳孔收缩；间接光反射是指光线刺激一侧瞳孔引起该侧瞳孔收缩的同时，对侧瞳孔亦收缩。如受检侧视神经损害，则直接及间接光反射均迟钝或消失。

（2）调节反射：两眼注视远处物体时，突然注视近处物体引起两眼会聚、瞳孔缩小的反射。

（四）三叉神经（Ⅴ）

三叉神经属于混合神经。

1. 感觉功能　分别采用圆头针（痛觉）、棉签（触觉）及盛有冷热水（温觉）的试管检测面部三叉神经分布区域的皮肤，进行内外侧和左右两侧对比。若面部呈葱皮样分离性感觉障碍为中枢性（节段性）病变；若病变区各种感觉均缺失为周围性感觉障碍。

2. 运动功能　患者用力做咀嚼动作时，检查者以双手压紧颞肌，咬肌，感知其紧张程度，观察是否肌无力、萎缩及是否对称等。然后嘱患者张口，以上下门齿中缝为标准判定其有无偏斜，如一侧翼肌瘫痪时，下颌则偏向病侧。

3. 反射　如下所述。

（1）角膜反射：将棉絮捻成细束，轻触角膜外缘，正常表现为双侧的瞬目动作。直接角膜反射是指受试侧的瞬目动作发生；间接角膜反射为受试对侧发生瞬目动作。

（2）角膜反射径路：角膜 – 三叉神经眼支 – 三叉神经感觉主核 – 双侧面神经核 – 面神经 – 眼轮匝肌；如受试侧 – 叉神经麻痹，则双侧角膜反射消失，健侧受试仍可引起双侧角膜反射。

（3）下颌反射：患者略张口，叩诊锤轻轻叩击放在其下颌中央的检查者的拇指，引起下颌上提现象，脑干的上运动神经元病变时呈增强表现。

（五）面神经（Ⅶ）

面神经属于混合神经，主要支配面部表情肌的运动和舌前 2/3 的味觉。

1. 运动功能　注意额纹、眼裂、鼻唇沟和口角是否对称及有无瘫痪，嘱患者做皱额、皱眉、瞬目、示齿、鼓腮和吹哨等动作。一侧中枢性面神经瘫痪时引起对侧下半面部表情肌瘫痪；一侧周围性面神经麻痹则引起同侧面部的所有表情肌瘫痪。

2. 味觉检 查以棉签蘸取少量食盐、食糖等溶液，嘱患者伸舌，涂于舌前部的一侧，识别后用手指出事先写在纸上的甜、咸等字之一，其间不能讲话、不能缩舌、不能吞咽。每次试过一种溶液后，需用温水漱口，并分别检查舌的两侧以对照。

（六）位听神经（Ⅷ）

包括蜗神经和前庭神经。

1. 蜗神经 蜗神经是传导听觉的神经，损害时出现耳鸣和耳聋。使用表声或音叉进行检查，声音由远及近，测量患者单耳时（另侧塞住），辨别能够听到声音的距离。再同另一侧耳相比较，并和检查者比较。如使用电测听计进行检测可获得准确的资料。

传导性耳聋：主要是低频音的气导被损害；感音性耳聋：主要是高频音的气导和骨导均下降；通过音叉测试 Rinne 试验和 Weber 试验鉴别传导性耳聋和感音性耳聋。

（1）Rinne 试验（骨导气导比较试验）：将震动音叉（128Hz）置于患者一侧后乳突上，当骨导（BC）不能听到声音后，将音叉置于该侧耳旁，直至患者的气导（AC）听不到声音为止，再测另一侧；正常时气导约为骨导 2 倍；Rinne 试验阳性即感音性耳聋时，气导长于骨导；Rinne 试验阴性即传导性耳聋时，骨导长于气导。

（2）Weber 试验（双侧骨导比较试验）：放置震动的音叉于患者的颅顶正中，正常时感觉音位于正中。Weber 试验阳性即传导性耳聋时声响偏于病侧；Weber 试验阴性即感音性耳聋时声响偏于健侧。传导性耳聋与感音性耳聋的鉴别见表 1-1。

表 1-1 传导性耳聋与感音性耳聋的音叉试验结果

音叉实验	正常耳	传导性耳聋	感音性耳聋
Rinne	AC > BC	BC > AC	AC > BC（两者均缩短或消失）
Weber	居中	偏患侧	偏健侧

2. 前庭神经 损害时眩晕、眼震、平衡障碍、呕吐等出现。

注意观察有无自发性症状，前庭功能还可通过诱发实验观察诱发的眼震加以判定，常用的诱发实验有以下两种。

（1）温度刺激试验：用热水或冷水灌注外耳道，引起两侧前庭神经核接受冲动的不平衡即产生眼震。测试时患者仰卧，头部抬起 30°，灌注冷水时快相向对侧，热水时眼震的快相向同侧；正常时眼震持续 1.5 ~ 2s，前庭受损时该反应减弱或消失。

（2）转椅试验（加速刺激试验）：患者坐在旋转椅上，闭目，头前屈 80°，快速向一侧旋转后突然停止，然后让患者睁眼注视远处。正常时快相与旋转方向一致的眼震，持续大约 30s，<15s 时提示有前庭功能障碍。

（七）舌咽神经、迷走神经（Ⅸ、Ⅹ）

二者的解剖和功能关系密切，常同时受累，故常同时检查。

1. 运动功能检查 观察说话有无鼻音，或声音嘶哑，或失声，询问有无吞咽困难、饮水发呛等，观察悬雍垂是否居中，双侧腭咽弓是否对称；嘱患者发“啊”音，观察双侧软腭抬举是否一致，悬雍垂是否偏斜等。一侧麻痹时，病侧腭咽弓低垂，软腭不能上提，悬雍垂偏向健侧；双侧麻痹时，悬雍垂仍居中，但双侧软腭抬举受限甚至完全不能。

2. 感觉功能检查 用压舌板或棉签轻触两侧软腭或咽后壁，观察感觉情况。

3. 味觉检查 舌后 1/3 味觉由舌咽神经支配，检查方法同面神经味觉。

4. 反射检查 如下所述。

（1）咽反射：张口，用压舌板分别轻触两侧咽后壁，正常时咽部肌肉收缩和舌后缩出现，伴有恶心等反应。

（2）眼心反射：该反射由三叉神经眼支传入，迷走神经心神经支传出，迷走神经功能亢进者此反射加强（脉搏减少 12 次以上），迷走神经麻痹者此反射减退或缺失，交感神经亢进者脉搏不减慢甚至加快（称倒错反应）。检查方法：检查者使用示指和中指对双侧眼球逐渐施加压力，20 ~ 30s，正常人脉搏减少 10 ~ 12 次 /min。

（3）颈动脉窦反射：一侧颈总动脉分叉处被检查者以示指和中指按压可使心率减慢，此反射由舌咽神经传入，由迷走神经传出；按压部分患者如颈动脉窦过敏者时引起心率过缓、血压降低、晕厥甚至昏迷，须谨慎行之。

（八）副神经（Ⅺ）

检查方法：检查者加以阻力让患者向两侧分别做转颈动作，比较两侧胸锁乳突肌收缩时的坚实程度和轮廓。斜方肌的功能是将枕部向同侧倾斜，抬肩和旋肩并协助臂部的上抬，双侧收缩时导致头部后仰。检查时在耸肩或头部向一侧后仰时加以阻力。损害一侧副神经时同侧胸锁乳突肌及斜方肌萎缩、垂肩和斜颈，无力或不能耸肩（病侧）及转颈（向对侧）。

（九）舌下神经（Ⅻ）

嘱伸舌，观察舌在口腔内的位置及形态，有无歪斜、舌肌萎缩和舌肌颤动。

一侧舌下神经麻痹时，伸舌向病侧偏斜；核下性损害时，病侧舌肌萎缩，核性损害见明显的肌束颤动，核上性损害则伸舌向病灶对侧偏斜；双侧舌下神经麻痹时，伸舌受限或不能。

三、运动系统检查

运动系统检查包括肌营养、肌力、肌张力、不自主运动、共济运动、姿势及步态等。

（一）肌营养

观察和比较双侧对称部位的肌肉外形及体积，及时发现肌萎缩及假性肥大。下运动神经元损害及肌肉疾病时发生肌萎缩，进行性肌营养不良症的假肥大型时，腓肠肌和三角肌多见假性肥大即肌肉外观肥大，触之坚硬，力量减弱。

（二）肌张力

1. 肌张力　在肌肉松弛状态下，做被动运动时检查者所遇到的阻力。

静止肌张力指患者静止状态下的肌肉力量。用手握其肌肉观察其紧张程度，肌肉柔软弛缓为肌张力低，肌肉较硬为肌张力高。用叩诊锤轻敲受检肌肉听其声音，声调低沉则肌张力低，声调高而脆则肌张力高。手持患者的肢体做被动屈伸运动并感受其阻力，阻力减低或消失、关节活动范围较大为肌张力降低；阻力增加、关节活动范围缩小则为肌张力增高。

轻微的肌张力改变可用辅助方法如头部下坠试验、肢体下坠试验和下肢摆动试验等。

2. 肌张力减低　见于下运动神经元病变、小脑病变及肌原性病变。

3. 肌张力增高　见于锥体束病变和锥体外系病变。

锥体束病变表现为痉挛性肌张力增高，即上肢屈肌及下肢的伸肌肌张力增高明显，开始做被动运动时阻力较大，然后迅速减小，称折刀样肌张力增高。锥体外系病变表现为强直性肌张力增高，即伸肌和屈肌的肌张力均增高，做被动运动时向各个方向的阻力呈均匀一致，称铅管样肌张力增高（不伴震颤），如伴有震颤则出现规律而断续的停顿，称齿轮样肌张力增高。

（三）肌力

指肢体随意运动时肌肉收缩的力量。

1. 上运动神经元病变及多发性周围神经损害　瘫痪呈肌群性分布，可对肌群进行检查，以关节为中心检查肌群的屈、伸、外展、内收、旋前、旋后等。

2. 周围神经损害和脊髓前角病变　瘫痪呈节段性分布，分别检查单块肌肉。检查者施予阻力，肌肉做相应的收缩运动，患者用力维持某一姿势，检查者用力使其改变，以判断肌力。

3. 肌力分级　神经内科学采用 0 ~ 5 级的 6 级记录法。

0 级：完全瘫痪。

1 级：肢体肌肉可收缩，但不能产生动作。

2 级：肢体能在床面上移动，但不能抬起，即不能抵抗自身重力。
3 级：肢体能离开床面，能抵抗重力，但不能抵抗阻力。
4 级：肢体能做抗阻力的动作，但未达到正常。
5 级：正常肌力。

4. 检查肌群的肌力　指关节、腕关节、肘关节、膝关节的屈、伸功能；肩关节的内收、外展功能；髋关节的屈、伸、内收、外展功能；趾关节、踝关节的背屈、距屈功能；颈部的后仰、前屈功能；检查躯干的肌肉可嘱患者仰卧位抬头并抵抗检查者的阻力，查其腹肌收缩力；或俯卧位抬头检查其脊旁肌收缩力。

5. 主要肌肉的肌力检查方法见表 1–2。

表 1–2　主要肌肉的肌力检查方法

肌肉	节段	神经	功能	检查方法
三角肌	$C_{5\sim6}$	腋	上臂外展	上臂水平外展位，检查者将肘部向下压
肱二头肌	$C_{5\sim6}$	肌皮	前臂屈曲、旋后	屈肘并使旋后，检查者加阻力
肱桡肌	$C_{5\sim6}$	桡	前臂屈曲、旋前	前臂旋前，之后屈肘，检查者加阻力
肱三头肌	$C_{7\sim8}$	桡	前臂伸直	肘部作伸直动作，检查者加阻力
腕伸肌	$C_{6\sim8}$	桡	腕背屈、外展、内收	检查者自手背桡侧或尺侧加阻力
腕屈肌	$C_7\sim T_1$	正中、尺	屈腕、外展、内收	检查者自掌部桡侧或尺侧加阻力
指总伸肌	$C_{6\sim8}$	桡	2~5 指掌指关节伸直	屈曲末指节和中指节后，检查者在近端指节加压
拇伸肌	$C_{7\sim8}$	桡	拇指关节伸直	伸拇指，检查者加阻力
拇屈肌	$C_7\sim T_1$	正中、尺	拇指关节屈曲	屈拇指，检查者加阻力
指屈肌	$C_7\sim T_1$	正中、尺	指关节伸直	屈指，检查者于指节处上抬
桡侧腕屈肌	$C_{6\sim7}$	正中	腕骨屈曲和外展	指部松弛，腕部屈曲，检查者在手掌桡侧加压
尺侧腕屈肌	$C_7\sim T_1$	尺	腕骨屈曲和内收	指部松弛，腕部屈曲，检查者在手掌尺侧加压
髂腰肌	$L_{2\sim4}$	腰丛、股	髓关节屈曲	屈髋屈膝，检查者加阻力
股四头肌	$L_{2\sim4}$	股	膝部伸直	伸膝，检查者加阻力
股收肌	$L_{2\sim5}$	闭孔、坐骨	股部内收	仰卧、下肢伸直，两膝并拢，检查者分开之
股展肌	$L_4\sim S_1$	臀上	股部外展并内旋	仰卧，下肢伸直，两膝外展，检查者加阻力
股二头肌	$L_4\sim S_2$	坐骨	膝部屈曲	俯卧，维持膝部屈曲，检查者加阻力

续　表

肌肉	节段	神经	功能	检查方法
臀大肌	L_5~S_2	臀下	髋部伸直并外旋	仰卧，膝部屈曲 90°，将膝部抬起，检查者加阻力
胫前肌	L_{4-5}	腓深	足部背屈	足部背屈，检查者加阻力
腓肠肌	L_5~S_2	胫	足部跖屈	膝部伸直，跖屈足部，检查者加阻力
踇伸肌	L_4~S_1	腓深	踇趾伸直和足部背屈	踇趾背屈，检查者加阻力
踇屈肌	L_5 ~S_2	胫	踇趾跖屈	踇趾跖屈，检查者加阻力
趾伸肌	L_4~S_1	腓深	足 2~5 趾背屈	伸直足趾，检查者加阻力
趾屈肌	L_5~S_2	胫	足趾跖屈	跖屈足趾，检查者加阻力

6. 常用的轻瘫检查法　如下所述。

（1）上肢平伸试验：患者手心向下，平伸上肢，数分钟后轻瘫侧上肢逐渐下垂而低于健侧，同时轻瘫侧自然旋前，掌心向外，故亦称手旋前试验。

（2）Barre 分指试验：患者两手相对，伸直五指并分开，数秒钟后轻瘫侧手指逐渐并拢和屈曲。

（3）轻偏瘫侧小指征：手心向下，双上肢平举，轻瘫侧小指轻度外展。

（4）Jackson 征：患者仰卧，两腿伸直，轻瘫侧下肢呈外展外旋位。

（5）下肢轻瘫试验：患者仰卧，将两下肢膝、髋关节均屈曲成直角，数秒钟后轻瘫侧下肢逐渐下落。

（四）不自主运动

是否存在不自主的异常动作，如震颤（静止性、姿势性、动作性）、舞蹈样动作、肌束颤动、肌阵挛、颤搐、手足徐动等，注意出现的部位、范围、规律、程度，其与情绪、动作、饮酒、寒冷等的关系，注意询问家族史和遗传史。

（五）共济运动

观察日常活动，如吃饭、取物、书写、穿衣、系扣、讲话、站立及步态等，因瘫痪、不自主动作和肌张力增高也可导致随意动作障碍，故应先予排除然后检查。

1. 指鼻试验　患者上肢伸直，用示指指尖以不同速度和方向反复触及自己的鼻尖，比较睁眼闭眼，比较左右两侧，共济运动障碍时，动作笨拙，越接近目标时，动作越迟缓及，或手指出现动作性震颤（意向性震颤），指鼻不准，常超过目标或未及目标即停止（辨距不良）。感觉性共济失调者睁眼做此试验时正常或仅有轻微障碍，闭眼时则明显异常。

2. 对指试验　患者上肢向前伸直，用示指指尖指向检查者伸出的示指，进行睁眼、闭眼对比，左右两侧对比。正常人睁眼、闭眼相差不超过 2 ~ 5cm，小脑性共济失调者病侧上肢常向病侧偏斜；感觉性共济失调者睁眼时尚可，闭眼时偏斜较大，但无固定的偏斜方向；前庭性共济失调者两侧上肢均向病侧偏斜。

3. 快复轮替试验　嘱患者反复做快速的重复性动作，如前臂的内旋和外旋，或足趾反复叩击地面，或一侧手掌、手背快速交替连续拍打对侧手掌等。共济失调者动作不协调、笨拙、快慢不一，称快复轮替运动不能。

4. 跟 – 膝 – 胫试验　分 3 个步骤完成该试验：仰卧，伸直抬起一侧下肢；然后将足跟置于对侧下肢的膝盖下方；接着足跟沿胫骨前缘直线下移。小脑性共济失调者抬腿触膝时出现辨距不良（意向性震颤），向下移时常摇晃不稳；感觉性共济失调者闭眼时常难以寻到膝盖。

5. 反跳试验　患者用力屈肘，检查者用力握其腕部使其伸直，然后突然松手。小脑性共济失调者因不能正常控制拮抗肌和主动肌的收缩时限和幅度，使拮抗肌的拮抗作用减弱，在突然松手时，屈曲的前臂可反击到自己的身体，称反跳试验阳性。

6. 闭目难立（Romberg）征　平衡性共济失调的检查方法，患者双足并拢站立，双手向前平伸，然后闭目。共济失调者摇摆不稳或倾斜，有临床意义。

（1）后索病变：睁眼站立较稳，闭眼时不稳，即通常的 Romberg 征阳性。

（2）小脑病变：睁眼闭眼均不稳，闭眼更明显，蚓部病变时易向后倾倒，小脑半球病变向病侧倾倒。

（3）前庭迷路病变：闭眼后身体不立即摇晃或倾倒，经过一段时间后出现身体摇晃，身体多两侧倾倒，摇晃的程度逐渐加强。

7. 无撑坐起试验　仰卧，不用手臂支撑而试行坐起时，正常人躯干屈曲同时下肢下压；小脑性共济失调者髋部和躯干同时屈曲，双下肢抬离床面，坐起困难，称联合屈曲征。

（六）姿势及步态

1. 痉挛性偏瘫步态　如下所述。

（1）特征：病侧上肢旋前、内收，肘、腕、指关节屈曲，下肢伸直、外旋，足尖着地，行走时病侧上肢的协同摆动动作消失，病侧骨盆抬高，呈向外的划圈样步态。

（2）常见疾病：急性脑血管病后遗症。

2. 痉挛性截瘫步态　如下所述。

（1）特征：肌张力增高，引起双下肢强直内收，行走时呈交叉到对侧的剪刀样步态。

（2）常见疾病：双侧锥体束损害和脑性瘫痪等。

3. 慌张步态　如下所述。

（1）特征：行走时起步及止步困难，步伐细小，双足擦地而行，碎步前冲，躯干僵硬前倾，双上肢协同摆动动作消失。

（2）常见疾病：帕金森综合征或帕金森病。

4. 醉酒步态　如下所述。

（1）特征：步态蹒跚、前后倾斜、摇晃，似乎随时失去平衡而跌倒。

（2）常见疾病：酒精中毒或巴比妥类中毒。醉酒步态与小脑性步态的区别：醉酒严重者行走时向许多不同方向摇晃，极少或根本不能通过视觉来纠正其蹒跚步态，小脑性或感觉性共济失调者可通过视觉来纠正其步态。醉酒者可在短距离的狭窄基底平面上行走并保持平衡。

5. 小脑性步态　如下所述。

（1）特征：行走时双腿分开较宽，走直线困难，左右摇晃，常向病侧方倾斜，状如醉汉，易与醉酒步态混淆，但绝非醉酒步态。

（2）常见疾病：小脑性共济失调如多发性硬化、小脑肿瘤（如成神经管细胞瘤累及蚓部的病变）、脑卒中及遗传性小脑性共济失调、橄榄－脑桥－小脑萎缩、迟发性小脑皮质萎缩症等。

6. 感觉性共济失调步态　如下所述。

（1）特征：表现为踵步即下肢动作粗大沉重，高抬足而后突然抛出，足踵坚实地打在地面上，可听到踏地声，长短高低不规则的步伐，闭目时或黑夜里行走更明显，甚至依靠拐杖支撑着体重。

（2）常见疾病：见于累及脊髓后索的疾病，如脊髓亚急性联合变性、脊髓结核、多发性硬化、Friedreich 共济失调、脊髓压迫症（如脑脊膜瘤和强直性椎关节炎等）。

7. 跨阈步态　如下所述。

（1）特征：足下垂，行走时高抬患肢，如跨越门槛样，患者平衡不失调，但常被脚下的小物体绊倒。

（2）常见疾病：腓总神经麻痹、腓骨肌萎缩症、慢性获得性轴索神经病、进行性脊肌萎缩症和脊髓灰质炎等。

8. 肌病步态　如下所述。

（1）特征：行走时臀部左右摇摆，故称摇摆步态或鸭步。

（2）常见疾病：进行性肌营养不良因盆带肌无力而致脊柱前凸。

9. 癔症步态　如下所述。

（1）特征：奇形怪状的步态，下肢肌力正常，但步态蹒跚，或摇摆步态，似欲跌倒而罕有跌倒自伤者。

（2）常见疾病：心因性疾病如癔症等。

四、感觉系统检查

（一）浅感觉检查

1. 痛觉　使用叩诊锤的针尖或大头针轻刺皮肤，询问有无疼痛感觉。

2. 温度觉　使用玻璃试管分别装热水（40 ~ 50℃）和冷水（0 ~ 10℃），交替接触患者皮肤，让其辨出冷、热感觉。

3. 触觉　使用软纸片或棉签轻触皮肤，询问有无感觉。

（二）深感觉检查

1. 运动觉　嘱患者闭目，检查者的手指夹住患者手指或足趾两侧，上下活动，让患者辨别出移动的方向。

2. 位置觉　嘱患者闭目，检查者将其肢体摆成某一姿势，请患者描述该姿势或用对侧肢体模仿。

3. 振动觉　将振动的 128Hz 音叉柄置于骨隆起处，如手指、尺骨茎突、鹰嘴、锁骨、脊椎棘突、髂前上棘、内外踝、胫骨等处，询问并两侧对比有无振动感和持续时间。

（三）复合感觉（皮质感觉）检查

1. 定位觉　患者闭目，用手指或棉签轻触患者皮肤后，请患者指出受触的部位，正常误差手部 <3.5mm，躯干部 <1cm。

2. 两点辨别觉　患者闭目，使用分开一定距离的叩诊锤的两尖端或钝角双角规接触其皮肤，如感觉为两点，则缩小其间距，直至感觉为一点为止、两点须用力相等，同时刺激；正常时指尖为 2 ~ 8mm，手背为 2 ~ 3cm，躯干为 6 ~ 7cm。

3. 图形觉　患者闭目，用钝针在患者皮肤上画出圆形或三角形，或写出 1、2、3 等数字，请患者辨出，亦应双侧对照进行。

4. 实体觉　患者闭目，令其用单手触摸常用物品，如钥匙、钢笔、纽扣、硬币等，说出物品形状和名称，亦需两手比较。

五、反射检查

反射检查包括深反射、浅反射、阵挛和病理反射等。

（一）深反射

1. 肱二头肌反射　如下所述。

神经支配：反射中心为 $C_{5\sim6}$，经肌皮神经传导。

检查方法：患者肘部屈曲约成直角，检查者右手持叩诊锤叩击置于肘部肱二头肌腱上的左拇指甲或左中指指甲，出现因肱二头肌收缩引起的屈肘动作。

2. 肱三头肌反射　如下所述。

（1）神经支配：反射中心为 $C_{6\sim7}$，经桡神经传导。

（2）检查方法：患者上臂外展，肘部半屈，检查者用左手托持患者前臂，右手持叩诊锤叩击鹰嘴上方的肱三头肌腱，反射为肱三头肌收缩而致前臂伸直。

3. 桡反射　如下所述。

（1）神经支配：反射中心为 $C_{5\sim6}$，经桡神经传导。

（2）检查方法：患者肘部半屈，前臂半旋前，检查者持叩诊锤叩击其桡骨下端，反射为肱桡肌收缩引起肘部屈曲、前臂旋前。

4. 膝反射　如下所述。

（1）神经支配：反射中心为 $L_{2\sim4}$，经股神经传导。

（2）检查方法：患者坐位，小腿自然放松下垂与大腿呈 90°；卧位检查时，检查者左手托起两膝关节使小腿与大腿呈 120°，用叩诊锤叩击髌骨上的股四头肌腱，表现为股四头肌收缩引起膝关节伸直、小腿突然前伸。

5. 踝反射　如下所述。

（1）神经支配：反射中心为 $S_{1\sim2}$，经胫神经传导。

（2）检查方法：患者仰卧位或俯卧位时，膝部屈曲约 90°，检查者用左手使其足部背屈约 90°，叩击跟健；或让患者跪于床边，使足悬于床外，叩击跟健，反射为腓肠肌和比目鱼肌收缩而致足跖屈。

6. 阵挛腱反射　极度亢进时出现。

（1）髌阵挛：检查方法：仰卧，下肢伸直，检查者用手指捏住患者髌骨上缘，突然和持续向下推动，引起髌骨连续交替性上下颤动。

（2）踝阵挛：检查方法：检查者用左手托住患者腘窝，以右手握其足前部，突然使足背屈并维持此状态，引起足跟腱发生节律性收缩，足部呈现交替性屈伸动作。

7. 霍夫曼征　如下所述。

（1）神经支配：反射中心为 $C_7\sim T_1$，经正中神经传导。

（2）检查方法：患者手指微屈，检查者左手握患者腕部，右手示指和中指夹住其中指，以拇指快速地向下拨动其中指甲，阳性反应为拇指屈曲内收，其他指屈曲。

该征与 Rossolimo 征过去认为是病理反射，目前亦可认为是牵张反射，是腱反射亢进的表现，腱反射活跃的正常人可出现。

8. 罗索利莫征　如下所述。

（1）神经支配：反射中心为 $C_7\sim T_1$，经正中神经传导。

（2）检查方法：患者手指微屈，检查者左手握患者腕部，用右手指快速向上弹拨其中间 3 个手指的指尖，阳性反应同 Hoffmann 征。

（二）浅反射

浅反射为刺激黏膜、皮肤、角膜引起肌肉快速收缩反应。咽反射、软腭反射和角膜反射参见脑神经检查。

1. 腹壁反射　如下所述。

（1）神经支配：反射中心为 $T_{7\sim12}$。传导神经是肋间神经。

（2）检查方法：患者仰卧，屈曲双下肢使腹肌松弛，使用竹签、钝针或叩诊锤尖端分别由外向内轻划两侧腹壁皮肤，引起一侧腹肌收缩，脐孔向该侧偏移，上腹壁反射（$T_{11\sim12}$）沿肋弓下缘、中腹壁反射（$T_{9\sim10}$）系沿脐孔水平、下腹壁反射（$T_{11\sim12}$）沿腹股沟上的平行方向轻划。肥胖患者或经产妇可引不出。

2. 提睾反射　如下所述。

（1）神经支配：反射中心为 $L_{1\sim2}$，传导神经是生殖股神经。

（2）检查方法：使用钝针自上向下轻划大腿内侧皮肤，正常时该侧提睾肌收缩，睾丸上提。年老或体衰者可消失。

3. 跖反射　如下所述。

（1）神经支配：反射中心为 $S_{1\sim2}$，传导神经是胫神经。

（2）检查方法：患者下肢伸直，检查者用钝器轻划足底外侧，由足跟向前至小趾根部足掌时转向内侧，此时各足跖屈。

4. 肛门反射　如下所述。

（1）神经支配：反射中心为 $S_{4\sim5}$，传导神经是肛尾神经。

（2）检查方法：用钝器轻划肛门附近皮肤，引起肛门外括约肌收缩。

（三）病理反射

1. 巴彬斯基（Babinski）征　如下所述。

（1）检查方法：同跖反射，阳性反应为踇趾背屈，有时可见其他足趾呈扇形展开。它是最经典的病理反射。

（2）临床意义：锥体束损害。

2. Babinski 等位征　阳性反应均为踇趾背屈，包括以下几种。

（1）Haddock 征：由外踝下方向前划至足背外侧。

（2）Oppenheim 征：用拇指和示指自上而下用力沿胫骨前缘下滑。

（3）Gordon 征：用手挤压腓肠肌。

（4）Schaeffer 征：用手挤压跟腱。

（5）Gonda 征：向下紧压第 4、第 5 足趾，数分钟后突然放松。

（6）Pussep 征：轻划足背外侧缘。

3. 强握反射　如下所述。

（1）检查方法：检查者用手指触摸患者手掌时，患者立即强直性地握住检查者的手指。

（2）临床意义：新生儿为正常反射，成人为对侧额叶运动前区病变。

4. 脊髓自主反射包括三短反射、总体反射。

（1）三短反射：当脊髓横贯性病变时，针刺病变平面以下的皮肤导致单侧或双侧髋、膝、踝部屈曲称三短反射。

（2）总体反射：当脊髓横贯性病变时，针刺病变平面以下的皮肤引起双侧下肢屈曲并伴有腹肌收缩，膀胱和直肠排空，以及病变以下竖毛、出汗、皮肤发红等称为总体反射。

六、自主神经功能检查

（一）一般观察

1. 皮肤黏膜　色泽如潮红、苍白、发绀、有无色素沉着、红斑等，质地如脱屑、光滑、变硬、变薄、增厚、潮湿、干燥等，温度如发凉、发热，有无溃疡、水肿和褥疮等。

2. 毛发和指甲　少毛、多毛、局部脱毛、指或趾甲变形松脆等。

3. 出汗　局部或全身出汗过少、过多和无汗等。

（二）内脏及括约肌功能

注意有无胃下垂，胃肠功能如便秘、腹胀等；排尿、排便障碍及其性质如排尿困难、尿急、尿频、尿失禁、尿潴留等，下腹部膀胱区膨胀程度。

（三）自主神经反射

（1）竖毛试验：搔划或寒冷刺激皮肤，引起交感神经支配的竖毛肌收缩，局部出现毛囊处隆起，状如鸡皮的竖毛反应，并向周围逐渐扩散，至脊髓横贯性损害平面处停止，刺激后 7 ~ 10s 反射最明显，以后逐渐消失。

（2）皮肤划纹试验：在胸腹壁两侧皮肤上使用竹签适度加压划一条线，数秒钟后出现白线条，稍后变为红条纹，为正常反应；交感神经兴奋性增高则划线后白线条持续较久；副交感神经兴奋性增高或交感神经麻痹则红条纹持续较久且明显增宽，甚至隆起。

（3）卧立位实验：分别数直立位和平卧位的 1min 脉搏，如平卧至直立位每分钟脉率加快超过 10 ~ 12 次，或直立变为卧位每分钟脉率减少超过 10 ~ 12 次，提示自主神经兴奋性增高。

（4）发汗试验（碘淀粉法）：少用。

第三节　常用辅助检查方法

一、脑脊液检查

脑脊液（CSF）是无色透明液体，存在于脑室和蛛网膜下隙内，主要由侧脑室脉络丛分泌，经室间孔进入第三脑室、中脑导水管、第四脑室，最后经第四脑室的中间孔和两个侧孔，流到脑和脊髓表面的蛛网膜下隙和脑池。大部分 CSF 经脑穹隆面的蛛网膜颗粒吸收至上矢状窦，小部分经脊神经根间隙吸收。

成人 CSF 总量为 110 ～ 200mL，平均 130mL，生成速度为 0.35mL/min，每天约生成 500mL。即人体的 CSF 每天可更新 3 ～ 4 次。在急性或慢性炎症、脑水肿和脉络丛乳头瘤时，CSF 分泌明显增多，可达到 5 000 ～ 6 000mL/d。正常情况下血液中的各种化学成分有选择性地进入 CSF 中，此功能称为血－脑屏障（BBB）。在病理情况下，BBB 破坏和其通透性增高可使 CSF 成分发生改变。通常经腰椎穿刺取 CSF 了解病变情况；特殊情况下也可行小脑延髓池穿刺或侧脑室穿刺；诊断性穿刺还可注入显影剂和空气等进行造影，以观察脊髓蛛网膜下隙、脑蛛网膜下隙和脑室系统的结构情况；治疗性穿刺主要是注入药物等。在神经系统疾病诊断、鉴别诊断及治疗中具有重要意义。

（一）腰椎穿刺

1. 适应证　如下所述。

（1）中枢神经系统炎症：①脑膜炎、脑炎、脱髓鞘疾病、脑膜癌、中枢神经系统血管炎及颅内转移瘤的诊断和鉴别诊断。②脑血管疾病：如脑出血、脑栓塞、蛛网膜下隙出血，特别是怀疑蛛网膜下隙出血而头颅 CT 尚不能证实时，以观察 CSF 鉴别病变为出血性或缺血性。③颅脑损伤：经腰穿做脊髓液动力学检查了解颅压，便于对脊髓病变和多发性神经根病变做出诊断及鉴别诊断。④了解蛛网膜下隙有无阻塞。

（2）还用于脊髓造影或气脑造影、腰椎麻醉或鞘内注射药物及减压引流治疗等。

2. 禁忌证　如下所述。

（1）颅内压升高并有明显的视神经盘水肿者。

（2）怀疑后颅窝有占位性病变者（如肿瘤），有脑干症状或已有早期脑疝迹象者，腰椎穿刺易促使或加重脑疝形成，引起呼吸骤停甚至死亡。

（3）穿刺部位有化脓性感染或脊椎结核者，穿刺易将感染带人中枢神经系统。

（4）脊髓压迫症的脊髓功能已处于即将丧失的临界状态者，病情危重、衰竭或处于休克、濒于休克期者，开放性颅脑损伤或有 CSF 漏者。

（5）血液系统疾病出血倾向者、使用肝素等药物导致的出血倾向者，以及血小板 $<5\times10^4$ 个 /mm^3 者。

3. 操作方法　如下所述。

（1）腰椎穿刺除作气脑或脊髓空气造影时采取坐位外，一般均采用侧卧位。

（2）患者侧卧在平坦的硬板床上或检查台上，背部与床板垂直，头向前胸屈曲，两手抱膝，使其紧贴腹部或由助手在术者对面一手挽住患者的头部；另一手挽住两下肢腘窝处并抱紧使脊柱尽量后突以增宽脊柱间隙，便于进针。

（3）确定穿刺点，两髂后上棘的连线与后正中线的交会处为最适宜（约为第 3 ～ 4 腰椎棘突间隙，有时还可以在上一或下一腰椎间隙进行）。

（4）用 3% 碘酊或 75% 酒精常规消毒局部皮肤，戴手套、铺消毒洞巾，用 1% ～ 2% 普鲁卡因自皮下到椎间韧带作局部麻醉；待麻醉生效后，用左手固定穿刺点皮肤，右手持穿刺针，于穿刺点刺入皮下，使针体垂直于脊柱或略向头端倾斜，慢慢刺人（进针深度成年人为 4 ～ 5cm，儿童为 2 ～ 3cm），当针头穿过韧带与硬脑膜时感到阻力突然降低或消失（落空感），转动针尾缓慢抽出针芯，可见 GSF 流出。若无 CSF 流出可缓慢将针退出少许，略加调节深度即可见 CSF 流出。个别患者因压力过低需用针筒轻轻抽吸一下才有 CSF 流出。

（5）穿刺成功后，要求患者双下肢半屈曲，头略伸、全身放松、平静呼吸，抽出针芯，接上测压玻璃管即可看到液面慢慢上升，到一定平面后液面不再上升且随呼吸，脉搏有微小波动，此时玻璃刻度读数即为 CSF 压力数。正常侧卧位 GSF 压力为 0.79 ~ 1.77kPa（80 ~ 180mmH_2O）或每分钟为 40 ~ 50 滴。测压后如压力不高可移去测压管慢慢放出并收集 GSF 标本 2 ~ 5mL 分别装入两试管中送检。如需作培养时应用无菌操作法留标本，若要了解蛛网膜下隙有无阻塞，可做动力试验。

（6）术毕将针芯插入，拔出穿刺针。局部用拇指稍加按压防止出血，覆盖消毒纱布并用胶布固定。

（7）术后要求患者去枕平卧 4 ~ 6h 以免引起术后头痛。

4. 注意事项　如下所述。

（1）针头刺入皮下组织后进针要缓慢，以免用力过猛时刺伤马尾神经或血管，以致产生下肢疼痛或使 CSF 混入血液影响结果的判断。如系外伤出血，须待 5 ~ 7d 后才能重复检查（过早 CSF 中仍可有陈旧性血液成分）。

（2）穿刺时如患者出现呼吸、脉搏、面色异常等症状应立即停止手术，并做相应处理。

（3）鞘内给药时，应先放出同量 CSF，然后再注入药物。做气脑检查时先缓慢放液 10mL，并注入滤过空气 10mL，如此反复进行达所需要量时再行摄片。

5. 并发症　最常见为腰穿后低颅压头痛，可持续 2 ~ 8d。头痛以额、枕部为著，可伴有颈部、后背及腰部痛，咳嗽、喷嚏或站立时症状加重，严重者还可伴有恶心、呕吐和耳鸣，平卧位可使头痛减轻，应大量饮水，必要时可静脉输入生理盐水。

（二）常规检查

1. 压力　如下所述。

（1）常规压力测定：通常用测压管进行检查。侧卧位的正常压力为 0.79 ~ 1.77kPa（80 ~ 180mmH_2O），坐位为 3.43 ~ 4.41kPa（350 ~ 450mmH_2O）。每次放出 CSF 0.5 ~ 1mL，压力降低约 0.98kPa（10mmH_2O）。侧卧位 >1.96kPa（200mmH_2O）提示颅内压增高 [极度肥胖者压力 >2.16kPa（220mmH_2O）为增高]。CSF 压力测定应包括初压（取 CSF 之前）和终压（取 CSF 之后）。

（2）压颈试验：试验前应先做压腹试验，用手掌深压腹部，CSF 压力迅速上升，解除压迫后，压力迅速下降，说明穿刺针头确实在椎管内。压颈试验可分指压法和压力计法，指压法是用手指压迫颈静脉然后迅速放松，观察其压力的变化。压力计法是将血压计气带轻缚于患者的颈部，测定初压后，可迅速充气至 2.7kPa（20mmHg），5.3kPa（40mmHg）和 8.0kPa（60mmHg），记录 CSF 压力变化直至压力不再上升为止，然后迅速放气，记录 CSF 压力至不再下降为止。正常情况下，在测定初压后，助手压迫一侧颈静脉约 10 秒钟 CSF 压力即可迅速上升 1 倍左右（0.98 ~ 1.96kPa）。解除压颈后 10 ~ 20s 压力迅速下降至初压水平。如在穿刺部位以上有椎管梗阻，压颈时压力不上升（完全梗阻）或上升、下降缓慢（部分梗阻）称为履颈试验阳性。如压迫一侧颈静脉，CSF 压力不上升，但压迫对侧上升正常，表示压迫试验阴性，常提示该梗阻侧的横窦闭塞。如横窦内血栓形成或脑出血，有颅内压升高或怀疑后颅窝肿瘤者，禁止行压颈试验，也不应再放 CSF，以免发生脑疝。

（3）临床意义：压力高可见于脑水肿、颅内占位性病变、感染、急性脑卒中、静脉窦血栓形成、良性颅内压增高，也可见于心力衰竭、肺功能不全及肝昏迷等。压力低主要见于低颅压、脱水、脊髓蛛网膜下隙梗阻、CSF 漏等。

2. 性状　正常 CSF 是无色透明的液体，如 CSF 为血性或粉红色，可用三管试验法鉴别，用三管连续接取 CSF，前后各管为均匀一致的血色为新鲜出血，可见于蛛网膜下隙出血、脑室及其附近出血、肿瘤出血、外伤等。前后各管的颜色依次变淡可能为穿刺损伤出血；血性 CSF 离心后颜色变为无色，可能为新鲜出血或副损伤；如液体为黄色提示为陈旧性出血 CSF 如云雾状，通常是由于细菌感染引起细胞数增多所致，见于各种化脓性脑膜炎，严重可如米汤样；CSF 放置后有纤维蛋白膜形成，见于结核性脑膜炎，此现象称为蛛网膜样凝固。CSF 呈黄色，离体后不久自动凝固如胶样称为弗洛因综合征：CSF 同时具有黄变症、胶样凝固分离现象 3 种特征时称为 Froin-Nome 综合征，是因 CSF 蛋白质过多所致，常见于椎管梗阻、脊髓肿瘤等。

3. 显微镜检查　正常 CSF 白细胞数 0 ~ 5 个 /mm³，多位单核细胞。白细胞增多见于脑脊髓膜和脑实质的炎性病生，结核性、真菌性及病毒性脑膜炎等以单核细胞增加为上，化脓性脑膜炎则以多核细胞增多为主，中枢神经系寄生虫病以嗜酸细胞为主。涂片检查如发现致病的细菌、真菌及脱落的瘤细胞等，有助于病原的诊断。

4. Pandy 试验　CSF 定性试验方法：利用 CSF 中球蛋白能与饱和苯酚结合形成不溶性蛋白盐的原理，球蛋白含量越高、阳性反应越明显，通常作为蛋白定性的参考试验，正常情况下（Pandy）蛋白定性试验阴性，偶可出现假阳性反应。

（三）生化检查

1. 蛋白质　正常人 CSF 蛋白质含量为 0.15 ~ 0.45g/L（15 ~ 45mg/dl），脑池液为 0.1 ~ 0.25g/L（10 ~ 25mg/dl），脑室液为 0.05 ~ 0.15g/L（5 ~ 15mg/dl）。蛋白质包含清蛋白及球蛋白，蛋白质增高见于中枢神经系统感染、脑肿瘤、脑出血、脊髓压迫症、吉兰 – 巴雷综合征、听神经瘤、糖尿病性神经根神经病、黏液性水肿和全身性感染等。蛋白质降低（<0.15g/L）见于腰穿或硬膜损伤引起 CSF 丢失，身体极度虚弱和营养不良者。

2. 糖　CSF 糖含量取决于血糖的水平、血 – 脑屏障的渗透性和 CSF 中糖的酵解程度。正常价为 2.5 ~ 4.4mmol/L（50 ~ 75mg/dl），为血糖的 50% ~ 70%。糖增高可见于糖尿病、糖尿病昏迷、脊髓前角灰质炎，癫痫时也有增高。通常 CSF 中糖 <2.25mmol/L（45mg/dl）为异常。糖明显减少见于化脓性脑膜炎，轻至中度减少见于结核性脑膜炎、真菌性脑膜炎（特别是隐球菌性脑膜炎）、脑膜癌病。

3. 氯化物　CSF 中氯化物的含量取决于血氯浓度、血液酸碱度和 pH 值；正常 CSF 含氯化物 120 ~ 130mmol/L（700 ~ 750mg/dl），较血氯水平高。细菌性和真菌性脑膜炎均可使氯化物含量减低，尤以结核性脑膜炎最为明显。还可见于全身性疾病引起的电解质紊乱、低氯血症、肾上腺皮质功能不足等。氯化物增高见于病毒性脑炎、脑脊髓炎、高氯血症和尿毒症。

（四）特殊检查

1. 细胞学检查　通常采用玻片离心法。取 1 ~ 2mL 的 CSF，经细胞离心沉淀仪使细胞沉淀在带滤纸孔的玻片上，干燥后以 Wright–Giemsa（瑞 – 姬）染色镜检。该法克服了 CSF 细胞数少和易破坏等困难，可进行细胞分类和发现肿瘤细胞、细菌和真菌等。CNS 化脓性感染可见中性粒细胞增多；病毒性感染可见淋巴细胞增多；结核性脑膜炎呈混合性细胞反应。蛛网膜下隙出血、无菌性炎性反应和红细胞引起的单核吞噬细胞反应，4 ~ 5d 后出现含有含铁血黄素的巨噬细胞，后者在出血后数周甚至数月仍可能查到，可推算出血时间和有无内出血。

2. 蛋白电泳　CSF 蛋白电泳的正常值（滤纸法）：前清蛋白 2% ~ 6%，清蛋白 44% ~ 62%，球蛋白 48%（α_1 球蛋白 4% ~ 8%，α_2 球蛋白 5% ~ 11%，β 球蛋白 8% ~ 13%，γ 球蛋白 7% ~ 18%），电泳带的质和量分析对神经系统疾病的诊断有一定帮助。前清蛋白在神经系统炎症时降低，在脑萎缩及中枢神经变性性疾病时升高。清蛋白减少多见于 γ 球蛋白增高，α 球蛋白升高主要见于中枢神经系统感染早期及急性炎症。α_1 与 α_2 球蛋白的比例倒置对严重的动脉硬化有诊断意义，也可见于脑干及颈髓部的胶质瘤。β 球蛋白增高见于肌萎缩侧索硬化和退行性病变，β 球蛋白降低见于脑与脊髓脑膜瘤等；γ 球蛋白增高见于脱髓鞘疾病和中枢神经系统感染、多发性硬化、麻痹性痴呆、白质脑炎等。

3. 免疫球蛋白（Ig）　正常 CSF–Ig 含量极少，来源于血中通过血 – 脑屏障透过和神经本身合成。IgG 为 10 ~ 40mg/L，IgA 为 1 ~ 6mg/L，IgM 含量极微。CSF–IgG 增高见于中枢神经系统炎性反应（细菌、病毒，螺旋体及真菌等感染），对多发性硬化、其他原因所致的脱髓鞘病变和中枢神经系统血管炎等诊断有所帮助；结核性脑膜炎和化脓性脑膜炎时 IgG 和 IgA 均上升，前者更明显，结核性脑膜炎时 IgM 也升高。乙型脑炎急性期 IgG 基本正常，恢复期 IgG、IgA、IgM 均轻度增高。CSF–IgG 指数及中枢神经细胞 24h 合成率的测定 [正常值（3 ~ 9）mg/24h] 以及 CSF 寡克隆 IgG 带（OB）检测，作为中枢神经系统内自身合成的免疫球蛋白标志，在多发性硬化患者中 IgG 合成率增高，是多发性硬化重要的辅助诊断指标。

4. 酶　正常 CSF 中谷草转氨酶（GOT）、谷丙转氨酶（GPT）、乳酸脱氢酶（LDH）和肌酸磷酸激酶（CPK）明显低于血清中含量。谷草转氨酶（GOT）的正常值为 0 ～ 9U，乳酸脱氢酶（LDH）含量为 8 ～ 32U。在中枢神经系统疾病中，急性颅脑损伤、脑梗死、癫痫大发作、颅内肿瘤等 CSF 酶含量可升高，其活力相应增大。但酶的检查尚缺乏诊断的特异性，有待进一步研究。

二、神经影像学检查

（一）头颅平片和脊柱平片

1. 头颅平片　头颅平片检查简便安全，患者无痛苦和任何不适。头颅平片包括正位和侧位、颅底、内听道、视神经孔、舌下神经孔及蝶鞍像等。头颅平片主要观察颅骨的厚度、密度及各部位结构，颅底的裂和孔，蝶鞍及颅内钙化斑等。目前很多适应头颅平片的检查已被 CT 和 MRI 等检查手段取代。

2. 脊柱平片　脊柱平片包括前后位、侧位和斜位。可观察脊柱的生理弯曲度，椎体结构有无发育异常，骨质有无破坏，骨折、脱位、变形和骨质增生等，以及椎弓根的形态、椎间孔和椎间隙的改变，椎板和脊突有无破坏或脊柱裂，椎旁有无软组织阴影和钙化等。

（二）脊髓造影和脊髓血管造影

1. 脊髓造影　脊髓造影将造影利碘苯酯或甲泛葡胺经腰穿注入蛛网膜下隙后，改变体位在 X 射线下观察其流动有无受阻，以及受阻的部位和形态，然后在病变部位摄片。脊髓碘水造影后也可行 CT 扫描，有助于诊断。

脊髓造影的适应证为脊髓压迫症，如脊髓肿瘤、椎间盘脱出、椎管狭窄、慢性粘连性蛛网膜炎等。但有炎症、出血者应延迟手术，椎管无阻塞者应慎重。

2. 脊髓血管造影　脊髓血管造影是将含碘的水溶性造影剂注入脊髓的动脉系统，显示脑血管形态，分布、位置的情况，了解颅内病变的位置、性质称为动脉造影，有助于诊断脊髓血管畸形、动脉瘤、血管闭塞和脊髓动静脉瘘等。

（三）数字减影血管造影

脑血管造影是应用含碘显影剂如泛影葡胺注入颈动脉或椎动脉内，然后在动脉期、毛细血管期和静脉期分别摄片。使其血管系统显影，借以了解血管本身及血管位置改变的情况作为颅内占位性病变的定位。目前脑血管造影已被数字减影血管造影（DSA）所取代，该技术是应用电子计算机程序将组织图像转变成数字信号输入并储存，然后经动脉或静脉注入造影剂，将所获得的第 2 次图像也输入计算机，然后进行减影处理，使充盈造影剂的血管图像保留下来，而骨骼、脑组织等影像均被减影除去，保留下的血管图像经过洱处理后转送到监视器上，得到清晰的血管影像。优点为简便快捷，血管影像清晰，并可作选择性拍片。

脑血管造影的方法通常采用股动脉或肱动脉插管法，可做全脑血管造影，观察脑血管的走行、有无移位、闭塞和血管畸形等。主要适应证是头颈部血管病变，如动脉瘤和血管畸形、闭塞，脑供血不足等，而且是其他检查方法所不能取代的。

（四）电子计算机体层扫描

1. CT 扫描及临床应用　电子计算机体层扫描（CT）是由英国设计成功，首先用于颅脑疾病的诊断，使神经影像学诊断进入了一个崭新的时期。CT 诊断的原理是利用各种组织对 X 射线的不同吸收系数，通过电子计算机处理，可显示不同平面的脑实质、脑室和脑池的形态及位置等图像；对 X 射线吸收高于脑实质则表现为增白的高密度阴影，如钙化和脑出血等；对 X 射线吸收低于脑实质则表现为灰黑色的低密度阴影，如坏死、水肿、囊肿及脓肿等。由于 CT 无创伤、无痛苦，简便迅速、分辨率高、图像清晰、解剖关系清楚、定位准确、敏感性较常规 X 射线检查提高 100 倍以上，可较确切地显示病变，已被广泛地用于各种神经疾病的诊断。

目前常规 CT 主要用于颅内血肿、脑外伤、脑出血、蛛网膜下隙出血、脑梗死、脑肿瘤、脑积水、脑萎缩、脑炎症性疾病及脑寄生虫病（如脑囊虫）等的诊断，还可以用于脊髓和脊柱的检查，了解脊髓和脊柱的病变。有些病变可通过静脉注射造影剂（甲泛葡胺或泛影葡胺）增强组织的密度，提高诊断的阳性率。

造影前应注意下列情况：

（1）造影前必须做碘过敏试验。

（2）造影后 30min 密切观察患者的反应，随时做好抢救。

（3）对有过敏史、肝肾损害、甲状腺病、急性胰腺炎、急性血栓性静脉炎、多发性骨质瘤、恶病质等病应注意。

（4）对高血压、动脉硬化、过敏体质者应慎重。

2. CT 血管造影　CT 血管造影（CTA）指静脉注射含碘造影剂后，利用螺旋 CT 或电子束 CT，在造影剂充盈受检血管的高峰期进行连续薄层体积扫描，然后经计算机对图像进行处理后，重建血管的立体影像。CTA 可清楚显示 Willis 动脉环，以及大脑前、中、后动脉及其主要分支，对闭塞性血管病变可提供重要的诊断依据。

（五）磁共振成像

磁共振成像（MRI）是临床的一项新的影像学检查技术，是诊断颅内和脊髓病变最重要的检查手段。

1. MRI 的基本原理　MRI 是利用人体内 H 质子在主磁场和射频场中被激发产生的共振信号经计算机放大、图像处理和重建后得到 MRI。MRI 检查时，患者被置于磁场中，接受一序列的脉冲后，打乱组织内的质子运动。脉冲停止后，质子的能级和相位恢复到激发前状态，这个过程称为弛豫、弛豫分为纵向弛豫（简称 T_1）和横向弛豫（简称 T_2）。CT 影像的黑白对比度足以人体组织密度对 X 射线的衰减系数为基础，而 MRI 的黑白对比度则来源于体内各种组织 MR 信号的差异。以 T_1 参数成像时，T_1 短的组织（如脂肪）产生强信号呈白色，而 T_1 长的组织（如体液）为低信号呈黑色；反之，T_2 参数成像时，T_1 长的组织（如体液）信号强呈白色，而 T_2 短的组织（脑白质）信号较弱呈灰黑色。空气和骨皮质无论在 T_1 或 T_2 加权图像上均为黑色。T_1 图像可清晰显示解剖细节，T_2 图像有利于显示病变。液体、肿瘤、梗死病灶和炎症在 T_1 加权像上呈低信号，在 T_2 加权像上则为极易识别的高信号：而心腔和大血管由于血流极快，使发出脉冲至接收信号时，被激发的血液已从原部位流走，信号不复存在，因此，心腔及大血管在 T_1 和 T_2 加权图像上均呈黑色，此现象称流空效应。

2. MRI 的优势及临床应用　如下所述。

（1）与 CT 比较，MRI 能提供多方位和多层面的解剖学信息，图像清晰度高，对人体无放射性损害；且不出现颅骨的伪影，可清楚地显示脑干及后颅窝病变。MRI 通过显示冠状、矢状和横轴三位像，可清晰地观察病变的形态、位置、大小及其与周围组织结构的关系；尤其在神经系统更为突出。对脑灰质与脑白质可以产生更明显的对比度，因此常用于诊断脱髓鞘疾病、脑变性疾病和脑白质病变等；通过波谱分析还可提供病变组织的代谢功能及生化方面的信息。

（2）在神经系统疾病的诊断方面，MRI 主要应用于脑血管疾病，脱髓鞘疾病、脑白质病变、脑肿瘤、脑萎缩、颅脑先天发育畸形、颅脑外伤、各种原因所致的颅内感染及脑变性病等；MRI 显示脊髓病变更为优越，对脊髓病变的诊断的诊断具有明显优势，如用于脊髓肿瘤、脊髓空洞症、椎间盘脱出、脊椎转移瘤和脓肿等的诊断。

（3）顺磁性造影剂钆（DTPA）通过改变氢质子的磁性作用，改变其弛豫时间而获得高 MR 信号，产生有效的对比作用，以此增加对肿瘤和炎症诊断的敏感性，为肿瘤的于术和放射治疗范围的确定提供重要信息；DTPA 剂量一般为 0.1mmol/kg，静脉注射后即刻至 1h 内可见明显的增强效果。

（4）必须注意，体内有金属置入物如义齿、脑动脉瘤手术放置银夹以及安装心脏起搏器的患者均不能使用 MRI 检查。对于急性颅脑损伤、颅骨骨折、钙化病灶、出血性病变急性期等 MRI 检查不如 CT。

3. 磁共振成像血管造影　磁共振成像血管造影（MRA）是利用血液中运动质子为内在流动的标志物，使血管与周围组织形成对比，经计算机处理后显示血管形态及血流特征的一种磁共振成像技术。

MRA 优点：不需插管、方便省时、无放射损伤及无创性，可显示成像范围内所有血管，也可显示侧支血管。

MRA 缺点：其分辨率不适宜大范围检查，信号变化复杂，易产生伪影。临床主要用于颅内动脉瘤、脑血管畸形、大血管闭塞性疾病和静脉窦闭塞等。

三、神经电生理检查

（一）脑电图

脑电图（EEG）是脑生物电活动的检查技术，所记录的节律性脑电活动是大脑皮质锥体细胞及其顶树突突触后电位同步综合而成，并且由丘脑中线部位的非特异性核（中央内侧核、中央中核等）起调节起前作用。通过测定自发的有节律的生物电活动以了解脑功能状态。

1. 检测方法 电极安放采用国际 10 ~ 20 系统，参考电极通常置于双耳垂；电极可采用单极和双极的连接方法。开颅手术时电极可直接置于暴露的大脑皮质表面，也可将电极插入颞叶内侧的海马及杏仁核等较深部位。进行脑电图检查时，还可以通过一些特殊的手段诱发不明显的异常电活动，最常用的方法如睁闭眼、过度换气、闪光刺激，睡眠诱发等，还有戊四氮或贝美格静脉注射等。

2. 正常脑电图 如下所述。

（1）正常成人 脑电图：正常人大脑发放的基本节律为 α 波及 β 波，其波幅、波形及频率两侧均对称，频率恒定不变。在清醒、安静和闭眼放松状态下，脑电的 α 节律为 8 ~ 12Hz，波幅 20 ~ 100μV，主要分布在枕部和顶部；β 节律为 13 ~ 25Hz，波幅为 5 ~ 20μV，主要分布在额叶和颞叶；部分正常人在两半球前部可见少量 4 ~ 7Hz 的 θ 波；频率 4Hz 以下为 δ 波，清醒状态下几乎没有，但入睡可出现，而且由浅入深逐渐增多、时间延长、两侧对称；8Hz 以下的波均为慢波。

正常成人脑电图可分为以下 4 型：① α 型脑电图：除两半球前部外，脑电活动以。节律为主，频率两侧对称。② β 型脑电图：以 β 波为主，两半球后部有 β 节律，睁眼时变为不明显，闭眼后又恢复出现时为快 α 节律。③低电压脑电图：脑电活动的波幅偏低似乎呈低平的曲线：在睁闭眼后或深呼吸时可出现短程的 α 节律。④不规则脑电图：脑电活动的 α 波频率不规则，调幅不明显，前部可有 θ 波。

（2）儿童脑电图：与成人不同，儿童的脑电图以慢波为主，随着年龄增加，慢波逐渐减少，而 θ 波逐渐增多，但节律仍然很不稳定。14 ~ 18 岁时枕部 α 节律的波幅变得低，而调幅更好，额部的 θ 波变低，且有 β 波出现。

（3）睡眠脑电图：根据眼球运动可分为：①非快速眼动相或慢波相：第 1 期困倦期，α 节律消失，被低波幅慢波取代；在顶部可出现短暂的高波幅、双侧对称的负相波称为“V”波。往往不规则地反复出现，但很少超过 2Hz。第 2 期浅睡期，出现睡眠纺锤波（12 ~ 14Hz），两半球同步出现，中央区最明显，极相也相同，时程较长。第 3、4 期深睡期，广泛分布的高波幅 75μV 以上；慢波 2Hz 以下。②快速眼动相：出现低电压、去同步、快波型脑电，快速眼球活动、肌电活动减少及混合频率的电活动。

3. 常见的异常脑电图 如下所述。

（1）弥漫性慢波：背景活动为弥漫性慢波，是最常见的异常表现，无特异性。可见于各种原因所致的弥漫性脑病、缺氧性脑病、中枢神经系统变性病及脱髓鞘性脑病等。

（2）局灶性慢波：是局灶性脑实质功能障碍所致。见于局灶性癫痫、脑脓肿，局灶性硬膜下或硬膜外血肿等。

（3）三相波：一般为中至高波幅、频率为 1.3 ~ 2.6Hz 的负 - 正 - 负波或正 - 负 - 正波。主要见于肝性脑病和其他中毒代谢性脑病。

（4）癫痫样放电：包括棘波、尖波、棘 - 慢波综合、多棘波、尖 - 慢波综合及多棘 - 慢波综合等。棘波指从开始到结束的时程或波宽为 20 ~ 70ms 的一种放电，可单、双或三相，以双相为多，主要为负相。尖波是指时程为 70 ~ 200ms 可达 300ms，电位相以双相负相，上升相较陡、下降相较缓慢。50% 以上患者发作间期也可见到有异常的电活动统称癫痫样放电，特点是基本电活动的背景上突然发生的高波幅的电活动或突然发生的易于与基本电活动相区别的高幅放电。放电的不同类型通常提示不同的癫痫综合征，如多棘波和多棘慢波综合通常伴有肌阵挛，见于全身性癫痫和光敏感性癫痫等。高波幅双侧同步对称，每秒 3 次重复出现的棘慢波综合提示失神小发作。

（5）弥漫性、周期性尖波：通常指在弥漫性慢活动的基础上出现周期性尖波，可见于脑缺氧和 Cretzfeldt-Jakob 病。

4. 脑电图的临床应用　脑电图检查对区别脑部器质性或功能性病变、弥漫性或局限性损害，对于癫痫的诊断及病灶定位、脑炎的诊断、中毒性和代谢性等各种原因引起脑病等的诊断均有辅助诊断价值，特别癫痫的诊断意义更大。

5. 脑电地形图（BEAM）　脑电地形图（BEAM）脑电地形图（BEAM）是脑电图输入电子计算机进行处理后，将脑电信号转换成一种能够定位和定量分析，并用不同颜色的图像进行显示的一项较新的检查技术。包括自发和诱发，其优点是能将脑的功能变化与形态定位结合起来，图像直观、形象、定位较准确，但不能反映脑电波形及各种波形出现的方式等，因此不能将脑电图取而代之，两者结合更有意义。BEAM 最主要的临床应用价值在于脑血管病的早期诊断、疗效及预后评价，也可用于癫痫、痴呆、偏头痛、脑肿瘤等。

（二）脑诱发电位

诱发电位（EPs）是中枢神经系统在感受体内外各种特异性刺激所产生的生物电活动，该项检查也是脑的电活动测定技术，用以了解脑的功能状态。

1. 躯体感觉诱发电位（SEP_S）　躯体感觉诱发电位（SEP_S）指刺激肢体末端粗大感觉纤维，在躯体感觉上行通路不同部位记录的电位，主要反映周围神经、脊髓后束和有关神经核、脑干、丘脑、丘脑放射及皮层感觉区的功能。

（1）检测方法：表面电极置于周围神经干，刺激部位是正中神经、尺神经、胫后神经或腓总神经等。上肢记录部位是锁骨上 Erb 点，即 N_g 系臂丛感觉神经动作电位，C_7 棘突及头部相应的感觉区；下肢记录部位通常是臀点、胸 $_{12}$、颈部棘突及头部相应的感觉区。

（2）波形的命名：极性 + 潜伏期（波峰向下为 P，向上为 N）。正中神经刺激对侧顶点记录（头参考）的主要电位是 $P_{14}N_{20}$、P_{25} 和 N_{36}；周围电位是 Erb 点（N_9）和 C_7（N_{11}，N_{13}）。胫后神经刺激顶点（Cz）记录的主要电位是 N_{31}、P_{40}、N_{50} 和 P_{50}；周围电位是臀点（N_{16}）和 T_{12}（N_{24}）。异常的判断标准是潜伏期延长和波形消失等。

（3）SEP 各波的起源：N_9 为臂丛电位，N_{14} 可能来源于颈髓后索，N_{13}。可能为颈髓后角突触后电位，N_{14}/P_{14} 可能来自高颈髓或延髓，N_{20}。来自顶叶后中央回（S）等，P_{40} 可能来自同侧头皮中央后回，N_{so} 可能来自顶叶 S_1 后方，P_{60} 可能来自顶叶偏后凸面。

（4）SEP 的临床应用：用于检测周围神经、神经根、脊髓、脑下、丘脑及大脑的功能状态。主要应用于吉兰 - 巴雷综合征（GBS）、颈椎病、腰骶神经根病变、脊髓空洞症，肿瘤、后侧索硬化综合征、多发性硬化（MS）及脑血管病等。还可用于外伤后脊髓损伤程度、范围及预后，脑死亡的判断和脊髓手术的监护等。

2. 视觉诱发电位（VEP）　视觉诱发电位（VEP）是视觉冲动经外侧膝状体投射到枕叶距状裂与枕后极头皮记录的枕叶皮层对视觉刺激产生的电活动。

（1）检测方法：通常在光线较暗的条件下进行，检测前应粗测视力并行矫正。临床上最常用黑 C 棋盘格翻转刺激 VEP（PRVEP），其优点是波形简单易于分析、阳性率高和重复性好。记录电极置于枕骨粗隆上（左 01、中 0、右 02），参考电极通常置于前额 Fz。

（2）波形命名及正常值：PRVEP 是一个由 NPN 组成的三相复合波，分别按各自的平均潜伏期命名为 N75、P100、N145。正常情况下 P100 潜伏期最稳定而且波幅高，是很可靠的成分。异常的判断标准是潜伏期延长、波幅降低或消失。

（3）VEP 的临床应用：视通路病变，脱髓鞘病变、肿瘤、视神经炎，特别对 MS 患者可提供早期视神经损害的客观依据。

3. 脑干听觉诱发电位（BAEP）　脑干听觉诱发电位（BAEP）指经耳机传出的声音刺激外周听觉器经听神经传到通路，脑干、中央核团区在头顶记录的电位。检测时通常不需要患者的合作，婴幼儿和昏迷患者均可进行测定。

（1）检测方法：多采用短声刺激，刺激强度 50 ~ 80dB，刺激频率 10 ~ 15Hz，持续时间 10 ~ 20ms，叠加 1 000 ~ 2 000 次。记录电极通常置于 Cz，参考电极置于耳垂或乳突，接地电极置于

FPZ。

（2）波形命名：正常 BAEP 通常由 5 个波组成，依次以罗马数字命名为Ⅰ、Ⅱ、Ⅲ、Ⅳ和Ⅴ。特别是Ⅰ、Ⅲ和Ⅴ波更有价值。

（3）BAEP 各波的起源：Ⅰ波起于听神经；Ⅱ波耳蜗核，部分为听神经颅内段；Ⅲ波上橄榄核；Ⅳ波外侧丘系及其核团（脑桥中、上部分）；Ⅴ波中脑、下丘的中央核团区。

BAEP 异常的主要表现为：①各波潜伏期延长；②波间期延长；③波形消失；④波幅 I/V 值 >200%。

（4）BAEP 的临床应用：可客观评价听觉检查不合作者、婴幼儿和歇斯底里患者有无听觉功能障碍；有助于多发性硬化的诊断，特别是发现临床下病灶或脑干隐匿病灶；动态观察脑干血管病时脑干受累的情况，帮助判断疗效和预后；桥小脑角肿瘤手术的术中监护；监测耳毒性药物对听力的影响；脑死亡诊断和意识障碍患者转归的判断等。

4. 运动诱发电位（MEP）　运动诱发电位（MEP）指电流或磁场经颅或椎骨磁刺激人大脑皮质运动细胞、脊髓及周围神经运动通路，在相应的肌肉上记录的复合肌肉动作电位。该技术是 Barker 等建立的，克服了以往电刺激所致剧痛等缺点，近年来被广泛应用于临床。为运动通路中枢传导时间的测定提供了客观依据。上肢磁刺激的部位通常是大脑皮质相应运动区、C_7 棘突和 Erb 点等，记录部位是上肢肌肉；下肢刺激部位为大脑皮质运动区、胸 $_{12}$ 和 L_1 及腘窝等，记录部位多为屈跗短肌和胫前肌等。磁刺激 MEP 的主要检测指标为各段潜伏期和中枢运动传导时间均延长，可见 MEP 波幅降低及波形离散或消失。临床应用于运动通路病变，如多发性硬化、运动神经元病、脑血管病等疾病的诊断。

5. 事件相关电位（ERP）　事件相关电位（ERP）也称内源性事件相关电位，是人对外界或环境刺激的心理反应，潜伏期在 100ms 以上，因此为长潜伏期电位，目前对其起源和确切的解剖定位尚不完全清楚。ERP 主要研究认知过程中大脑的神经电生理改变，亦即探讨大脑思维的轨迹。ERP 包括 P1、N1 和 P2（外源性成分）及 N2 和 P3（内源性成分）。ERP 中应用最广泛的是 P3（P300）电位。ERP 可通过听觉、视觉、体感刺激，从头皮上记录到一组神经元所发出的电活动，但与 SEP、BAEP 及 VEP 有着本质的不同。要求受试者对刺激进行主动反应，受心理状态的影响明显，主要反应大脑皮质认知功能状况，用于各种大脑疾病引起的认知功能障碍的评价，目前还有学者将 P300 电位用于测谎等研究。

（三）肌电图

狭义肌电图（MEG）指同心圆针电极插入肌肉后，记录的肌肉安静状态下和不同程度收缩状态下的电活动。广义 EMG 指记录肌肉在安静状态、随意收缩及周围神经受刺激时判定神经和肌肉功能状态的各种电生理特性的技术，包括神经传导速度，重复神经电刺激、单纤维肌电图及巨肌电图等。

常规 MEG 检查的适应证：①脊髓前角细胞及其以下病变部位的定位诊断和鉴别诊断；②确定病变性质、损伤程度、范围及再生恢复情况；③选择神经再植、端一端吻合和神经松解术；④了解神经传导速度。

1. MEG 检测步骤及正常所见　如下所述。

（1）肌肉静息状态：包括插入电位和自发电位。插入电位指针电极插入时引起的电活动，正常人变异较大，时程为 1 ~ 25m。持续约 1s 后消失。自发电位指终板噪声和终板电位，后者波幅较高，时程为 0.5 ~ 2.0ms，振幅≤ 100μV 的高频负相电位，通常伴有疼痛，动针后疼痛消失。

（2）肌肉小力自主收缩状态：测定运动单位动作电位的时限、波幅、波形及多相波百分比，不同肌肉有其不同的正常值范围。一般以大于或小于正常值 20% 为异常，时限增宽为神经源性损害，缩短为肌源性损害。波幅大于或小于 40% 为异常，神经源性增高，肌源性降低。

（3）肌肉大力收缩状态：观察募集现象，指肌肉在大力收缩时运动单位的多少及其发放频率的快慢。肌肉在轻收缩时只有阈值较低的Ⅰ型纤维运动单位发放，其频率为 5 ~ 15Hz；在大力收缩时，原来已经发放的运动单位频率加快，同时阈值高的Ⅱ型纤维参与发放，肌电图上呈密集的相互重叠的难以分辨基线的许多运动单位电位，即为干扰相。

2. 异常EMG所见及其意义　如下所述。

（1）插入电位的改变：插入电位减少或消失见于严重的肌肉萎缩、肌肉纤维化和脂肪组织浸润以及肌纤维兴奋性降低等；插入电位增多或延长见于神经源性和肌源性损害。

（2）异常自发电位：①纤颤电位：是由于失神经支配肌纤维运动终板对血中乙酰肌碱的敏感性升高引起的去极化，或失神经支配的肌纤维静息电位降低所致的自动去极化产生的动作电位；波形多为双相或三相，起始为正相，随之为负相，波幅较低，时限1～5ms，波幅一般为20～200μV，但不规则，失神经病变愈重，纤颤电位振幅愈小，频率愈大，见于神经源性损害和肌源性损害。②正锐波：其产生机制及临床意义同纤颤电位；但出现较纤颤电位早。波形特点为双相，起始为正相，时限较宽、波幅较低的负向波，形状似"V"字形，时限为10～100ms。③束颤电位：指一个或部分运动单位支配的肌纤维自发放电，在肌松弛状态下出现的束颤电位有2种：a. 单纯束颤电位，呈单、双或三相，时限2～10ms、振幅100～200μV见于低钙血症、甲状腺功能亢进等神经肌肉兴奋性增高状态；

b. 复合束颤电位，呈多相波，时限5～20ms、振幅100～500μv，见于神经源性损害。

（3）肌强直放电：肌肉自主收缩或受机械刺激后出现的节律性放电。有较大的棘波和正相波，波幅通常为10μV～1mV，频率为25～100Hz。特点：波幅忽大忽小、频率忽快忽慢。放电过程中波幅和频率反复发生、逐渐衰减，扩音器可传出类似"飞机俯冲或摩托车减速"的声音。见于萎缩性肌强直、先天性肌强直，副肌强直及高钾型周期性瘫痪等。

（4）异常运动单位动作电位：①神经源性损害：表现为动作电位时限增宽，波幅增高及多相波百分比增高，见于脊髓前角细胞病变、神经根病变和周围神经病等。②肌源性损害：表现为MUAPs时限缩短，波幅降低及多相波百分比增高，见于进行性肌营养不良，炎性肌病和其他原因所致的肌病。

（5）大力收缩募集电位的异常改变：①单纯相和混合相：前者指肌肉大力收缩时，参加发放的运动单位数量明显减少，肌电图上表现为单个独立的电位；后者是运动单位数量部分减少，表现为单个独立的电位和部分难以分辨的电位同时存在，见于神经源性损害。②病理干扰相：肌纤维变性坏死使运动单位变小，在大力收缩时参与的募集运动单位数虽明显增加，表现为低波幅干扰相，又被称为病理干扰相。

3. EMG测定的临床意义　主要是诊断及鉴别诊断神经源性损害、肌源性损害和神经肌肉接头病变；发现临床下病灶或容易被忽略的病灶，如早期运动神经元病，深部肌肉萎缩、肥胖儿童的肌肉萎缩，以及对病变节段进行定位诊断。

（四）神经传导速度和重复神经电刺激

1. 神经传导速度（NCV）　神经纤维具有高度的兴奋性和传导性，外刺激产生兴奋，神经冲动从一个部位传播到整个神经发生反应，效应器兴奋收缩。NCV测定是用于评定周围运动神经和感觉神经传导功能的一项诊断技术，通常包括运动神经传导速度（MCV）、感觉神经传导速度（SCV）和F波的测定。

（1）测定方法：① MCV测定。电极放置：阴极置于神经远端，阳极置于神经近端，两者相隔2～3cm；记录电极置于肌腹，参考电极置于肌腱，地线置于刺激电极和记录电极之间。测定方法及MCV的计算超强刺激神经干远端和近端，在该神经支配的肌肉上记录复合肌肉动作电位（CMAPs），测定其不同的潜伏期，用刺激电极远端和记录电极近端之间的距离除以两点间潜伏期差，即为神经的传导速度。计算公式为：神经传导速度（m/s）= 两点间距离（cm）×10/ 两点间潜伏期差（ms），波幅的测定通常取峰－峰值。② SCV测定。电极放置：刺激电极置于表面或套在手指或脚趾末端. 阴极在阳极的近端；记录电极置于神经于的远端（靠近刺激端），参考电极置于神经于的近端（远离刺激部位），地线固定于刺激电极和记录电极之间。测定方法及计算：顺行测定法是将刺激电极置于感觉神经远端，记录电极置于神经干的近端，然后测定其潜伏期和记录感觉神经动作电位（SNAPs）；刺激电极与记录电极之间的距离除以潜伏期为SCV。③F波测定。原理：F波是超强电刺激神经干在M波后的一个晚成分，由运动神经回返放电引起，因首先在足部小肌肉上记录而得名，F波的特点是其波幅不随刺激量变化而改变，重复刺激时F波的波形和潜伏期变异较大；电极放置：同MCV测定，不同的是阴极放在近端；潜伏期的测定：通常连续测定10～20个F波，然后计算其平均值，F波的出现率为80%～100%。

（2）异常 NCV 及临床意义：MCV 和 SCV 的主要异常所见是传导速度减慢和波幅降低，前者主要反映髓鞘损害，后者为轴索损害，严重的髓鞘脱失也可继发轴索损害。NCV 的测定主要用于周围神经病的诊断，结合 EMC 可鉴别前角细胞、神经根、周围神经及肌源性疾病等。F 波的异常表现为出现率低、潜伏期延长或传导速度减慢及无反复等；通常提示周围神经近端病变，补充 MCV 的不足。

2. 重复神经电刺激　如下所述。

（1）原理：重复神经电刺激（RNS）指超强重复刺激神经干在相应肌肉记录复合肌肉动作电位，是检测神经肌肉接头功能的重要手段。正常情况下，神经干连续受刺激，CMAPs 的波幅可有轻微的波动，而降低或升高均提示神经肌肉接头病变。RNS 可根据刺激的频率分为低频 RNS（5Hz）和高频 RNS（10 ~ 30Hz）。

（2）方法：①电极放置：刺激电极置于神经干，记录电极置于该神经所支配的肌肉，地线置于两者之间。②测定方法：通常选择面神经支配的眼轮匝肌、腋神经支配的三角肌、尺神经支配的小指展肌及副神经支配的斜方肌等；近端肌肉阳性率高，但不易固定；远端肌肉灵敏压低，但结果稳定，伪差小；高频刺激患者疼痛较明显，通常选用尺神经。③正常值的计算：确定波幅递减是计算第 4 或第 5 波比第 1 波波幅下降的百分比；而波幅递增是计算最高波幅比第 1 波波幅上升的百分比；正常人低频波幅递减在 10% ~ 15%，高频刺激波幅递减在 30% 以下，而波幅递增在 50% 以下。

（3）异常 RNS 及临床意义：低频波幅递减 >15% 和高频刺激波幅递减 >30% 为异常，见于突触后膜病变如重症肌无力；高频刺激波幅递增 >57% 为可疑异常；>100% 为异常波幅递增，见于 Lambert-Eaton 综合征。

四、经颅超声血流图检查

超声诊断是多普勒超声技术对脑血管疾病的诊断，有颅外段血管的血流速度、方向和状态，进而对颅内血管的血流动力学观察检测。

（一）检测方法和检测指标

1. 检测方法　超声多普勒（TCD）检查部位是颞、枕和眶 3 个窗口。

（1）颞窗位于颧弓上方的眼眶外缘和耳屏之间，经颞窗可检测大脑中动脉、颈内动脉终末端，大脑前动脉、大脑后动脉及前交通动脉。

（2）枕窗可检测椎动脉颅内段、小脑后下动脉和基底动脉。

（3）眶窗可检测眼动脉和颈内动脉虹吸段。TCD 检查中对各个有关血管的识别主要是通过探头的位置、超声束的角度、血流方向的变化、血流速度、信号的音频特点、波形变化及压颈试验等，也可将探头直接置于两侧颈内动脉处描记波形。

2. TCD 检测指标、正常范围和异常所见　如下所述。

（1）血流速度参数：包括收缩期峰流速（Vs），舒张期末峰流速（Vd）和平均流速（Vm）;Vm 代表搏动性血液的供应强度，很少受心率、心肌收缩力、外周阻力和主动脉顺应性等心血管因素的影响，生理意义最大。

（2）动脉参数：包括收缩 / 舒张比值（SD）、阻力指数（RI）：收缩峰速度—舒张期末速度 / 收缩峰速度（是衡量脑血管舒缩状况指标）、动脉指数（PI）= 收缩峰速度 - 舒张期末速度 / 平均速度（是评价动脉顺应性和弹性的指标）和动脉传递指数（PTI）。血流速度和 PI 是 TCD 检测中最常用和最有意义的参数。

（3）大脑血管血液速度正常范围：大脑中动脉（MCA）60 ~ 115cm/s，大脑前动脉（ACA）80 ~ 105cm/s，大脑后动脉（PCA）30 ~ 60cm/s，基底动脉（ICA）40 ~ 80cm/s，椎动脉（VA）40 ~ 70cm/s。

（4）异常 TCD 所见：①血流信号消失，表现为脑底动脉发育不全、血管变异和脑血管闭塞等；②血流速度增高或降低，增高提示脑血管痉挛、动静脉畸形，降低示脑动脉狭窄或闭塞；③两侧血流不对称，左右两侧相应动脉的血流速度不对称，血流方向、频谱形态异常；④ PI 增高或降低；⑤杂音；⑥血流方向异常提示病理性改变和侧支循环的存在；⑦频谱异常等。

（二）临床应用

在临床上，TCD 主要用于下列疾病的辅助诊断、监护、评价血管机制和预防保健。

1. 颅内外段脑动脉狭窄或闭塞　主要表现为血流速度增高和频谱形态增宽、湍流、涡流的改变。颈内动脉颅外段闭塞或 50% 以上狭窄的确诊率可达 95% 以上，和血管造影比较，符合率达 96%。

2. 脑血管畸形　有助于深部脑动静脉畸形（AVM）的定位、供养血管和引流静脉的确定；也可用于术中或术后监测，避免损伤供血动脉，判断有无畸形血管的残留；表现为供血动脉血流速度增高，搏动指数降低。

3. 脑动脉瘤　TCD 诊断 <1cm 的动脉瘤比较困难，其检测的意义在于观察和研究动脉瘤破裂出血后脑血管痉挛的发生、发展和转归。表现为低血流速度，周围阻力增加的频波，并出现多峰收缩期频波。

4. 脑血管痉挛及蛛网膜下隙出血　它是导致脑血管痉挛最常见的原因。TCD 可代替脑血管造影通过血流速度的变化，动脉参数的变化及血流杂音等检测是否存在脑血管痉挛。TCD 的随访观察对评价蛛网膜下隙出血的预后很有意义。

5. 锁骨下动脉盗血综合征　锁骨下动脉起始部有阻塞时，此方法可观察到对侧椎动脉血流速度增高、同侧椎动脉血流逆转、基底动脉血流降低等，甚至血流方向也逆转，以上发现有助于该综合征的明确诊断。

6. 脑动脉血流中微栓子的监测　可通过多通道 TCD 微栓子检测仪对颅内外及以侧脑底动脉进行连续和同步检测，以确定栓子的数量、性质及来源。

五、放射性同位素检查

（一）单光子发射计算机断层脑显像

单光子发射计算机断层（SPECT）脑显像与正电子发射断层扫描（PET）均为放射性同位素断层显像技术。将常用的 ^{99m}Tc 标记的放射性药物如 ^{99m}Tc- 六甲基丙烯胺肟（^{99m}T$_c$-HM-PAO）注入血液循环，通过正常的血 - 脑屏障，快速进入脑组织，在脑内的分布与局部脑血流量成正比，因此聚集在血流丰富的脑组织中发射单光子，利用断层扫描和影像重建，获得与 PET 类似的结果。用于 SPECT 检测的放射性示踪剂有碘、铊和锝，最常用的是 ^{99m}Tc-HM-PAO，其优点是放射剂量低、价格便宜及物理性能理想等。

SPECT 临床意义如下：

（1）检查脑血流不足、脑梗死灶和脑代谢情况，弥补了脑动脉造影和 CT 所显示不出的病灶，而 SPECT 能显示病灶。

（2）颅内占位性病变诊断的阳性率为 80% 左右，脑膜瘤及血管丰富的或恶性度高的脑瘤阳性率在 90% 以上。原因主要表现为肿瘤区和周围的水肿区放射性聚集低下。

（3）对急性脑血管病、癫痫、帕金森病、痴呆分型及脑生理功能的研究均有重要的价值。

（二）正电子发射断层扫描

正电子发射断层扫描（PET）是应用于临床的一种无创性的探索人脑生化过程的技术，是局部放射性活性浓度的体层图像。可客观地描绘出人脑生理和病理代谢活动：其原理是用回旋或线型加速器产生正电子发射同位素（^{12}C、^{13}N、^{15}O、^{18}F- 脱氧葡萄糖和 ^{18}F- 多巴），经吸入和静脉注射能顺利通过血 - 脑屏障进入脑组织，具有生物学活性，参与脑的代谢并发出放射线。用体外探测仪可测定脑不同部位示踪剂的浓度，经与 CT 和 MRI 相似的显像技术处理后获得脑切面组织的图像，并可计算出脑血流、氧摄取、葡萄糖利用和 ^{18}F- 多巴的分布情况，也可在彩色图像上显示不同部位示踪剂量的差别。

PET 在神经系统中用于正常人脑部活动的功能检查，也可在疾病中用于脑肿瘤的分级、肿瘤组织与放射性坏死组织的鉴别、癫痫病灶的定位，以及各种痴呆的鉴别及帕金森病与帕金森综合征的鉴别诊断等。在癫痫发作期表现癫痫灶的代谢增加，而在癫痫发作间歇期表现为代谢降低。多巴胺受体及转运蛋白的 PET 研究，对帕金森病的诊断具有较高的敏感性和特异性，即使对于症状较轻的帕金森患者，在黑质—纹状体系统也可有一些异常发现。目前PET还用于缺血性脑血管病的病理生理研究及治疗中脑血流，脑代谢的检测以及脑功能的研究，如脑内受体、递质、生化改变及临床药理学研究等。

（三）脊髓腔和脑池显像神

脊髓腔和脑池显像也称CSF显像，方法是将某些放射性药物经CSF缓稀释后注入蛛网膜下隙，它将沿CSF循环路径运，约1h进入颈部蛛网膜下隙，3～4h显示大部分脑池轮廓，最后到达大脑凸面时被蛛网膜颗粒吸收而进入血液循环中。通常在患者注药后1h、3h、6h、24h做头部后位、前位和侧位扫描（γ照相机），必要时加作48h、72h显像观察扫描图像中有无缺损或局部不正常的放射性聚集，以了解CSF循环有无梗阻等病理性改变。临床主要用于显示交通性脑积水：梗阻性脑积水、CSF漏、脑穿通畸形、蛛网膜囊肿及脊髓压迫症所致的椎管阻塞等。

（四）局部脑血流量测定

以往采用的颈内动脉注入，^{133}Xe测定局部脑血流量（rCBF）的方法，近年已被吸入或静脉注入^{133}Xe的方法所取代。注入药物后可用探头测定皮层rCBF，该检查可在床旁、手术室或ICU进行，操作简单。但图像远不如PET和SPECT清晰，而且不能反映皮层下的血流灌注情况。该检查主要用于高碳酸血症或低血压时阻力血管自主调节能力的测定。

六、脑、神经和肌肉活组织检查

脑、神经和肌肉活组织检查是对神经系统疾病的活组织进行光镜、电镜、生化、组织化学和病毒检查，主要目的是为了明确病因，得出特异性的诊断。也可以通过病理检查的结果进一步解释临床和神经电生理的改变。随着病理诊断技术的不断发展，如组织化学、免疫组化及DNA等技术的应用，病理诊断的阳性率不断提高。但活组织检查也有一定的局限性，如受取材的部位和大小的限制，散在病变的病理结果可以是阴性的，但并不能排除诊断。部分病变较轻以至于与正常组织鉴别有困难时，应慎下结论。

（一）脑活组织检查

脑活组织检查远不如肌肉或神经活检应用得广泛。适应证为疑诊为亚急性硬化性全脑炎，遗传代谢性脑病如脂质沉积病、黏多糖沉积病和脑白质营养不良等，Alzheimer型老年性痴呆、Creutzfeld－Jakob病、Canavan病和Alexander病，以及经CT或MRI检查证实的占位性病变，但性质不能肯定者等。

脑活检取材在大脑“静区”（额叶、枕叶）或病变部位。①较浅的、靠近皮层的病变采用颅骨环钻钻孔后切开脑膜，锥形切取脑组织；或小颅钻钻孔，穿刺采取脑标本。②脑深部病变由神经外科开颅手术切取标本或在CT下行立体定向穿刺活检。③在MRI定向引导下行脑组织穿刺活检。

脑活检标本根据需要进行特殊处理，可制成冷冻切片和石蜡切片等，经过不同的染色技术显不病变；还可从脑活检组织中分离病毒或检测病毒抗原，应用聚合酶链反应（PCR）检测病毒特异性DNA，是病变早期可靠的诊断方法。但脑活检毕竟是一种创伤性检查，有可能造成严重的后果，因此必须权衡利弊后再做决定，特别是脑功能区更应慎重。

（二）神经活组织检查

神经活组织检查有助于周围神经病的定性诊断和病变程度的判断。主要适应证是各种原因所致的周围神经病，如慢性周围神经炎、糖尿病神经病等，儿童的适应证包括异染性白质营养不良、肾上腺脑白质营养不良和Krabbe病等。

神经活检应取走行表浅、易于寻找、后遗症轻微（仅为足背外侧皮肤麻木或感觉丧失）的神经，如腓肠神经，腓浅神经的分支等。

神经活检的临床意义如下：

（1）发现一些特异性改变，是目前其他检查所不能取代的。

（2）帮助诊断血管炎，如结节性多动脉炎，原发性淀粉样变性、麻风性神经炎、多葡聚糖体病蜡样脂褐质沉积病感觉性神经束膜炎、恶性血管内淋巴瘤及一些遗传代谢性周围神经病。

（3）帮助鉴别以髓鞘脱失为主的周围神经病（如吉兰－巴雷综合征）和以轴索损害为主的周围神经病（如糖尿病性周围神经病和酒精中毒性周围神经病）等。

（三）肌肉活组织检查

肌肉活组织检查有助于进一步明确病变的性质，并可鉴别神经源性和肌源性肌萎缩损害，主要适用于多发性肌炎、皮肌炎、包涵体肌炎、进行性肌营养不良、先天性肌病、脊髓性肌萎缩、代谢性肌病、内分泌肌病和癌性肌病等。肌肉活检的最后结论应参考病史，特别是家族遗传史、临床特点、血清肌酶谱的测定和肌电图检查结果。

肌肉活检部位为肱二头肌、三角肌、股四头肌和腓肠肌等。通常选择临床和神经电生理均受累的肌肉，但应避免在肌电图部位附近取材、慢性进行性病变时应选择轻，中度受累的肌肉；而急性病变时应选择受累较重甚至伴有疼痛的肌肉；切忌选择严重萎缩的肌肉。

肌肉活检标本可根据需要进行标本的处理和染色，可制成冷冻切片和石蜡切片等，经过不同的染色技术，组织学、组织化学、生物化学及免疫组化等染色体显示病变。

（四）临床意义

（1）组织学帮助鉴别神经源性损害和肌源性损害，提供肌纤维坏死，再生，肌浆糖原聚集、结缔组织淋巴细胞浸润等。

（2）有助于皮肌炎、多发性肌炎和包涵体肌炎的诊断。

（3）组织化学染色，可测定肌肉中各种酶的含量，有助于糖原沉积病等诊断。

（4）免疫组化染色，可发现 Duchenne 型肌营养不良患者中 Dystrophin 缺乏及线粒体肌脑病中线粒体 DNA 的异常等。

七、基因诊断

基因诊断是用分子生物学和分子遗传学方法检测基因结构及其表达功能，直接或间接判断致病基因的存在，从而对遗传病进行诊断。它标志着遗传病的诊断从表型（蛋白质）水平进入 DNA（基因）水平。

传统的神经系统遗传病的诊断主要依据临床表现、生化和血清学的改变，有些疾病通过生化或酶活性的测定即可确诊。随着分子生物学技术的发展和对基因异质性的认识，发现相同的生化改变或酶的异常可伴有不同的临床表现；而 DNA 分析发现，不同的点突变又可引起相同的生化异常，如肌肉磷酸化酶基因目前已有 16 个点突变。基因诊断可以弥补临床（表型）诊断的不足，为遗传病的治疗寻求新的出路，并可能对遗传病的分类提供新的方法和依据。目前基因诊断不仅应用于遗传性疾病，而且还广泛应用于感染性疾病（如病毒性脑炎）和肿瘤等。

基因诊断的途径主要包括基因突变的检测、基因连锁分析和 mRNA 检测。基因诊断的基本原理是应用分子生物学和分子遗传学的方法检测基因的结构和表达功能是否异常。较早期应用 DNA 分子杂交的技术原理，建立了 DNA 探针技术，随后发展了 DNA 体外扩增技术（即聚合酶链反应 PCR），使基因诊断的方法学提高到了一个新的阶段。

神经系统遗传病常用的基因诊断方法和技术包括核酸分子杂交技术、PCR 扩增和 DNA 测序等。核酸杂交技术包括 Soudlem 印迹杂交、Noahem 印迹杂交、点杂交、原位杂交及等位基因特异性寡核苷酸探针杂交等。基因诊断是直接以病理基因为对象，属病因学诊断，针对性强，对于神经系统的遗传性疾病，不仅对有表型出现的疾病做出明确的诊断，而且可用于产前的早期诊断，还可检测出携带者和纯合子等。

第二章

神经内科常见症状与体征

第一节　头痛

头痛是神经系统临床常见的最常见症状之一，引起头痛的病因较多。

一、病史

（一）头痛部位

全头痛提示高血压、脑肿瘤、颅内感染及肌紧张性头痛；一侧头痛提示偏头痛、耳源性头痛、牙源性头痛、颞动脉炎等；前头痛多提示鼻窦炎、痛性眼肌麻痹。

（二）头痛性质及程度

波动性头痛常见于偏头痛；剧烈头痛见于蛛网膜下隙出血、偏头痛及急性颅高压；中度头痛见于慢性炎症、肿瘤；轻度头痛多为紧张性头痛。

（三）病程

头痛时间越长，症状波动，功能性头痛可能性大；头痛时间短，症状持续并有加重趋势，器质病可能性大。

（四）起病速度

急性起病多为偏头痛，脑出血、蛛网膜下隙出血；慢性起病为肿瘤、慢性炎症。

（五）伴随症状

头痛伴恶心、呕吐可为偏头痛、脑出血、蛛网膜下隙出血；伴头晕多为颅后窝病变；伴动眼神经麻痹多为动脉瘤。

（六）诱发、加重和缓解因素

咳嗽后加重多为高颅压；坐起头痛加重多为低颅压；紧张、睡眠不足可诱发紧张性头痛；压迫颞动脉可缓解偏头痛。

二、症状体征

头痛无神经系统体征多是功能性头痛；伴脑膜刺激征见脑膜炎、蛛网膜下隙出血；眼球突出、眼外肌麻痹、球结膜充血见于痛性眼肌麻痹；伴 Brun 征多为第四脑室活瓣性病变；一侧头痛伴对侧肢体运动障碍脑出血可能性大；慢性头痛伴癫痫发作提示脑囊虫病、脑肿瘤等。

第二节　眩晕

眩晕这种症状是机体对空间关系的感觉障碍或平衡感觉障碍。临床上可将其分为 2 种：①前庭系统性眩晕（亦称真性眩晕），是由前庭神经系统病变（包括前庭末梢器、前庭神经及其中枢）所引起，表现为有运动幻觉的眩晕，如有旋转、摇晃、移动感；②非前庭性眩晕（亦称一般性眩晕），常由心血管疾病或全身性疾病所引起，表现为头昏、头胀、头重脚轻、眼花等，无外环境或自身旋转的运动觉。前庭系统性眩晕中，通常又将内耳前庭至前庭神经脑外段之间病变所引起的眩晕，称周围性眩晕。前庭神经脑内段、前庭神经核及其联系纤维、小脑、大脑等的病变所引起的眩晕，称为中枢性眩晕。

周围性眩晕表现特征为眩晕呈旋转性或向上、下、左、右晃动的感觉，典型的真性眩晕为感到周围景物向一定方向旋转，即他动性旋转性眩晕，眩晕一般持续数分钟或数日，很少超过数周。眩晕程度多较重，以至于不能起身或睁眼。眼球震颤明显，呈水平性或旋转性，有快、慢相，常伴有耳鸣、听力减退和迷走神经激惹的症状，如恶心、呕吐、脸色苍白、出冷汗、血压下降，躯体多向眼震慢相侧倾倒。前庭功能检查呈无反应或反应减弱。前庭周围性眩晕常见疾病有内耳眩晕症、良性发作性位置性眩晕、中耳炎所致的迷路炎、前庭神经元炎等。

中枢性眩晕临床表现特征为眩晕呈旋转性或摇摆感、倾斜感、地动感，眩晕持续时间较长，可在数月以上。眩晕程度较轻，眼震呈水平、旋转、垂直或混合性，可无快慢相，眼震可持续数月至数年。眩晕程度与眼震不一致，可伴轻度耳鸣及听力减退，迷走神经激惹症状亦较轻，躯体发生倾倒方向不定。前庭功能检查多呈正常反应，前庭功能各项检查之间表现为反应分离。中枢性眩晕常见于脑干炎症、脑血管病、多发性硬化及颅内肿瘤等。

一、内耳眩晕症

内耳眩晕症又称梅尼埃综合征，为内耳迷路的膜迷路积水所引起。其发病原因可能为血循环障碍、自主神经功能紊乱、代谢障碍、变态反应、病毒感染等。大多数患者初次发病都在 50 岁以前，以发生于青壮年为多，男性多于女性。发病率占眩晕患者的 9.7% ~ 30%。本病临床特征为发作性眩晕，波动性、渐进性、感音性听力减退、耳鸣，耳聋，发作时常伴头痛、恶心、呕吐、腹泻、面色苍白、脉搏慢而弱及血压降低等。眩晕发作时患者往往卧床，不敢睁眼、翻身和转头，每次眩晕发作历时 1 ~ 2d，即逐渐减轻而自行缓解。发作间歇长短不一，间歇期内一般无症状。

内耳眩晕症的原因至今未明确。治疗方法分为内科治疗与手术治疗 2 大类。

（一）内科治疗

1. 一般治疗　卧床休息，饮食以半流质为宜，酌情给予静脉输液以维持营养，尽可能避开外界环境的各种刺激。

2. 镇静剂及安定剂　应用目的在于清除患者焦虑不安情绪，抑制前庭敏感度，以减轻眩晕，另外尚有止吐作用。常用药物有巴比妥 0.03g，每日 3 次；地西泮 2.5mg，每日 3 次；异丙嗪 25mg，氯丙嗪 12.5 ~ 25mg 或奋乃静 2mg，每日 2 ~ 3 次。

3. 影响内淋巴电解质平衡　如下所述。

（1）限制水和盐分摄入：部分患者可以有效地控制发作或减轻发作强度，24h 液体摄入不超过 1 500mL，禁止吃含盐较多的食物，有人建议每日盐限制在 0.8 ~ 1.0g。

（2）利尿剂：是利尿脱水的一种有效方法。研究表明：耳蜗血管及蜗旋韧带和内淋巴管的细胞与肾小管的细胞结构相似，利尿剂可同时影响耳蜗与肾脏的离子交换。常用氢氯噻嗪 25mg，每日 3 次，螺内酯 20mg，每日 3 次，或呋塞米 20mg，每日 1 ~ 2 次。乙酰唑胺为碳酸酐酶抑制剂，致使钠钾及重碳酸盐类易于排出，故有减低内淋巴渗透压及利尿作用。于治疗前 3d 控制患者饮水及氯化钠摄入量，首剂为空腹一次服 500mg，以后每次 250mg，每日 3 ~ 4 次，10d 为一个疗程。服药后第 8d，可渐增加食物内的氯化钠含量。除口服法外，亦可用乙酰唑胺 500mg 溶于 10% 葡萄糖液 250mL 中做静脉滴注，每 6h 1 次，根据病情可连续应用 3 ~ 4 次，然后改用口服法。Jackson 等认为对内耳有毒性作用的利尿药如呋塞米、依他尼酸等不宜应用，眩晕急性发作期间可用肾上腺皮质激素地塞米松 10mg 静脉滴注，每日 1 次，可迅速缓解症状。

4. 影响耳蜗血管壁的渗透性　根据交感神经兴奋性过高导致耳蜗血管纹毛细血管收缩缺氧，继而渗透性增高的学说，可采用血管扩张药，以改善耳蜗血循环，降低毛细血管渗透性。常用地巴唑、罂粟碱、烟酸、倍他司汀、山莨菪碱以及中药毛冬青、葛根等。

5. 钙离子通道拮抗剂　它具有选择性阻断病变细胞膜的钙离子通道，且有改善内耳循环的作用。常用：盐酸氟桂利嗪 5mg，每晚 1 次，口服或尼莫地平等静脉滴注。

6. 影响终末感觉器官和中枢神经系统活动性　如下所述。

（1）抗胆碱能药物：作用于自主神经系统，对控制前庭症状效果较明显。东莨菪碱 0.3mg，溴丙胺太林（普鲁本辛）15mg，阿托品 0.5mg，口服，每日 3 次；山莨菪碱 5 ~ 10mg，肌内注射，每日 1 次。其中以东莨菪碱抗眩晕作用最强，不良反应小，可列为首选药。

（2）抗组胺药物：控制前庭症状最好。其抗眩晕机制可能系通过对中枢和周围神经系统乙酰胆碱的拮抗作用。常用药物有：苯海拉明每次 25 ~ 50mg，异丙嗪每次 12.5mg，茶苯海明片，本品含氨茶碱苯海拉明 50mg/ 片，每次 1 ~ 2 片，每日 3 次，小儿酌减。盐酸氯苯丁嗪（安其敏）每次 25 ~ 50mg，每日 2 ~ 3 次，作用时间长而持久，具有镇吐作用。除以上常用药物外，曾有人试用桂利嗪和地芬尼多，桂利嗪对前庭功能有显著抑制作用，对外周性病因引起的眩晕效果好，每次 15 ~ 30mg，每日 3 次，尚具有镇静作用；地芬尼多抑制前庭神经核的兴奋性，每次 25 ~ 50mg，每日 3 次。硫乙拉嗪止吐作用强，口服成人每次 10mg，服用 3 ~ 4d 后可完全控制恶心、头晕等症状。

（3）麻醉类药物：利多卡因对控制自主神经症状、眩晕耳鸣效果明显。急性期应用可明显缓解症状，用法为 1mg/kg 配成 0.5% ~ 1% 溶液，缓慢静推（注入 5 ~ 6mg/min），或 40 ~ 80mg 溶于 5% 葡萄糖液 500mL 中静脉滴注。

7. 中医治疗　中医学论述眩晕病因以肝风、痰湿、虚损三者为主，治疗方面概括如下：

（1）由于脏腑失和，痰火上扰，治宜和胆清火，除痰止眩，方剂为温胆汤加减。

（2）由于脾失健运，水浊中阻，治宜运脾引水，化湿除病，方剂为半夏天麻白术汤加减。

（3）肝炎应以泻肝胆，清热为治，如龙胆泻肝汤。

（4）肾阴不足应滋肾壮水，用六味地黄丸。

8. 间歇期治疗　应注意休息，避免过度疲劳和情绪激动，低盐饮食，对发作频繁者，应继续应用上述药物治疗，以巩固疗效、减少发作次数。

（二）手术治疗

对反复发作的眩晕，或无间歇期已长期不能工作者，或听力丧失至少在 30dB 以上，语言辨别率 <50%，用药物等保守治疗半年以上无效者，应采用手术治疗。治疗原则为破坏迷路的前庭部分，尽可能保留听力。Fish 把内耳眩晕症的手术治疗归纳为 3 种：

（1）保守性：内淋巴囊分流、减压与切开。

（2）半破坏性：前庭神经和前庭神经节切断术。该法可防止眩晕进一步发作而不影响其尚存的听力，用于两侧病变或一侧病变而希望保留其听力者。

（3）破坏性：迷路切除术和耳蜗前庭神经切除术。该法能持久地缓解眩晕症状，但因可导致手术侧耳聋，仅适用于单侧病变，且听力已严重而持久地受损者，双侧病变则不宜采用。

二、良性发作性位置性眩晕

在一个特定头位或头位变换时产生的眩晕称之为位置性眩晕，可分为 2 类，一类由中枢神经系统疾患引起，另一类由前庭外周性病变引起，称为良性发作性位置性眩晕。

良性发作性位置性眩晕常发生于 50 ~ 60 岁，女性多于男性。在眩晕患者中占 18%，在睁眼作体位试验所见到的位置性眼球震颤中，有 80% 是本病。眩晕具有周围性、位置性的特点，让患者采取能诱发出眩晕的体位，一般在 3 ~ 6s 后即出现眼球震颤，为旋转性或水平旋转性和易疲劳性。有些患者体位试验或在某种头位时可出现短暂的眩晕。本病呈良性、自限性病程，一般为数周或数月，但可复发。治疗原则：

（1）一般药物治疗：如扩张血管剂及镇静药物，如地西泮、茶苯海拉明等。

（2）眩晕体操：定时做转头或卧于致晕侧，反复、逐渐进行，可以减轻症状。

（3）手术治疗：如眩晕发作较重，影响工作和生活，可以考虑做患侧半规管前神经切断术。

三、前庭神经元炎

该病为前庭神经元病毒感染所致，发病部位在前庭神经节或其上方前庭径路的向心部分，多发于青壮年，发病年龄一般较内耳眩晕症患者为早。43% 患者在发生眩晕之前有上呼吸道感染史，有时两者可同时发生。临床症状表现为眩晕、恶心、呕吐，患者不敢睁眼，闭目卧床，动则症状加重。检查可见持续性眼球震颤，前庭功能变温试验不正常，以病侧前庭功能减低明显。治疗要针对眩晕及感染因素。眩晕的治疗可用镇静剂。若有病毒或细菌感染，可用抗病毒及抗生素治疗，可给予血管扩张剂及激素治疗，预后良好，症状多在 3 ～ 4 周内缓解。

四、药物中毒性眩晕

由全身或耳局部应用耳毒性药物引起的眩晕，与药物直接损害前庭末梢感觉细胞有关，耳蜗也可同时受累。常见药物有：降低心输出量药物，降血压药尤其是交感神经节阻滞剂，造成视物或听声失真而引起幻觉的药物，镇静剂中有吩噻嗪、三环类和苯二氮䓬类，催眠类药物以及含乙醇饮料等，均可影响前庭神经系统及运动协调功能。

然而，多数引起眩晕的药物，其诱发眩晕的机制均系其对迷路的毒性作用。常见的有氨基糖苷类抗生素（链霉素、庆大霉素和卡那霉素、新霉素）、利尿剂、水杨酸类和奎宁等。

第三节　晕厥

晕厥是一组由于一过性大脑半球及脑干血液供应减少，导致的伴有姿势张力消失的短暂发作性意识丧失综合征，是临床较常见的症状之一。

一、病因及分类

临床上根据晕厥的病因及发病机制不同分为 4 类（表 2–1）。

表 2–1　晕厥的病因及分类

分类	常见引起晕厥的病因及疾病	
反射性晕厥	1. 血管迷走性晕厥（单纯性晕厥） 2. 直立性低血压性晕厥 3. 特发性直立性低血压性晕厥（Shy–Drager 综合征） 4. 颈动脉窦性晕厥	5. 排尿性晕厥 6. 吞咽性晕厥 7. 咳嗽性晕厥 8. 舌咽神经痛性晕厥
心源性晕厥	1. 心律失常 2. 心瓣膜病 3. 心绞痛与心肌梗死 4. 原发性心肌病	5. 先天性心脏病 6. 左房黏液瘤及巨大血栓形成 7. 心包填塞 8. 肺动脉高压
脑源性晕厥	1. 各种严重脑血管闭塞性疾病 2. 主动脉弓综合征 3. 短暂性脑缺血发作	4. 高血压性脑病 5. 基底动脉性偏头痛 6. 脑干病变
其他晕厥	1. 哭泣性晕厥 2. 过度换气综合征	3. 低血糖性晕厥 4. 严重贫血性晕厥

二、临床特点

（一）典型晕厥的临床特点

晕厥发作的临床表现及程度不尽相同，这主要取决于发病机制及发作时的背景情况，晕厥一般具有突然发病、持续短暂、自发且不需任何特殊治疗即可完全恢复的特点。典型晕厥可分为 3 期。

1. 发作前期　可出现短暂而明显的自主神经症状和脑功能低下症状，如头晕、眩晕、面色苍白、出汗、恶心、神志恍惚、视物模糊、耳鸣、全身无力、打哈欠、上腹部不适等。此先兆持续数秒至数十秒。此时如患者取头低位躺卧姿势可防止发作。

2. 发作期　患者感觉眼前发黑、站立不稳，出现短暂的意识丧失而倒地。意识丧失数秒至数十秒，超过 15 ~ 20s 可发生阵挛动作，而后迅速恢复。发作时可伴有血压下降、脉缓而细弱、瞳孔散大、肌张力减低等，可有流涎、尿失禁等，但神经系统检查无阳性体征。此期一般持续 1 ~ 2min。

3. 恢复期　患者意识转清，可仍有面色苍白、恶心、出汗、周身无力等，甚至头痛、呕吐及括约肌失禁等。此期持续时间取决于晕厥发作的程度，轻者仅延续数秒钟，重者可长达数十分钟。晕厥发作后不遗留任何后遗症。

（二）常见晕厥的临床表现

1. 血管迷走性晕厥　血管迷走性晕厥是各类晕厥中最常见的类型，较多见于年轻体弱的女性。常有明显的诱因，如情绪紧张、恐惧、疼痛、注射、看到流血、闷热、疲劳、站立过久等。可有长短不一的前驱症状，继之出现意识丧失、跌倒，血压迅速下降，脉弱缓，患者很快恢复意识，如在 10 ~ 30min 内试图让患者坐起或站立，可导致晕厥再次发生。

2. 心源性晕厥　心源性晕厥是由于心脏停搏、严重心律失常、心肌缺血、心脏排出受阻等原因引起血流动力学紊乱，导致一过性脑血供减少。患者多无前驱症状，发生特别迅速，与直立体位无关，有相应的心脏疾病症状和体征。

（三）晕厥与痫性发作的鉴别

晕厥与痫性发作的临床表现存在一定的相似之处，有时容易混淆，但两者有着完全不同的病因及发病机制，相应的治疗差别很大，因此对它们的鉴别尤为重要。晕厥与痫性发作的鉴别要点见表 2–2。

表 2–2　晕厥与痫性发作临床特点比较

临床特征	晕厥	痫性发作
先兆症状	较长，可数十秒	短，数秒
发作与体位关系	多站立时发作	无关
发作时间	白天较多	白天黑夜均可，睡眠时较多
发作时皮肤颜色	苍白	青紫或正常
抽搐	少见	常见
尿失禁	少见	常见
舌咬伤	几乎无	常见
发作后意识模糊	少见	常见，可历时较长
发作后头痛	无	常见
神经系统定位体征	无	可有
心血管异常	常有	无
发作间期脑电图异常	罕见	常有

第四节　耳鸣

一、概述

耳鸣是神经科和耳科临床上常见的症状之一，是指外界并无任何音响刺激而患者却有持续音响感觉而言。造成耳鸣的病因很多，发病机制尚不清楚，耳鸣多属主观症状，客观检查较为困难。耳鸣与幻听不同，幻听虽在早期也有以耳鸣为首发症状的，但经历一定时间后就可以有具体的声响出现，如谈话声、流水声、钟表声等。在听觉传导通路上任何部位的刺激性病变均可出现耳鸣。耳鸣可分为低音性和高音性 2 类。低音性耳鸣表现为嗡嗡之声，与神经系统疾患关系不大，多为外耳道、中耳部病变所致；而高音性耳鸣表现为吹口哨音或蝉鸣，多见于神经系统疾病的早期。神经系统疾病中以小脑脑桥角病变最为常见，如肿瘤（特别是听神经瘤）、蛛网膜炎等。当颅内压增高时，尤其是颅后窝病变，常有耳鸣，多为双侧性，严重程度与颅内压增高的症状平行，当颅内压缓解时，耳鸣也可消失。在面神经麻痹的恢复期，由于镫骨肌发生异常收缩，也可出现耳鸣，为低音调。此外，神经症和精神病也常有耳鸣症状。耳部疾患，特别是内耳眩晕症，耵聍栓塞、中耳炎、鼓膜凹陷等常可伴耳鸣症状，同时常伴耳聋。奎宁、水杨酸和链霉素等药物中毒时所致的耳鸣多为双侧性，高音调，常伴耳聋，且进行性加重。颈部疾病，如颈动脉瘤、颈动脉受压或狭窄、颈静脉球体瘤、颈椎病等所致的耳鸣称为颈性耳鸣，常位于同侧，多为低音调，可与心脏搏动一致，又称搏动性耳鸣，有时在颈部可听到血管性杂音，这种杂音可由于压迫颈动脉而暂时消失。椎基底动脉供血不足，特别是影响到内听动脉时常可引起耳鸣，常伴有眩晕、耳聋等。此外，噪声也是耳鸣的常见诱因。

二、治疗

（一）手术治疗

对颅后窝占位性病变，特别是小脑脑桥角肿瘤所致的耳鸣，进行手术治疗，切除肿瘤。对颈部的动脉瘤或静脉瘤所致的搏动性耳鸣，也应手术治疗，对用药物治疗无效的严重的内耳眩晕症所致的顽固性耳鸣、眩晕也可采用内淋巴囊减压术或前庭神经切断术等予以治疗。

（二）药物治疗

1. 双氯麦角碱　双氯麦角碱又称海特琴。日本报道用双氯麦角碱治疗各种原因所致的内耳性耳鸣获得良好效果。双氯麦角碱能改善或增加内耳血流而使症状改善，每次给予双氯麦角碱 2mg，每日 3 次，饭后服用，连用 2 ~ 8 周，无明显不良反应。

2. 利多卡因　该药能改善内耳的微循环而使症状缓解或消失。1 ~ 3mg/kg 稀释于 25% 葡萄糖 20 ~ 40mL，以每分钟 ≤ 20mg 的速度静脉注射。注完后卧床，每日 1 次，5d 为一个疗程，2 个疗程之间隔 2d。Schmidt 报道用利多卡因 4mg/kg 静脉点滴，每日 1 次，连用 5d，共治疗 108 例耳鸣患者，其中持续耳鸣超过 3 个月的慢性耳鸣 78 例，急性耳鸣 30 例，结果 84 例耳鸣减轻，痛苦感严重的耳鸣患者从 60 例减少到 32 例。

3. 乙酰胆碱　除具有扩张末梢血管外，尚有抑制内耳毛细胞的作用，从橄榄核发出的橄榄耳蜗束的大部分末梢终止于毛细胞，毛细胞能分辨最微细的声波频率差异，因此它对耳鸣很敏感。乙酰胆碱能抑制由橄榄核传出的异常冲动，故用于治疗耳鸣。剂量为 1 ~ 2mL，皮下注射，每日 1 次。

4. 卡马西平　该药对中枢神经和周围神经均有阻滞作用，可用来降低中枢神经系统兴奋性因而能治疗耳鸣。余增福报道用卡马西平治疗耳鸣 50 例（其中链霉素中毒 4 例、庆大霉素中毒 6 例）。剂量为每次 100mg，每日 2 次。用于 60 岁以下的患者；或者每次 100mg，每日 1 次，用于 60 岁以上的患者。若耳鸣较重，可于当晚睡前加服 50mg，1 个月为一个疗程。总有效率为 80%。在治疗过程中可出现轻微的头晕、恶心、呕吐、上腹部不适、手麻、白细胞减少、嗜睡等不良反应。1 ~ 2d 可消失，若 3 ~ 5d 后仍不消失，即应减量或停药。

5. 弥可保　该药为维生素 B_{12} 的一种新制剂，含有甲基 B_{12}，日本左藤报道用弥可保治疗 25 例耳鸣患者，发现与精神安定剂并用疗效较好。

6. 胞磷胆碱（CDP- 胆碱）　所谓神经性耳聋包括老年性耳聋、暴发性耳聋、听神经损伤、头部外伤后耳聋、药物中毒以及内耳眩晕症等所致的耳聋。神经性耳聋常伴有耳鸣、眩晕等症状。Makishima 等报道用 CDP – 胆碱治疗 41 例神经性耳聋患者，剂量为 CDP- 胆碱 300mg 加入 25% 葡萄糖 20mL，静脉注射，每日 1 次，连用 12d 为一疗程。总有效率达 67.6%，好转率耳聋占 27%，耳鸣占 71.7%，眩晕占 100%。可见 CDP- 胆碱对耳鸣和眩晕的效果更好些。

7. 其他药物　据文献报道用来治疗耳鸣的药物还有血管扩张剂，如尼莫地平每次 30mg，每日 3 次；盐酸倍他啶每次 4 ~ 8mg，每日 3 次；桂利嗪每次 25mg，每日 3 次；镇静剂，如丙氯拉嗪每次 5 ~ 10mg，每日3次；地西泮每次2.5～5mg，每日3次；止吐剂可用甲氧氯普胺每次10mg，每日3次；也可用三环抗抑郁剂，如阿米替林每次25mg，每日3次或盐酸丙米嗪每次25mg，每日3次。

第五节 瘫痪

瘫痪是神经系统障碍的主要症状，是神经科临床最常见的器质性疾病的早期症状。它表现为随意动的障碍，是由上、下运动神经元损害引起的。表现为肢体力弱的瘫痪称为轻瘫或不完全性瘫痪，随意运动完全丧失称为完全性瘫痪。

瘫痪的程度按肌力来分类，临床上常用的是五度六级分类法。其判定方法是：让患者尽力去活动其肢体，观察患者各关节伸屈等动作时肌肉收缩情况及关节的活动和克服阻力的情况。

各种刺激所造成的反射性活动，不能作为判断肌力的标准。各度肌力的表现如下。

0度——完全性瘫痪，无任何动作。

Ⅰ度——可见或仅在触摸中感到肌肉轻微的收缩，但不能牵动关节产生肢体运动。

Ⅱ度——肢体仅能在床上移动，不能抬离床面，即只能克服摩擦力，不能克服地心引力。

Ⅲ度——肢体能够抬离床面做主动运动，但不能克服阻力，即只能克服重力。

Ⅳ度——肢体能够克服一定的阻力进行活动，但较正常时差。

Ⅴ度——正常肌力，可因人而异，体力劳动者肌力较强，妇女、老人肌力相应较差，所以判定有无肌力减退应与平时情况对照，应与健侧肢体对照。

上、下运动神经元病变均可引起其支配区的肌肉瘫痪，但临床特点却截然不同，二者的鉴别在临床上具有重要的意义，应特别提及的是，在上运动神经元损害时，如为急性病变，常有“神经休克”现象存在。此时表现为类似下运动神经元瘫痪的症状，如肌张力减退、腱反射减弱或消失，病理征不能引出。这些表现一般经2～4周逐渐形成上动神经元瘫痪的特点。此现象临床很常见，所以在表现为瘫痪症状的急性患者，应结合运动系统的受累部位及其他系统症状综合判断，才能做出比较准确的定位。比如遇到急性两下肢瘫痪的患者，尽管肌张力低、腱反射消失及无病理反射，也应首先想到脊髓的横贯性损害累及双侧锥体束所致，因为下运动神经无疾病同时累及双侧时的情况较少见，再加上查到了脊髓的感觉平面以膀胱症状为主的自主神经障碍，则定位可以明确。

瘫痪要与疼痛或骨关节病变而引起的肢体活动受限相区别，与锥体外系引起的肢体活动不灵相区别。紧张症的精神患者呈不食、不动的木僵状态，癔症患者的随意运动丧失等均不是真正的瘫痪，应予鉴别。

一、偏瘫

（一）临床表现

偏瘫是由大脑运动区皮质、皮质下白质及内囊损害引起的，包括同侧头面部瘫痪在内的一侧上、下肢瘫。它是临床上最常见的一种偏瘫，在头面部出现病灶对侧的中枢性面瘫和中枢性舌瘫，在躯干和肢体出现病灶对侧的上运动神经元性的上、下肢瘫。

常表现为肌张力增高，腱反射亢进，病理征阳性，常以肢体远端瘫痪更重。由于其邻近结构的损害，常伴有同部位的感觉障碍，如痛、温觉的减退或丧失，深感觉障碍及皮层觉的障碍；有侧视麻痹，表现为双眼偏向病灶侧；主侧半球病变时可伴有运动性或感觉性语言障碍。

临床上一些瘫痪很轻，一般检查方法不易确定时，可采用轻瘫试验来证实。上肢检查时，嘱患者双上肢平伸，掌心向下，短时间持续后可见偏瘫侧小指轻度外展，或者见偏瘫侧肢体轻度下落。下肢检查时，让患者仰卧于检查台上，双髋、膝关节屈曲，下肢悬空可见瘫痪侧肢体轻度下垂。对昏迷患者可观察其体位，偏瘫侧的足有外旋；做坠落试验时，可见偏瘫侧肢体呈自由落体运动，即同时放开抬起的两侧肢体，正常侧肢体下落有一个似放下的过程，而偏瘫侧则无阻力的落下。另外，痛刺激时也可根据肢体反应情况来判断偏瘫侧。

（二）症状鉴别

（1）交叉瘫由脑干病变引起，表现为一侧肢体的偏瘫，同时出现另一侧头面部运动障碍，所以称为交叉瘫，此症状另题讨论。

（2）脊髓半侧病变又称为脊髓半切征或布朗－塞卡（Brown-Sequard）综合征。由于脊髓一侧的各种传导束损害，临床表现为损害平面以下同侧的上运动神经元性瘫痪，同侧的深感觉障碍及对侧的痛、温觉缺失。颈髓的病变可出现病灶同侧的上下肢偏瘫；胸髓以下病变出现病灶同侧的下肢瘫。该症状与截瘫同为脊髓病变的症状，所以把它与截瘫一起讨论。

（三）定位诊断

1. 内囊　该处神经纤维集中，除锥体束的下行纤维外，还有感觉系统的上行纤维、视觉传导纤维通过，所以病变时出现典型的“三偏综合征”，即病灶对侧的偏瘫、对侧的偏身感觉障碍和两侧对侧偏盲。有意识障碍的患者偏盲和偏身感觉障碍不能被发现时，仅表现为偏瘫。内囊区比较小的病灶，如腔隙性脑梗死、多发性硬化也可仅累及运动纤维造成单纯的偏瘫，可不伴感觉和视野障碍。

2. 皮质及皮质下白质　在额叶后部中，央前回的运动中枢占有从大脑内侧面旁中央小叶至大脑背外侧部外侧裂处的一个很长的区域，因此病变时常不能同时受损，临床上表现为头面部、上肢、下肢的瘫痪程度不一致，或表现为某一肢体为主的瘫痪，也称为单瘫。皮质及皮质下病变导致的瘫痪常伴有瘫痪区域的感觉障碍。

（四）定性诊断

1. 急性偏瘫　如下所述。

（1）脑出血：系指非外伤性脑实质内出血。内囊是最常见的出血部位，所以大多数患者都表现为偏瘫。该病发病年龄在 50 ～ 70 岁，多有高血压史，寒冷季节发病较多。起病常突然而无预感，多在体力活动或精神激动时发病，大多数在数分钟或数小时内发展至高峰。急性期以颅内压增高而致的头痛、呕吐、头晕、意识障碍等全脑症状为主，常伴有血压明显增高，脑膜刺激征阳性，甚至有脑疝形成。局灶症状与出血部位相关。CT 可见高密度出血影。

（2）脑血栓形成：是急性脑血管病中最常见的类型。常以偏瘫为主要表现。它是在颅内外血管壁病变的基础上形成血栓，阻塞血流而致。本病多见于 50 ～ 60 岁以上患有动脉粥样硬化者，多伴有高血脂、冠心病或糖尿病。常于睡眠中或安静休息时发病，多数病例在 1 ～ 3d 内达到高峰，患者通常意识清晰，头痛、呕吐不明显，由于梗死血管不同，症状各异。

脑血栓形成根据其病程和累及范围又分以下几类。①完全性脑卒中：系指起病 6h 内病情即达高峰，病情一般较重，可有昏迷。②进展性脑卒中：指局限性脑缺血逐渐进展，数天内呈阶梯式加重。③缓慢进展型脑卒中：在起病 2 周以后症状仍逐渐进展，常与全身或局部因素所致的脑灌流减少侧支循环代偿欠佳及血栓向心性逐渐扩展等有关。④可逆性缺血性神经功能缺失型脑卒中：患者症状体征持续超过 24h，但在 2 ～ 3 周内完全恢复，不留后遗症。⑤大块梗死型脑卒中：由于较大动脉或广泛性脑梗死引起，往往伴有明显的脑水肿，颅内压增高，可发生出血性梗死。患者意识丧失，病情严重，常难与脑出血鉴别。⑥腔隙性梗死：是由直径为 100 ～ 400pm 的深穿支血管闭塞而产生的微梗死，而致脑部形成小的囊腔，一般腔隙的直径多在 10mm 以下。多发性的腔隙则称为腔隙状态。因其损害部位较小，临床症状比较单一，一般较轻，甚至无临床症状。脑部 CT 对本病的确诊有帮助。

（3）脑栓塞：指栓子经血液循环进入脑血管而致动脉阻塞引起的脑功能障碍。栓子来源主要为心源性的，如风湿性心脏病、细菌性心内膜炎、心房颤动等，所以患者常伴心力衰竭、心律不齐等心脏症状。另外动脉粥样硬化的斑块、脓栓、脂肪栓、气栓、癌性栓子等均可致病。

其临床表现同脑血栓形成，但突然起病是其主要特征，在数秒或数分内症状发展到高峰，另外可见原发病的相应症状。

2. 急性－过性偏瘫　常见于短暂性脑缺血发作（TIA），是指某一区域脑组织因血液供应不足导致其功能发生短暂的障碍，表现为突然发作的局灶性症状和体征，大多持续数分钟至数小时，在 24h 内完全恢复，可反复发作。如累及的是颈内动脉系统，常见的症状为单瘫或不完全性偏瘫，感觉障碍多为感觉异常或减退，也可表现为失语、偏盲。椎基底动脉系统症状常为眩晕，视力、视野症状常为双侧性，可出现复视、共济失调、平衡障碍、口吃、吞咽困难等，也可出现交叉性的运动和感觉障碍。

3. 亚急性伴有发热症状　颅内感染的各类脑炎、脑脓肿都可累及一侧半球，出现偏瘫体征，常为几天时间的急性起病，有感染史或发热，有头痛、呕吐、意识障碍等全脑症状，由于病灶常较弥散，各类症状都可出现，如癫痫发作、感觉障碍、失语、颅神经麻痹、共济失调、精神症状等。脑脊液常表现为压力不同程度的增高、蛋白细胞增高，如为细菌性感染还有糖和氯化物的降低。CT 可协助诊断。

4. 逐渐加重的偏瘫　常见于颅内占位性病变，包括脑肿瘤、囊肿、肉芽肿、硬膜下或硬膜外血肿等占位性病，它们如累及了一侧半球的中央前回或其纤维，即可导致偏瘫，临床常有头痛、呕吐、头晕、视力障碍等颅内压高的症状，血肿常伴有外伤史，而炎性肉芽肿常有感染病史。头颅 CT 是确诊的依据。

二、交叉瘫

（一）临床表现

交叉瘫是由一侧脑干病变引起，既累及本侧该平面的颅神经运动核，又累及尚未交叉至对侧的皮质脊髓束及皮质延髓束，出现交叉性瘫，表现为病变平面的同侧下运动神经元颅神经瘫痪及对侧身体的上运动神经元瘫痪。如脑桥病变时，它累及同侧的面神经核及纤维形成同侧周围性面瘫，又引起对侧舌瘫及上下肢的上运动神经元瘫痪。

（二）症状鉴别

在延髓下段由于锥体交叉处的病变引起上下肢的交叉性瘫，均为上运动神经元瘫痪。它由于延髓下段一侧病变时损坏了交叉后支配上肢的纤维及未交叉的支配下肢的纤维，所以出现同侧上肢中枢性瘫和对侧下肢中枢性瘫。

（三）定位诊断

根据脑干不同颅神经的损害可判断脑干病变的位置，颅神经核、脑干内纤维及相邻结构的损害可构成许多综合征。

1. 中脑　如下所述。

（1）中脑腹侧部综合征（Weber 综合征）：位于大脑脚底的内侧，表现为同侧动眼神经麻痹和对侧中枢性面瘫、舌瘫和上下肢瘫。

（2）中脑背侧部综合征（Claude 综合征）：病变位于红核，表现为同侧动眼神经麻痹和对侧的肢体共济失调。

（3）中脑顶盖综合征（Parinaud 综合征）：病变位于四叠体，早期症状主要为两眼不能协同向上仰视或伴两眼会聚麻痹。

2. 脑桥　如下所述。

（1）脑桥外侧部综合征（Millard-Gubler 综合征）：病变位于脑桥的腹外侧部，表现为同侧的外展神经麻痹和周围性面瘫、对侧的中枢性舌瘫和上下肢体瘫痪。

（2）脑桥内部综合征（Foville 综合征）：病变位于一侧脑桥近中线处，表现为同侧外展神经麻痹和对侧上下肢中枢性瘫。

（3）脑桥背盖部综合征（Raymond-Cestan 综合征）：病变位于脑桥背盖部的背侧部。临近第四脑室底部，表现为同侧外展神经麻痹、周围性面瘫；病变稍高时出现同侧小脑性共济失调，还表现为对侧肢体本体感觉障碍，也可因损害内侧纵束而产生双眼水平协同运动麻痹。

3. 延髓　如下所述。

（1）延髓背外侧综合征（Wallenberg 综合征）：是延髓中最常见的一种综合征，病变位于延髓背外侧部，主要临床表现为眩晕、呕吐、眼球震颤、饮水呛咳、吞咽困难、声音嘶哑、同侧咽反射消失、同侧共济失调、交叉性感觉障碍及同侧霍纳征。

（2）延髓前部综合征：病变位于延髓前部橄榄体内侧，表现为同侧的周围性舌瘫和对侧上下肢的偏瘫。

（3）延髓后部综合征：病变位于延髓后部一侧近中线处，近第四脑室底部，此处为后组颅神经核所在区，可发生部分颅神经麻痹，病变扩展至脊丘束时，可伴对侧半身痛、温觉障碍。

（4）延髓半侧损害综合征（Babinski Nageotte 综合征）：为延髓半侧比较广泛的损害，表现为病灶对侧偏瘫与分离性偏身感觉障碍、血管运动障碍，病灶的同侧有面部感觉障碍，小脑性共济失调，霍纳征，软腭、咽及舌肌麻痹。

4. 脑干内外损害的鉴别　如下所述。

（1）由脑干内病变所引起的交叉性瘫，一般其颅神经与肢体瘫痪的发生先后及程度往往差别不远，而脑干外病变，颅神经损害症状往往发生早且较明显，对侧偏瘫往往发生较迟而程度较轻。

（2）脑干内病变的颅神经损害多呈核性损害症状，而脑干外病变呈核下性症状。

（3）脑干内病变常有脑干内结构损害表现，如内侧纵束损害引起的核间性眼肌麻痹，交感神经损害引起的霍纳征等。脑干外病变一般无此类症状。

（4）根据颅神经在脑干内外不同的组合来鉴别，比如第 5、第 7、第 8 颅神经核在脑干内分布比较散，不易同时受累，而在脑桥小脑角处却比较集中，可同时受损。

（四）定性诊断

1. 急性症状　如下所述。

（1）闭塞性脑血管病：以延髓多见，中脑的侧支循环较丰富，所以闭塞性血管病少见。小脑后下动脉血栓形成延髓背外侧综合征，为脑血栓形成的一个类型，多数系由椎动脉闭塞引起，部分由椎动脉和小脑后下动脉的合并闭塞所致，少数由小脑后下动脉的单独闭塞引起。其临床表现常为晨起时发现的眩晕、站立不稳、饮水呛咳及吞咽困难、声音嘶哑，检查可发现比较典型的延髓背外侧综合征的症状，临床常见。

（2）脑桥出血：脑干的出血以脑桥最多见，是脑出血的一个类型，常于动态下突然起病。轻症者早期检查时可发现单侧脑桥损害的特征，如出血侧的面和展神经麻痹及对侧肢体弛缓性偏瘫，头和双眼凝视瘫痪侧，出血量常在 5mL 以下，预后较好。重症脑桥出血多很快波及对侧，患者迅速进入昏迷，四肢瘫痪，大多呈弛缓性，少数呈去大脑强直，双侧病理征阳性，双侧瞳孔极度缩小呈“针尖样”，持续高热，明显呼吸障碍，病情迅速恶化，多数在 24 ~ 48h 内死亡。

（3）脑桥中央髓鞘溶解症：病变为脑桥基底部有一个大而对称的脱髓鞘病灶，而轴突、神经细胞和血管相对较完整。因主要损害锥体束，故临床表现为迅速进行的假性延髓麻痹及四肢弛缓性瘫痪，其病因不明，一般认为由乙醇中毒及营养不良所引起。

2. 亚急性症状　常见于脑干炎症即脑干炎，与大脑的炎症同时存在即称脑干脑炎。大多数起病较急，可有发热或上呼吸道感染等前驱症状。病变易侵犯脑干背侧位的旁正中区，发生动眼神经及外展神经麻痹，也可引起背外侧区的前庭核损害，腹外侧区的三叉神经感觉及运动核损害，以及面神经和迷走神经的运动核损害。常同时或相继损害 2 个或 2 个以上的颅神经核，病变常局限于一侧脑干或两侧均受损。颅神经损害常为脑干炎的主要表现，传导束也可受累，但较颅神经损害轻，其中以锥体束及前庭小脑束受损而发生偏瘫和共济失调较多见。本病常见于青壮年，起病为急性或亚急性，多个症状同时加重，达一定程度后开始好转，常在数周或数月内恢复，早期脑脊液可有白细胞和蛋白的轻度增加。

3. 慢性症状　如下所述。

（1）常见于脑干肿瘤：小儿多见，病情呈进行性发展，脑桥部位较多，其次为中脑及延髓。起病时可局限于一侧，常表现为单一的颅神经麻痹，因脑干肿瘤多呈浸润性生长的神经胶质细胞瘤，随着肿瘤生长更多的 症状相继出现，它们提示了肿瘤生长的速度和方向。症状可累及双侧，而且可以侵犯脑干的任何部位，病情比较严重时常表现为双侧外展神经麻痹、侧视麻痹和双侧锥体束征。大部分病例无视盘水肿，少数至晚期才出现视盘水肿。CT 对确诊有帮助。

（2）神经系统变性病：较其他系统多见，以往曾将多种不明原因的神经系统慢性进等有关。其特点为起病及进展均缓慢，有好发年龄，常选择性地侵犯神经组织某一系统如运动神经元病，它只侵犯上、下运动神经元，而与之相邻的结构毫不受损。①运动神经元病：它的延髓麻痹型表现为第 9、第 10、第

12 颅神经受损，患者表现为言语障碍及吞咽困难，包括讲话不清、带鼻音或声音嘶哑、饮水呛咳不能进食。检查可见舌肌麻痹、萎缩及肌束颤动，软腭声带麻痹，咽反射迟钝或消失。延髓以上双侧锥体束病变时可出现假性延髓性麻痹，也可累及眼外肌与面肌。②延髓空洞症：为脊髓空洞症侵入脑干的病变引起，是一种慢性进行性的变性病，病因未明。延髓病变常损害疑核、舌下神经核及三叉神经脊束核，因此常有一侧或双侧的舌肌麻痹和萎缩，软腭、咽喉及声带麻痹。面部的感觉障碍常自近颈段的节段开始，而鼻尖及口唇部最后才受损。由于前庭核受损，常出现眼球震颤。

三、截瘫

（一）临床表现

从广义上看四肢瘫或两下肢瘫都叫截瘫，一般所谓截瘫多指两下肢瘫。截瘫按病变部位分为脑性截瘫、脊髓性截瘫、周围神经性截瘫。此处重点讨论脊髓性截瘫。脊髓横贯性损害时累及各传导束，表现为典型的截瘫，即损害平面以下双侧上运动神经元性瘫，肌张力增高，腱反射亢进，病理征阳性。如为急性损害可表现为“脊髓休克”。脊髓横贯性损害还表现为损害平面以下的各种感觉减退或丧失，伴以膀胱功能障碍为主的自主神经障碍。病损还会累及一段灰质，所以前角受损时表现为截瘫平面的上端有一段下运动神经元瘫痪的症状，表现为肌束颤动、肌肉萎缩和无力。慢性脊髓病变致痉挛性截瘫，除表现为上运动神经元性瘫外，还出现行走时两腿交叉，即剪刀步态。典型的脊髓半侧损害表现为一侧的肢体瘫痪。但临床上典型症状很少，多为双侧肢体受累，症状与截瘫类似，因为都是脊髓病，所以在此一起讨论。脊髓半侧损害也称脊髓半切征或称为布朗 – 塞卡（Brown-Sequard）综合征。它表现为病灶损害平面以下同侧肢体的上运动神经元瘫和深感觉障碍，对侧的痛、温觉障碍，在损害平面的上端同侧可有节段性的根性疼痛及感觉过敏带。不典型的病例虽为双侧症状，但常有两侧肢体受累的先后不同、受累的程度不同等特点，与脊髓横贯性损害有一定的区别。

（二）症状鉴别

1. 脑性截瘫　由双侧大脑半球病变引起。旁中央小叶病变双侧旁中央小叶相距极近。容易同时受累，表现为双下肢远端的瘫痪、感觉障碍、排尿障碍，与脊髓截瘫相似，但其病变的上界一般不明显，尤其是感觉障碍无明确平面，再加伴有脑部的其他症状，如头痛、头晕等，可以鉴别。常见病因有大脑镰的肿瘤、大脑前动脉闭塞、上矢状窦血栓等。CT 常可帮助明确诊断。

2. 周围神经性截瘫　由双侧对称的脊神经损害引起。

（1）马尾病变：它为椎管内脊神经根的病变，症状也表现为两下肢瘫痪，但为下运动神经元性瘫，与圆锥病变相似，但它起病常从单侧下肢开始，有神经根的刺激性症状，如发作性的会阴部、股部或小腿部的疼痛，排便障碍常不明显。主要病因为椎管内的肿瘤、囊肿和脊蛛网膜粘连。

（2）周围神经病变：如吉兰 – 巴雷综合征、多神经炎、糖尿病性神经炎等，它们也可表现为两下肢或四肢弛缓型瘫，但无传导束型感觉障碍，而是末梢型或神经干型的感觉障碍，一般无排便障碍。

3. 肌肉疾病　各种肌肉疾病常累及的是四肢，但多以下肢近端的肌肉为主，在疾病早期最被注重的往往是下肢无力，所以也类似截瘫，但不伴感觉障碍和自主神经障碍，应仔细检查鉴别。

（三）定位诊断

1. 脊髓各节段损害症状　如下所述。

（1）高颈髓（颈$_{1\sim4}$）：出现损害平面以下各种感觉缺失，四肢呈上运动神经元性瘫痪，括约肌障碍，四肢和躯干多无汗。常伴有枕部疼痛及头部活动受限。颈$_{3\sim5}$节段受损，将出现膈肌瘫痪，腹式呼吸减弱或消失。此外，如三叉神经脊束核受损则出现同侧面部外侧痛、温觉障碍，如副神经核受累，可见同侧胸锁乳突肌及斜方肌无力和萎缩。病变如向上累及延髓及小脑时，可出现吞咽困难、饮水呛咳、共济失调、眼球震颤，甚至呼吸循环衰竭而死亡。

（2）颈膨大（颈$_5$～胸$_2$）：双上肢呈下运动神经元性瘫痪，双下肢呈上运动神经元性瘫痪，损害平面以下各种感觉缺失及括约肌障碍。可伴有双肩部及双上肢的神经根性疼痛。颈$_8$、胸$_1$受损时常出现霍纳征。上肢腱反射的改变有助于受损节段的定位。

（3）胸髓（胸$_{3\sim12}$）：胸$_{4\sim5}$水平是血供较差最易发病的部位。损害时，平面以下各种感觉缺失，双下肢呈上运动神经元性瘫痪，有括约肌障碍；受损节段常伴有束带感。

（4）腰膨大（腰$_{1}$～骶$_{2}$）：受损时出现双下肢下运动神经元性瘫痪，双下肢及会阴部各种感觉缺失，括约肌障碍；如损害平面在腰$_{2\sim4}$则膝反射往往消失；在腰$_{3}$～骶$_{1}$则跟腱反射消失；如骶$_{1\sim3}$受损则出现阳痿。

（5）脊髓圆锥（骶$_{3\sim5}$和尾节）：损害时出现会阴部及肛门周围感觉缺失，髓内病变可出现分离性感觉障碍，肛门反射消失和性功能障碍。脊髓圆锥为括约肌功能的副交感中枢，该处病变可出现充盈性尿失禁，还可出现阳痿。

2. 脊髓的横位定位　如下所述。

（1）髓内病变：神经根刺激性症状相对少见，症状多为双侧。感觉障碍通常呈下行性进展，常出现分离性感觉障碍，受压节段支配的肌肉萎缩明显，括约肌功能障碍较早出现且程度严重。腰穿时椎管梗阻程度较轻，脑脊液蛋白含量增高不明显。

（2）髓外硬脊膜内病变：神经根刺激或压迫症状发生率高，可能在较长的时间内是唯一的症状。脊髓损害常自一侧开始，早期多表现为脊髓半侧损害症状。感觉障碍呈上行性进展，受压节段肌肉萎缩相对不明显，括约肌功能障碍出现较晚，椎管梗阻程度较重，脑脊液蛋白含量增高明显，一般病程进展较慢。

（3）硬脊膜外病变：可有神经根刺激征，但更多伴随局部脊膜刺激症状。脊髓损害的症状较晚发生，常出现在椎管已有明显或完全梗阻之后，感觉障碍亦呈上行发展，受压节段肌肉萎缩不明显，括约肌功能障碍出现较晚，脑脊液蛋白含量增高不显著。

（四）定性诊断

1. 急性起病　如下所述。

（1）脊髓炎性疾病：

1）急性脊髓炎：急性脊髓炎是脊髓的非特异性炎症，以急性横贯性脊髓损害为特征。病前常有感染史，起病较急，于几小时至几天达高峰。病灶常位于胸段，表现为两下肢瘫，也可为颈段，出现四肢瘫并累及呼吸，也见于腰骶段。早期的截瘫常表现为脊髓休克状态，有明确的传导束型深浅感觉障碍，在损害平面有束带感。损害平面以下有自主神经损害症状，膀胱功能障碍较明显，早期常表现为尿潴留，随着脊髓休克的度过，逐渐形成尿失禁，椎管内一般无梗阻，蛋白和白细胞可以正常或轻度增高。经几个月时间大部分患者可基本痊愈，少部分会留有严重的后遗症。

2）急性硬膜外脓肿：由于其他部位的化脓性病灶通过血行而引起硬膜外脓肿。起病较急，伴高热和全身中毒症状，病灶相应部位的脊柱剧烈疼痛，且有明显压痛和叩击痛。神经系统早期症状常为剧烈的根性疼痛，继而出现截瘫。脑脊液蛋白含量增高，椎管梗阻明显。

3）急性化脓性脊髓炎：为脊髓化脓性炎症，容易形成脊髓脓肿。多继发于附近组织的化脓性感染、血源性感染和淋巴系统感染。病变多位于胸段，发病时先出现高热、寒战等全身感染中毒症状，继而出现脊髓的横贯性症状，早期为脊髓休克表现。脑脊液呈化脓样改变。

（2）脊髓前动脉闭塞：为急性起病，也可在数小时或数天内逐渐起病。其症状与急性脊髓炎类似，表现为截瘫，偶为单侧性，括约肌功能障碍，痛、温觉障碍常较轻。因为脊髓后索是脊髓后动脉血，所以深感觉保留，这种分离性感觉障碍是该病的特征。

（3）椎管内出血：根据出血的部位，椎管内出血可分为硬膜外、硬膜下、蛛网膜下隙及脊髓内出血。其原因为血管畸形、外伤、出血性疾病、抗凝血治疗的并发症等。硬膜外及硬膜下出血以外伤多见，临床表现为急、慢性的脊髓压迫症表现。脊髓蛛网膜下隙出血表现为突然的剧烈背痛，可有撕裂样神经根痛及暂时的轻瘫，脑脊液呈血性。脊髓内出血起病突然，发生剧烈的背痛，随之数分钟或数小时内出现病变水平以下的瘫痪、感觉丧失及大小便障碍，早期呈现脊髓休克，脑脊液呈血性。

2. 慢性起病　如下所述。

（1）脊髓压迫症：脊髓本身或周围组织的病变压迫脊髓所致脊髓横贯性损害者，称为脊髓压迫症。

其临床表现的主要特点是进行性脊髓横贯性损害和椎管梗阻。引起脊髓压迫症的常见病因为脊椎病变，其中以脊柱结核最多见，其次是脊椎肿瘤，大多属转移性，其他为脊柱外伤，如脊椎骨折、脱位或椎间盘脱出；脊髓肿瘤系指椎管内的各种肿瘤。

（2）脊髓蛛网膜粘连：也称脊蛛网膜炎，因各种感染和理化刺激所引起。多为慢性病程，病变多累及脊髓数个节段或全长的蛛网膜。其囊肿型构成脊髓压迫症。粘连型累及神经根，出现下运动神经元瘫和多节段性感觉障碍。脑脊液常有梗阻现象和蛋白的明显增高，椎管造影可明确诊断。

（3）多发性硬化：是一个神经白质脱髓鞘性的自身免疫疾病，起病常在成年早期，具有一种迁延的、不规则的、有时是每况愈下的病程，常为缓解复发的病史。起病形式可急可缓，表现为多个神经部位的症状。视神经和脊髓联合病变在国内最常见，构成了视神经脊髓炎，临床表现为视力障碍，视神经萎缩和急性脊髓炎的表现。其诊断主要依据临床的多病灶和缓解复发的病史。

（4）运动神经元病：它是一组主要侵犯上、下两级运动神经元的慢性变性病，感觉系统不受侵犯。该病多于中年后起病，男多于女，主要临床表现为肌萎缩、肌力弱和锥体束征的不同组合而出现的不同的临床类型。肌萎缩性侧索硬化为最常见的一个类型，首发症状常在上肢远端，逐渐向近端发展，表现为上肢的肌肉萎缩和无力，但肌张力虽低，腱反射往往增高，并可引出霍夫曼征。在肌肉萎缩区可出现粗大的肌束颤动，患者自述为肉跳。双下肢常为上运动神经元损害征。可出现延髓麻痹。

（5）脊髓亚急性联合变性：它是由维生素 B_{12} 缺乏而引起的神经系统变性，主要病变在脊髓的后索、侧索，临床表现以深感觉缺失、感觉性共济失调及痉挛性截瘫为主，常伴有周围性感觉障碍。

（6）遗传性痉挛性截瘫：多呈常染色体显性遗传，大多在儿童期起病，主要表现为逐渐进展的下肢痉挛性瘫痪，呈剪刀步态，多数有弓形足，无感觉障碍。该疾病缓慢进展，晚期上肢和延髓也会受累。

3. 其他脊髓病　如下所述。

（1）放射性脊髓病：是由于应用放射线治疗恶性肿瘤时引起的脊髓病变，它常有一段潜伏期（1 个月 ~ 6 年），起病可急可缓，常先表现为肢体的疼痛和麻木，症状持续进展，则出现受累平面以下的痛、温觉障碍和截瘫，深感觉常无改变。受累的脊髓节段可有前角受累的症状，表现为肌肉萎缩、反射减弱、肌束震颤等。放射治疗后出现脊髓受累的症状体征，为该病诊断的主要依据。

（2）肝性脊髓病：指肝硬化患者继门腔静脉吻合、脾肾静脉吻合术后或自然吻合后出现的脊髓病。多见于 30 ~ 50 岁男性，首先表现为肝硬化的症状和体征，而后表现为反复发作的一过性意识障碍和精神症状（肝性脑病），最后出现脊髓受累。脊髓病变主要表现为锥体束障碍的症状和体征，即下肢出现不同程度的上运动神经元瘫痪。一般无感觉障碍和括约肌障碍。

（3）枕大孔区畸形：它为先天畸形病，常于成年起病，表现为双侧锥体束征、肢体感觉障碍、小脑性共济失调及后组颅神经症状。

四、四肢瘫

（一）临床表现

四肢瘫表现为两侧肢体的瘫，但两侧或上、下肢瘫痪程度可不一致。可由脑部的双侧病变、高颈髓的病变致四肢瘫，而多发性周围神经病和肌肉肌病也可致肢瘫，此处主要讨论后两类的四肢瘫。多发性周围神经病导致的瘫痪多为两侧对称，表现为下运动神经元损害、肌张力减低、腱反射减弱或消失和肌肉萎缩，尤其在慢性周围神经病变时肌萎缩特别明显。它常伴末梢型感觉障碍，表现为手套、袜子样的痛觉减退；还伴有自主神经损害，表现为皮肤、毛发和泌汗的障碍。肌肉疾病所累及的四肢瘫常以近端为主，往往伴有明显的躯干肌肉无力，如颈肌不能支撑头部。它也表现为肌张力的减低，也可因肌无力表现为腱反射减弱，肌肉可出现萎缩，也可表现为假性肥大。它不伴客观的感觉障碍和自主神经障碍，可以有肌肉压痛。

（二）症状鉴别

1. 双侧脑部病变　由双侧大脑半球或脑干病变引起，实际上是双侧偏瘫或双侧的交叉瘫，所以四肢都受累，表现为上运动神经元性瘫痪，但临床常表现为两侧病变起病先后不同，症状轻重不同，伴有假性延髓性麻痹症状，患者还常有意识障碍、精神障碍或痴呆等脑的症状。一般认为由各种脑部的血管病、炎症、变性病或肿瘤引起。

2. 颈髓病变　它可累及四肢，两侧症状常为对称。脊髓病变常有明确的感觉平面和以膀胱功能障碍为主的自主神经功能障碍，已在截瘫中论述，这是与其他部位病变造成四肢瘫痪的主要区别。

（三）定位诊断

1. 末梢型神经损伤　表现为四肢远端对称性的运动、感觉和自主神经障碍，以手套、袜子样的痛、温觉障碍为其特点，伴有深感觉障碍、下运动神经元性的瘫痪及皮肤、泌汗改变。

2. 脊神经根型　为两侧不对称性下运动神经元瘫痪，常伴有根性痛，拉塞克征阳性，感觉障碍呈节段型的或末梢型的，常伴自主神经障碍，大小便障碍较少。

3. 肌肉病变　表现为弛缓性瘫痪，腱反射常减弱，无病理反射，无感觉障碍和自主神经障碍。瘫痪常以四肢近端及躯干为主，可以有肌肉萎缩，假性肥大是肌营养不良的特征性表现。

（四）定性诊断

1. 急性起病　如下所述。

（1）急性感染性脱髓鞘性多发性神经根神经病（AIDP）：也称吉兰－巴雷综合征。它是由免疫异常引起的周围神经脱髓鞘性疾病。该病在青年和儿童多见，四季都可发生，以夏、秋两季较多。病前常有感染史，呈急性起病，1 ~ 2 周内达高峰，其突出表现为四肢对称性下运动神经元性瘫痪，常由下肢开始，起病后可很快累及呼吸肌而危及生命。感觉障碍常较轻，以手套、袜子样的痛觉减退和神经根的刺激性症状为主。半数以上病例出现颅神经障碍，多为双侧，各颅神经均可受累，以面神经和舌咽迷走神经最多见，导致面瘫和吞咽障碍，自主神经可受累，出现多汗或少汗，皮肤营养障碍，偶有大小便障碍。它可影响心脏，引起心动过速。脑脊液有蛋白细胞分离现象。

（2）周期性瘫痪：也称为低钾性麻痹，它主要由于血清钾的降低而引起骨骼肌麻痹。本病呈反复发作，每次可持续几小时至几天，主要表现为四肢近端为主的瘫痪，一般不累及头面部肌肉，无感觉障碍，发作时血清钾的明显降低为本病特征。该病可由遗传引起，也可为甲状腺功能亢进、醛固酮增多症、肾小管酸中毒、利尿等引起。

2. 亚急性起病　如下所述。

（1）多发性神经炎：也称末梢神经炎。表现为肢体远端的运动、感觉和自主神经障碍。其病因很多，如感染、代谢、中毒、变态反应、肿瘤等均可引起。

（2）脊髓灰质炎：也称小儿麻痹。它为脊髓前角细胞病毒感染所致的下运动神经元性瘫痪，有时表现为四肢瘫，但常为单瘫或不对称性的瘫痪。

3. 亚急性起病伴反复发作　重症肌无力，它是神经肌肉传递障碍的获得性自身免疫性疾病。其临床特征为横纹肌的病态疲劳，表现为晨轻晚重，劳累后加重，休息后减轻。眼外肌受累是最常见的一个类型，表现为单侧或双侧眼睑下垂、眼球活动障碍，咽肌、咀嚼肌也可受累，全身型表现为四肢无力，重症者可出现呼吸肌麻痹。临床诊断除典型表现外，可经疲劳试验或药物试验确诊。注射新斯的明或依酚氯铵症状可明显缓解，肌电图的衰减改变为客观指标。

4. 慢性起病　如下所述。

（1）脊髓性脊肌萎缩症：它为运动神经元病的一个类型，表现为肢体对称性的下运动神经元性瘫痪，有典型的肌束震颤为该病的特征。

（2）多发性肌炎：本病是以骨骼肌的间质性炎症和肌纤维的变性为特征的疾病。一部分伴有皮肤病变，即称为皮肌炎。本病可能与自身免疫有关，也可由肿瘤和结缔组织病引起。该病女性多见，起病隐袭，常伴有低热和关节痛。表现为以肢体近端和躯干肌肉瘫痪为主的症状，肌肉压痛明显，肌肉萎缩出现较晚。急性期可见血清肌酸磷酸激酶和免疫球蛋白增高，尿中肌蛋白出现，肌酸增加。肌电图和肌肉活检有助于诊断。

（3）肌营养不良症：是一组由遗传因素所致的肌肉变性病，表现为不同分布、程度和进行速度的骨骼肌无力和萎缩，也可涉及心肌。分多个型：①假肥大型（Duchenne 型）：为儿童中最常见的一类肌病，属性连锁隐性遗传，均影响男孩，常于 3 ~ 4 岁起病，表现为缓慢进展的下肢无力，行走缓慢，不能奔跑，易绊倒，行走时呈“鸭步”。②肢带型：呈常染色体隐性遗传，各年龄均可发病，但以 10 ~ 30 岁多见，临床主要表现为骨盆带和肩胛带肌肉萎缩和无力，进展较慢，通常至中年时才出现运动的严重障碍。③面肩肱型：性别无差异，为成年人中最常见的肌营养不良症，通常在青春期起病，首先影响面部和肩胛带肌肉，呈现特殊的“肌病面容”。④眼肌型：表现为持续性、缓慢进展的眼外肌麻痹。

五、单瘫、多肢瘫

（一）临床表现

一个肢体的瘫痪称为单瘫。单瘫可由大脑皮质病变引起，也可由脊髓半侧损害所致，更多地为脊髓的前角、周围神经病所引起的下运动神经元性瘫痪。后者为此处重点讨论的内容。因为周围神经为混合性神经，所以常伴有相应区域的感觉障碍。多个不对称的肢体瘫痪称为多肢瘫，它常由几个单瘫的肢体组合而成。一般均为下运动神经元性瘫痪。

（二）症状鉴别

1. 皮质性单瘫　支配上、下肢及头面部的运动中枢在中央前回的皮质有个较广泛的区域，因此各种病变常累及其一段，表现为上运动神经元性单瘫，比如中央前回中段的病变表现为对侧上肢的运动障碍。其临床症状往往是以某一肢体为主的偏瘫，早期常有局灶性癫痫的症状，常伴瘫痪部位的感觉障碍，它的界限不明确，甚至累及整个半身。皮质性单瘫可由大脑半球的血管病、肿瘤、炎症、外伤等引起。

2. 脊髓半侧损害　胸段的脊髓半侧损害可出现同侧下肢的上运动神经元性损害，常伴同侧的深感觉障碍和对侧下肢的痛、温觉障碍，即布郎 – 塞卡征。临床症状一般不典型，常为不对称性的两下肢症状，其病因为脊髓的各种原因病变，可参阅截瘫内容。

3. 骨、关节病变　如肩周炎、髋关节结核、膝关节病变等，均可影响肢体的运动。但它们并不表现为肌肉的无力，而是由于疼痛、关节活动障碍所致的运动障碍，应给予鉴别。

（三）定位诊断

1. 脊髓前角　表现为下运动神经元性瘫痪，可累及单个肢体或多个肢体，慢性病变可出现肌束震颤，表现为肌肉中少数肌纤维的非节律性不自主收缩，患者感觉该处有肌肉跳动感。前角病变一般不伴根性痛，无感觉障碍。

2. 前根　呈节段性分布，偶有肌束颤动。前根损害的病因大多继发于脊髓被膜或脊椎骨质的病变，因此后根也常同时受损，出现根性疼痛或节段性感觉障碍。

3. 神经丛　神经丛是运动和感觉的混合神经，因此损害后瘫痪与相应的神经丛相关，常为单肢瘫，表现为肌张力低、腱反射减弱及肌肉萎缩，伴相同区域的感觉障碍。臂丛损害出现上肢的瘫痪，腰丛主要支配股肌和大腿肌群，而骶丛支配小腿肌群和臀部肌群。

4. 神经干　为混合神经，损伤后常表现为肌群的瘫痪，如桡神经支配腕伸肌群，损伤后出现腕关节下垂，同时伴有该神经支配的皮肤感觉障碍。神经干损伤多为外伤性，本身病变以神经炎为多。

（四）定性诊断

1. 急性起病　如下所述。

（1）脊髓灰质炎：为脊髓前角的病毒感染性疾病。患者多为儿童，故又称小儿麻痹。临床表现为早期出现一般感染症状，表现为发热、头痛等，经 1 ~ 3d 病毒侵入神经系统后再度出现感染症状和脊髓前角细胞受累症状。肢体呈弛缓性瘫，多发生在下肢；在一侧时，各肌组受累的程度不一致；双侧时，可能不对称。若累及三肢、四肢，程度也不完全一致，感觉和排便正常。早期脑脊液表现为蛋白细胞的轻度增高。

（2）臂丛神经麻痹：外伤是其主要病因，炎症也可累及，表现为肩关节下垂、上臂呈内收内旋、前臂伸而旋前的姿势，伴上肢桡侧皮肤感觉减退。

（3）周围神经麻痹：指上、下肢单发的周围神经瘫痪，最常见的原因是外伤和血液循环障碍，有的原因不明。表现为与该神经相关的肌群瘫痪和斑片样的感觉障碍。其神经的定位可根据损伤的肌群与神经的关系及皮肤感觉障碍区与神经的关系判断为某神经的损伤。

2. 亚急性或慢性起病　如下所述。

（1）脊柱疾病颈椎病：腰椎间盘突出、脊柱裂和脊椎骨质增生、脊柱的肿瘤与结核均可压迫神经根，出现单个肢体瘫痪。

（2）前斜角肌和颈肋综合征：也称胸出口综合征，由臂丛下干和锁骨下动脉被前或中斜角肌、颈肋等压迫所致的症状，主要表现为由肩胛向下放射到手的尺侧和上肢的疼痛，手肌萎缩。也因锁骨下动脉和静脉的压迫出现脉搏的改变、远端发绀、水肿、苍白、静脉怒张等症状。

（3）其他椎管内病变：①脊髓蛛网膜炎：也称脊髓蛛网膜粘连，可累及神经根造成根性的瘫痪节段感觉障碍。②脊髓空洞症：最常累及的是后角，造成节段性感觉障碍，也可累及前角细胞，出现下运动神经元瘫痪。

（4）运动神经元病：常为四肢瘫，但其早期也可为单肢开始，表现为单瘫的症状。

瘫痪的治疗主要靠病因治疗和自然恢复，另外可加康复治疗促进恢复。

第三章

脑血管疾病

第一节　短暂性脑缺血发作

短暂性脑缺血发作（transient ischemi attack，TIA）指急性发作的短暂性、局灶性的神经功能障碍或缺损，病因是由于供应该处脑组织（或视网膜）的血流暂时中断所致。TIA 预示患者处于发生脑梗死、心肌梗死和其他致死性血管性疾病的高度危险中。TIA 症状持续时间越长，24h 内完全恢复的概率就越低，脑梗死的发生率随之升高。大于 1 ~ 2h 的 TIA 比多次为时短暂的发作更为有害。所以 TIA 的早期诊断以及尽早、及时的治疗是很重要的。TIA 是脑血管疾病中最有治疗价值的病种。随着医学的进步，对于 TIA 的认识得到了很大提高。

一、历史背景

1951 年美国神经病学家 Fisher 首次提出命名，1958 年提出“TIA 可能持续几分钟到几小时，最常见是几秒钟到 5 或 10min”；同年美国国立卫生研究所委员会（NIH）定义 TIA 为一种脑缺血发作，局限性神经功能障碍持续时间 <1h；1964 年 Acheson 和 Hutchinson 提出 th 作为 TIA 和中风的时间界限；1975 年 NIH 委员会将持续时间确定为 <24h。目前随着对 TIA 认识的深入，为强调 TIA 的严重性和紧迫状态，有人建议改用“小中风”、“暂时性中风”、“暂时性脑发作”和“先兆性中风”命名 TIA。最近更提出先兆脑梗死（threatening infarct of the brain，TIB）、迫近中风综合征（impending stroke syndrome）、紧急中风前综合征（emergency prestroke syndrome）等喻义准确和预示病情严重、紧急的名称。2002 年 A1bers 提出“TIA 是由局部脑或视网膜缺血所引起的短暂的神经功能缺失发作，典型的临床症状持续不到 1h，且没有急性梗死的证据。相反，持续存在的临床症状或影像上有肯定的异常梗死就是卒中”。

二、定义

TIA 是由颅内血管病变引起的一过性或短暂性、局灶性脑或视网膜功能障碍；临床症状一般持续 10 ~ 15min，多在 1h 内，不超过 24h;不遗留神经功能缺损症状和体征；结构性（CT、MRI）检查无责任病灶。需要强调 TIA 指局部脑缺血，与全脑缺血所致的晕厥在病理生理上是完全不同的，症状学上也有一定的区别。

对于 24h 这个时间限定，目前越来越受到质疑。动物实验发现脑组织缺血 3h，局部的缺血损伤不可逆，出现选择性神经元坏死；大脑中动脉阻断缺血 30min，DWI 发现有异常，但病变是可逆的，2.5h 后即不可逆。临床研究证实 70%TIA 在 10min 内消失，绝大多数 TIA<1h，典型的症状持续数秒到 10 ~ 15min。TIA>1 ~ 3h 神经功能缺损恢复的概率非常低。近年研究发现前循环 TIA 平均发作 14min，后循环平均 8min。影像学研究表明超过 1h 的 TIA 发作多发现有新的实质性脑病损，同样说明有脑梗死病理改变的 TIA 患者临床上可表现为暂时性的体征。所以有人提出若遇发作超过 1h 的患者，应按急性脑梗死处理。因此，有人提出急性缺血性脑血管综合征（Acute Ischemic Cerebrovascular

Syndrome）的概念来描述基于脑缺血这个病理生理基础上的一组临床症状。

三、病因

1. 动脉粥样硬化　老年人 TIA 的病因主要是动脉粥样硬化。
2. 动脉栓子　常由大动脉的溃疡型粥样硬化释放出的栓子阻塞远端动脉所致。
3. 源性栓子　最多见的原因为：①心房纤颤；②瓣膜疾病；③左心室血栓形成。
4. 病因　如下所述。

（1）血液成分的异常（如真性红细胞增多症、血小板减少症、抗心磷脂抗体综合征等）。

（2）血管炎或者 Moyamoya 病是青少年和儿童 TIA 的常见病因。

（3）夹层动脉瘤。

（4）血流动力学的改变：如任何原因的低血压、心律不齐、锁骨下盗血综合征和药物的不良反应。

四、发病机制

不同年龄组，发病机制有所不同。

（1）源于心脏、颈内动脉系统和颅内某些狭窄动脉的微栓塞和血栓形成学说：以颈内动脉系统颅外段的动脉粥样硬化性病变最常见，也是导致脑血流量减少的主要原因之一。微栓子的产生与颈动脉颅外段管腔狭窄的程度无关，而决定于斑块易脱落的程度。多发斑块为主要的影响因素；微栓子物质常为血凝块和动脉粥样硬化斑块。老年人 TIA 要多考虑动脉硬化。

（2）低灌注学说：必须有动脉硬化的基础或有血管相当程度的狭窄前提下发生，血管无法进行自动调节来保持脑血流恒定，或者低灌注时狭窄的血管更缺血而产生 TIA 的临床表现。

一般而言，颈内动脉系统多见微栓塞，椎基底动脉系统多见低灌注。

五、临床表现

大部分患者就诊往往在发病间歇期，没有任何阳性体征，诊断通常是依靠病史的回顾。TIA 的症状是多种多样的，取决于受累血管的分布。

（一）视网膜 TIA（retinal transient ischemic attack，RTIA）

RTIA 也称为发作性黑朦或短暂性单眼盲。短暂的单眼失明是颈内动脉分支眼动脉缺血的特征性症状，但是少见。患者主诉为短暂性视物模糊、眼前灰暗感或眼前云雾状。RTIA 的发作时间极短暂，一般 <15min，大部分为 1 ~ 5min，罕有超过 30min 的。阳性视觉现象如闪光、闪烁发光或城堡样闪光暗点一般为先兆性偏头痛的症状，但颈动脉狭窄超过 75% 的 RTIA 患者也可见此类阳性现象。短暂单眼失明发作时无其他神经功能缺损。患者就医前 RTIA 发作的次数和时间变化很大，从几天到 1 年，从几次到 100 次不等。RTIA 的预后较好，发作后出现偏瘫性中风和网膜性中风的危险性每年为 2% ~ 4%，较偏瘫性 TIA 的危险率低（12% ~ 13%）；当存在有轻度颈动脉狭窄时危险率为 2.3%；而存有严重颈动脉狭窄时前两年的危险率可高达 16.6%。

（二）颈动脉系统 TIA

颈动脉系统 TIA 亦称为短暂偏瘫发作（transient hemispheric attacks，THAs），最常见的症状群为偏侧肢体发作性瘫痪和感觉异常或单肢的发作性瘫痪，以面部和上肢受累严重；其次为对侧纯运动偏瘫、偏身纯感觉障碍，肢体远端受累较重，有时可是唯一表现。主侧颈动脉缺血可表现为失语，伴或不伴对侧偏瘫。偏盲也常发生于颈动脉缺血；认知功能障碍和行为障碍有时也可是其表现。THAs 的罕见形式是肢体摇摆（shaking），表现为反复发作的对侧上肢或腿的不自主和不规律的摇摆、颤抖、战栗、抽搐、拍打、摆动。这型 TIA 和癫痫发作难以鉴别。某些脑症状如“异己手综合征”，岛叶缺血的面部情感表情的丧失，顶叶的假性手足徐动症等，患者难以叙述，一般医生认识不足，多被忽略。

（三）椎 - 基底动脉系统 TIA（vertebral basel transient ischemic attacks，VBTIAs）

孤立的眩晕、头晕和恶心多不是 TIA 所造成，VBTIAs 可造成发作性眩晕，但同时或其他时间多伴有其他椎－基底动脉的症状和体征发作：包括前庭小脑症状，眼运动异常（如复视），单侧或双侧或交叉的运动和感觉症状、共济失调等。大脑后动脉缺血可表现为皮质性盲和视野缺损。另外，还可以出现猝倒症，常在迅速转头时突然出现双下肢无力而倒地，意识清楚，常在极短时间内自行起立，此发作可能是双侧脑干内网状结构缺血导致机体肌张力突然降低而发生。

六、影像学与 TIA

1. 头颅 MRI　TIA 发作后的 DWMRI 可以提示与临床症状相符脑区的高信号；症状持续时间越长，阳性率越高。

2. 经颅多普勒超声（TCD）　可以评价脑血管功能，可以发现颅外脑血管的狭窄或斑块。同时还可以根据血流检测过程中的异常信号血流，检测和监测有否栓子脱落及栓子的数量。对于颅内脑血管，多普勒超声检查仅仅可以间接反映颅内大血管的流速和流量，无法了解血管的狭窄，必须结合 MRA 或脑血管造影检查。

3. SPECT　TIA 发作间期由于神经元处于慢性低灌注状态，部分神经元的功能尚未完全恢复正常，SPECT 检查可以显示相应大脑区域放射性稀疏和（或）缺损。

4. 脑血管造影　MRA 和 CTA 可以发现颅内或颅外血管的狭窄。选择性动脉血管造影是评估颅内外血管病最准确的方法，可以鉴别颅内血管炎、颈或椎动脉内膜分层等疾病。

七、诊断和鉴别诊断

TIA 发作的特征为：①好发于 60 岁以上的老年人，男性多于女性；②突然发病，发作持续时间 <1h；③多有反复发作的病史；④神经功能缺损不呈进展性和扩展性（march of symptoms），见表 3-1。

表 3-1　TIAS 的特征

持续时间（数分钟到数小时）
发作性（突然 / 逐渐进展 / 顿挫）
局灶性症状（正性症状 / 负性症状）
全脑症状（意识障碍）
单一症状，多发症状
刻板的，多变的
血管支配区域
伴随症状

若身体不同部分按顺序先后受累时，应考虑为偏头痛和癫痫发作。

鉴别诊断："类 TIA"的病因：①颅内出血：小的脑实质血肿或硬膜下血肿。②蛛网膜下隙出血（SAH）：预兆性发作，可能是由于小的，所谓"前哨"警兆渗漏（sentinel warning leaks）所致，如动脉瘤扩展，压迫附近的神经、脑组织或动脉内栓子脱离至动脉。③代谢异常：特别是高血糖和低血糖，药物效应。④脑微出血。⑤先兆性偏头痛。⑥部分性癫痫发作合并 Todd's 瘫痪。⑦躯体病样精神障碍。⑧其他：前庭病变、晕厥、周围神经病或神经根病变、眼球病变、周围血管病、动脉炎、中枢神经系统肿瘤等。

八、治疗

TIA 是卒中的高危因素，需对其积极进行治疗，整个治疗应尽可能个体化。治疗的目的是推迟或预防梗死（包括脑梗死和心肌梗死）的发生，治疗脑缺血和保护缺血后的细胞功能。

主要治疗措施：①控制危险因素。②药物治疗：抗血小板聚集、抗凝、降纤。③外科治疗，同时改善脑血流和保护脑细胞。

（一）危险因素的处理

寻找病因和相关的危险因子，同时进行积极治疗。其危险因素与脑卒中相同。

AHA 提出的 TIA 后危险因素干预方案：

合并糖尿病，血压 <130/85mmHg；LDL<100mg/dl；fBG<126；戒烟和酒；控制高血压；治疗心脏病；适量体育运动，每周至少 3 ~ 4 次，每次 30 ~ 60min。鉴于流行病和实验研究资料关于绝经后雌激素对于血管性疾病影响的矛盾性，AHA 不建议有 TIA 发作的绝经期妇女终止雌激素替代治疗。

（二）药物治疗

抗血小板聚集药物治疗：已证实对有卒中危险因素的患者行抗血小板治疗能有效预防中风。对 TIA 尤其是反复发生 TIA 的患者应首先考虑选用抗血小板药物。

《中国脑血管病防治指南》建议：

（1）大多数 TIA 患者首选阿司匹林治疗，推荐剂量为 50 ~ 150mg/d。

（2）有条件时，也可选用阿司匹林 25mg 和潘生丁缓释剂 200mg 的复合制剂，每天 2 次，或氯吡格雷 75mg/d。

（3）如使用噻氯匹定，在治疗过程中应注意检测血常规。

（4）频繁发作 TIA 时，可选用静脉滴注抗血小板聚集药物。

AHA Stroke Council's Ad Hoc Committee 推荐：

（1）阿司匹林是一线药物，推荐剂量 50 ~ 325mg/d。

（2）氯吡格雷、阿司匹林 25mg 和双嘧达莫缓释剂 200mg 的复合制剂以及噻氯匹定也是可接受的一线治疗。与 Ticlid（噻氯匹定）相比，更推荐 Plavix（氯吡格雷），因为不良反应少，Aggrenox（小剂量阿司匹林 + 潘生丁缓释剂）比 Plavix 效果更好，两者不良反应发生率相似。

（3）重申心房颤动患者 TIA 后抗凝预防心源性栓塞的重要性和有效性，建议 INR 在 2.5。

（4）非心源性栓塞卒中的预防，抗凝和抗血小板之间无法肯定：

最近发表的 WARSS 结果表明，华法林（INR 1.4 ~ 2.8）与 Aspirin（325mg/d）预防卒中再发和降低死亡上效果无统计学差异，但是因为不良反应轻、方便、经济，所以 Aspirin 在以后的治疗指南中似乎有更好的趋势。

（三）抗凝治疗

目前尚无有力的临床试验证据来支持抗凝治疗作为 TIA 的常规治疗。但临床上对心房颤动、频繁发作 TIA 或椎 - 基底动脉 TIA 患者可考虑选用抗凝治疗。

《中国脑血管病防治指南》建议：

（1）抗凝治疗不作为常规治疗。

（2）对于伴发心房颤动和冠心病的 TIA 患者，推荐使用抗凝治疗（感染性心内膜炎除外）。

（3）TIA 患者经抗血小板治疗，症状仍频繁发作，可考虑选用抗凝治疗。

（4）降纤治疗。

《中国脑血管病防治指南》建议 TIA 患者有时存在血液成分的改变，如纤维蛋白原含量明显增高，或频繁发作患者可考虑选用巴曲酶或降纤酶治疗。

（四）TIA（特别是频发 TIA）后立即发生的急性中风的处理

溶栓是首选（NIH 标准）：

（1）适用范围：①发病 <1h；②脑 CT 示无出血或清晰的梗死；③实验室检查示血球容积、血小板、PT/PTT 均正常。

（2）操作：①静脉给予 tPA 0.9mg/kg，10% 于 1min 内给予，其余量于 60min 内给予；同时应用神经保护剂，以减少血管再通 - 再灌注损伤造成近一步的脑损伤。②每小时神经系统检查 1 次，共 6 次，以后每 2h 检查 1 次，共 12 次（24h）。③第二天复查 CT 和血液检查。

（3）注意事项：区别 TIA 发作和早期急性梗死的时间界线是 1 ~ 2h。

（五）外科治疗

1. 颈动脉内膜剥脱术（carotid endarterectomy，CEA） 1951 年美国的 Spence 率先开展了颈动脉内膜切除术。1991 年北美有症状颈动脉内膜切除实验协作组（NASCET）和欧洲颈动脉外科实验协作组

（ECST）等多中心大规模地随机试验结果公布以后，使得动脉内膜切除术对颈动脉粥样硬化性狭窄的治疗作用得到了肯定。

（1）适应证：①规范内科治疗无效；②反复发作（在 4 个月内）TIA；③颈动脉狭窄程度 >70% 者；④双侧颈动脉狭窄者；⑤有症状的一侧先手术；⑥症状严重的一侧伴发明显血流动力学改变先手术。

（2）禁忌证：① <50% 症状性狭窄；② <60% 无症状性狭窄；③不稳定的内科和神经科状态（不稳定的心绞痛、新近的心梗、未控制的充血性心力衰竭、高血压或糖尿病）；④最近大的脑梗死、出血性梗死、进行性中风；⑤意识障碍；⑥外科不能达到的狭窄。

（3）CEA 的危险或并发症：CEA 的并发症降低至≤ 3%，才能保证 CEA 优于内科治疗。

CEA 的并发症包括围手术期和术后两部分并发症。围手术期并发症有脑卒中、心肌梗死和死亡；术后并发症有颅神经损伤、伤口血肿、高血压、低血压、高灌注综合征（hyperperfusion syndrome）、脑出血、癫痫发作和再狭窄。①颅神经损伤：舌下神经、迷走神经、面神经、副神经。②颈动脉内膜剥脱术后高灌注综合征（postendarterectomy hyperperfusion syndrome）：在高度狭窄和长期低灌注的患者，狭窄远端的低灌注区的脑血管自我调节功能严重受损或麻痹，此处的小血管处于极度扩张状态，以保证适当的血流供应。当正常灌注压或高灌注压再建后，由于血管自我调节的麻痹，自我血管收缩以保护毛血管床的功能丧失，可造成脑水肿和出血。脑血流的突然增加最常见的临床表现是严重的单侧头痛，特征是直立位时头痛改善。这些头痛患者的脑血流从术前的平均 43 ± 16mL/100g · min 到术后的 83 ± 39mL/100g · min。③脑实质内出血：是继发于高灌注的最坏的情况，术后 2 周发生率为 0.6%。出血量大，后果严重，死亡率高（60%）和预后不良（25%）。④癫痫发作：发生率为 3%，高灌注综合征造成的脑水肿是重要的原因，或为高血压脑病造成。

根据 NASCFT 结果，ICA 狭窄≥ 70% 手术可以长久获益；ICA 狭窄 50% ～ 69% 有症状的患者可从手术获益，但是益处较少。NASCET 和其他研究还发现男性患者、中风过的患者，症状为半球的患者分别与女性患者、TIA 患者和视网膜缺血的患者相比，手术获益大，内科治疗中风的危险大；同时提出糖尿病患者、血压偏高的患者、对侧血管有闭塞或者影像学已有明确病灶的患者手术期间发生中风的危险大。因此 AHA Stroke Council's Ad Hoc Committee 推荐如果考虑给存在 ICA 中度狭窄并发生过 TIA 或卒中的患者手术，需要认真评估患者的所有危险因子，比较一般内科治疗 2 ～ 3 年和手术后 2 ～ 3 年的中风危险性。

（4）血管介入治疗：相对于外科手术治疗而言，血管介入在缺血性脑血管病的应用历史较短。自 1974 年问世以来，经皮血管成形术（percutaneous transluminal angioplasty，PTA）成为一种比较成熟的血管再通技术被广泛应用于冠状动脉、肾动脉以及髂动脉等全身血管狭窄性病变。PTA 成功运用于颈动脉狭窄的最早报道见于 1980 年。1986 年作为 PTA 技术的进一步发展的经皮血管内支架成形术（percutaneous transluminal angioplasty and stenting，PTAS）正式运用于临床，脑血管病的血管介入治疗开始了迅速的发展。

颅内段颈内动脉以及分支的狭窄，手术困难，药物疗效差，介入治疗可能是较好的选择。但是由于颅内血管细小迂曲，分支较多，且血管壁的弹力层和肌层较薄，周围又缺乏软组织，故而手术操作困难，风险大，相关报道少。

大多数学者认为颅外段颈动脉狭窄患者符合下列条件可考虑实施 PTA 或 PTAS：①狭窄≥ 70%；②病变表面光滑，无溃疡、血栓或明显钙化；③狭窄较局限并成环行；④无肿瘤、疤痕等血管外狭窄因素；⑤无严重动脉迂曲；⑥手术难以抵达部位（如颈总动脉近端、颈内动脉颅内段）的狭窄；⑦非动脉粥样硬化性狭窄（如动脉肌纤维发育不良、动脉炎或放射性损伤）；⑧复发性颈动脉狭窄；⑨年迈体弱，不能承受或拒绝手术。

禁忌证：①病变严重钙化或有血栓形成；②颈动脉迂曲；③狭窄严重，进入导丝或球囊困难，或进入过程中脑电图监测改变明显；④狭窄 <70%。椎动脉系统 TIA，应慎重选择适应证。

其他还有颈外 - 颈内动脉搭桥治疗初步研究患者可以获益，但仍需更多的随机临床研究证实，同时评价其远期疗效。

九、预防及预后

TIA 后第一个月内发生脑梗死者 4% ~ 8%；3 月内为 10% ~ 20%；50% 的脑梗死发生于 TIA 后 24 ~ 48h。1 年内 12% ~ 13%，较一般人群高 13 ~ 16 倍，5 年内增至 24% ~ 29%。故应予积极处理，以减少发生脑梗死的概率。频发性 TIA 更需要急诊处理。积极寻找病因，控制相关危险因素。使用抗血小板聚集药物治疗，必要时抗凝治疗。见表 3-2。

表 3-2　TIA 预后

高危险因素	低危险因素
CA 狭窄 >70%~99%	CA 狭窄 <50%
同侧有溃疡样斑块	同侧无溃疡样斑块
高危心源性栓子	无或低心源性栓子来源
半球 TIA	TMB，非半球 TIA
年龄 >65 岁	年龄 <65 岁
男性	女性
上一次 TIA 发作时间 <24h	上一次 TIA 发作时间 >6 个月
其他的危险因子	少或无危险因子

注：CA：颈内动脉；TMB：短暂的单眼失明。

第二节　脑梗死

一、脑血栓形成概述

脑血栓形成（CI）又称缺血性卒中（CIS），是指在脑动脉本身病变基础上，继发血液有形成分凝集于血管腔内，造成管腔狭窄或闭塞，在无足够侧支循环供血的情况下，该动脉所供应的脑组织发生缺血变性坏死，出现相应的神经系统受损表现或影像学上显示出软化灶，称为脑血栓形成。90% 的脑血栓形成是在脑动脉粥样硬化的基础上发生的。脑梗死约占全部脑卒中的 80%。

脑梗死包括：

1. 大面积脑梗死　通常是颈内动脉主干、大脑中动脉主干或皮质支的完全性卒中，患者表现为病灶对侧完全性偏瘫、偏身感觉障碍及向病灶对侧的凝视麻痹，可有头痛和意识障碍，并呈进行性加重。

2. 分水岭性脑梗死（CWSI）　分水岭性脑梗死（CWSI）是指相邻血管供血区之间分水岭区或边缘带的局部缺血。多由于血流动力学障碍所致。结合 CT 可分为皮质前型，为大脑前与大脑中动脉供血区的分水岭脑梗死；皮质后型，为大脑中动脉与大脑后动脉，或大脑前、中、后动脉皮质支间的分水岭区；皮质下型，为大脑前、中、后动脉皮质支与深穿支间或大脑前动脉回返支与大脑中动脉的豆纹动脉间的分水岭区梗死。

3. 出血性脑梗死　出血性脑梗死是由于脑梗死供血区内动脉坏死后血液漏出继发出血，常见于大面积脑梗死后。

4. 多发性脑梗死　多发性脑梗死是指两个或两个以上不同的供血系统脑管闭塞引起的梗死，多为反复发生脑梗死的后果。

（一）临床表现

本病好发于中年以后，60 岁以后动脉硬化性脑梗死发病率增高。男性较女性为多。起病前多有前驱症状，表现为头痛、眩晕、短暂性肢体麻木、无力，约 25% 的患者有短暂性脑缺血发作史。起病较缓慢。患者多在安静和睡眠中起病。

动脉硬化性脑梗死发病后意识常清醒，如果大脑半球较大面积梗死、缺血、水肿可影响间脑和脑干的功能，起病后不久出现意识障碍。如果发病后即有意识不清，要考虑椎 - 基底动脉系统梗死。动脉硬化性脑梗死可发生于脑动脉的任何一分支，不同的分支可有不同的临床特征，常见的有如下几种。

（1）颈内动脉闭塞：临床主要表现病灶侧单眼失明（一过性黑矇，偶可为永久性视力障碍），或病灶侧 Horoer 征，对侧肢体运动或感觉障碍及对侧同向偏盲，主侧半球受累可有运动性失语。颈内动脉闭塞也可不出现局灶症状，这取决于前、后交通动脉，眼动脉、脑浅表动脉等侧支循环的代偿功能。

（2）大脑中动脉闭塞：大脑中动脉是颈内动脉的延续，是最容易发生闭塞的血管。①主干闭塞时引起对侧偏瘫、偏身感觉障碍和偏盲，主侧半球主干闭塞可有失语、失写、失读症状；②大脑中动脉深支或豆纹动脉闭塞可引起对侧偏瘫，一般无感觉障碍或同向偏盲；③大脑中动脉各皮质支闭塞可分别引起运动性失语，感觉性失语、失读、失写、失用，偏瘫以面部及上肢为重。

（3）大脑前动脉闭塞：①皮质支闭塞时产生对侧下肢的感觉及运动障碍，伴有尿潴留；②深穿支闭塞可致对侧中枢性面瘫、舌瘫及上肢瘫痪，亦可发生情感淡漠、欣快等精神障碍及强握反射。

（4）大脑后动脉闭塞：大脑后动脉大多由基底动脉的终末支分出，但有 5% ~ 30% 的人，其中一侧起源于颈内动脉。①皮质支闭塞：主要为视觉通路缺血引起的视觉障碍，对侧同向偏盲或上象限盲；②深穿支闭塞，出现典型的丘脑综合征，对侧半身感觉减退伴丘脑性疼痛，对侧肢体舞蹈样徐动症等。

（5）基底动脉闭塞：该动脉发生闭塞的临床症状较复杂，亦较少见。常见症状为眩晕、眼球震颤、复视、交叉性瘫痪或交叉性感觉障碍，肢体共济失调，若主干闭塞则出现四肢瘫痪、眼肌麻痹、瞳孔缩小，常伴有面神经、展神经、三叉神经、迷走神经及舌下神经的麻痹及小脑症状等，严重者可迅速昏迷，发热达 41 ~ 12℃，以至死亡。基底动脉因部分阻塞引起脑桥腹侧广泛软化，则临床上可产生闭锁综合征，患者四肢瘫痪，不能讲话，但神志清楚，面无表情，缄默无声，仅能以眼球垂直活动示意。

在椎 - 基底动脉系统血栓形成中，小脑后下动脉血栓形成是最常见的，称延髓外侧部综合征，表现为眩晕、恶心、呕吐、眼震、同侧面部感觉缺失、同侧霍纳综合征、吞咽困难、声音嘶哑、同侧肢体共济失调及对侧面部以下痛、温觉缺失。

小脑后下动脉的变异性较大，故小脑后下动脉闭塞所引起的临床症状较为复杂和多变，但必须具备两条基本症状即一侧后组脑神经麻痹，对侧痛、温觉消失或减退，才可诊断。

根据缺血性卒中病程分为：①进展型：指缺血发作 6h 后，病情仍在进行性加重。此类患者约占 40% 以上，造成进展的原因很多，如血栓的扩展，其他血管或侧支血管阻塞、脑水肿、高血糖、高温、感染、心肺功能不全，多数是由于前两种原因引起的。据报道，进展型颈内动脉系统占 28%，椎 - 基底动脉系统占 54%。②稳定型：发病后病情无明显变化者，倾向于稳定型卒中，一般认为颈内动脉系统缺血发作 24h 以上，椎 - 基底动脉系统缺血发作 72h 以上者，病情稳定，可考虑稳定型卒中。此类型卒中，CT 所见与临床表现相符的梗死灶机会多，提示脑组织已经有了不可逆的病损。③完全性卒中：指发病后神经功能缺失症状较重较完全，常于数小时内（<6h）达到高峰。④可逆性缺血性神经功能缺损（RIND）：指缺血性局灶性神经障碍在 3 周之内完全恢复者。

（二）辅助检查

1. CT 扫描　发病 24 ~ 48h 后可见相应部位的低密度灶，边界欠清晰，并有一定的占位效应。早期 CT 扫描阴性不能排除本病。

2. MRI　可较早期发现脑梗死，特别是脑干和小脑的病灶。T_1 和 T_2 弛豫时间延长，加权图像上 T_1 在病灶区呈低信号强度，T_2 呈高信号强度，也可发现脑移位受压。与 CT 相比，MRI 显示病灶早，能早期发现大面积脑梗死，清晰显示小病灶及颅后窝的梗死灶，病灶检出率达 95%，功能性 MRI 如弥散加权 MRI 可于缺血早期发现病变，发病半小时即可显示长 T_1、长 T_2 梗死灶。

3. 血管造影　DSA 或 MRA 可发现血管狭窄和闭塞的部位，可显示动脉炎、Moyamoya 病、动脉瘤和血管畸形等。

4. 脑脊液检查　通常脑脊液压力、常规及生化检查正常，大面积脑梗死者脑脊液压力可增高，出血性脑梗死脑脊液中可见红细胞。

5. 其他　彩色多普勒超声检查（TCD）可发现颈动脉及颈内动脉的狭窄、动脉粥样硬化斑或血栓形成。超声心动图检查有助于发现心脏附壁血栓、心房黏液瘤和二尖瓣脱垂。PET 能显示脑梗死灶的局部脑血流、氧代谢及葡萄糖代谢，并监测缺血半暗带及对远隔部位代谢的影响。

（三）诊断与鉴别诊断

1. 脑血栓形成的诊断　主要有以下几点。

（1）多发生于中老年人。

（2）静态下发病多见，不少患者在睡眠中发病。

（3）病后几小时或几天内病情达高峰。

（4）出现面、舌及肢体瘫痪，共济失调，感觉障碍等定位症状和体征。

（5）脑 CT 提示症状相应的部位有低密度影或脑 MRI 显示长 T_1 和长 T_2 异常信号。

（6）多数患者腰椎穿刺检查提示颅内压、脑脊液常规和生化检查正常。

（7）有高血压、糖尿病、高血脂、心脏病及脑卒中史。

（8）病前有过短暂性脑缺血发作者。

2. 鉴别诊断　脑血栓形成应注意与下列疾病相鉴别。

（1）脑出血：有 10% ~ 20% 脑出血患者由于出血量不多，在发病时意识清楚及脑脊液正常，不易与脑血栓形成区别。必须行脑 CT 扫描才能鉴别。

（2）脑肿瘤：有部分脑血栓形成患者由于发展至高峰的时间较慢，单从临床表现方面不易与脑肿瘤区别。脑肿瘤患者腰椎穿刺发现颅内压高，脑脊液中蛋白增高。脑 CT 或 MRI 提示脑肿瘤周围水肿显著，瘤体有增强效应，严重者有明显的占位效应。但是，有时做了脑 CT 和 MRI 也仍无法鉴别。此时，可做脑活检或按脑血栓进行治疗，定期复查 CT 或 MRI 以便区别。

（3）颅内硬膜下血肿：可以表现为进行性肢体偏瘫、感觉障碍、失语等，而没有明确的外伤史。主要鉴别依靠脑 CT 扫描发现颅骨旁有月牙状的高、低或等密度影，伴占位效应如脑室受压和中线移位，增强扫描后可见硬脑膜强化影。

（4）炎性占位性病变：细菌性脑脓肿、阿米巴性脑脓肿等炎性占位性病变可表现在短时间内逐渐出现肢体瘫痪、感觉障碍、失语、意识障碍等临床表现，尤其在无明显的炎症性表现时，难与脑血栓形成区别。但是，腰椎穿刺检查、脑 CT 和 MRI 检查有助于鉴别。

（5）癔症：对于以单个症状出现的脑血栓形成，如突然失语、单肢瘫痪、意识障碍等，需要与癔症相鉴别。癔症可询问出明显的诱因，检查无定位体征及脑影像学检查正常。

（6）脑栓塞：临床表现与脑血栓形成相类似，但脑栓塞在动态下突然发病，有明确的栓子来源。

（7）偏侧性帕金森病：有的帕金森病患者表现为单侧肢体肌张力增高，而无震颤时，往往被误认为脑血栓形成。通过体格检查可发现该侧肢体有明显的强直性肌张力增高，无锥体束征及影像学上的异常，即可区别。

（8）颅脑外伤：临床表现可与脑血栓形成相似，但通过询问出外伤史，则可鉴别。但部分外伤患者可合并或并发脑血栓形成。

（9）高血压脑病：椎 – 基底动脉系统的血栓形成表现为眩晕、恶心、呕吐，甚至意识障碍时，在原有高血压的基础上，血压又急剧升高，此时应注意与高血压脑病鉴别。高血压脑病可以表现为突然头痛、眩晕、恶心、呕吐，严重者意识障碍。后者的舒张压均在 16kPa（120mmHg）以上，脑 CT 或 NIRI 检查呈阴性时，则不易区别。有效鉴别方法是先进行降血压治疗，如血压下降后病情迅速好转者为高血压脑病，如无明显改善者，则为椎 – 基动脉血栓形成。复查 CT 或 MRI 有助于两者的鉴别。脑血栓形成的治疗原则是尽量解除血栓及增加侧支循环，改善缺血梗死区的血液循环；积极消除脑水肿，减轻脑组织损伤；尽早进行神经功能锻炼，促进康复，防止复发。

（四）治疗

治疗脑血栓形成的药物和方法有上百种，各家医院的用法大同小异。脑血栓形成的恢复程度取决于梗死的部位及大小、侧支循环代偿能力和神经功能障碍的康复效果。一般来讲，在进行性卒中即脑血栓形成在不断地加重时，应尽早进行抗凝治疗；在脑血栓形成的早期，有条件时，应尽早进行溶栓治疗；如果丧失上述机会或病情不允许，则进行一般性治疗。在药物治疗中，如果病情已经稳定，应尽早进行早期康复治疗。不论是完全恢复正常或留有后遗症者，应长期进行综合性预防，以防止脑血栓的复发。

急性期的治疗原则：①超早期治疗：提高全民的急救意识，为获得最佳疗效力争超早期溶栓治疗。②针对脑梗死后的缺血瀑布及再灌注损伤进行综合保护治疗。③采取个性化治疗原则。④整体化观念：脑部病变是整体的一部分，要考虑脑与心脏及其他器官功能的相互影响，如脑心综合征、多脏器功能衰竭，积极预防并发症，采取对症支持疗法，并进行早期康复治疗。⑤对卒中的危险因素及时给予预防性干预措施。最终达到挽救生命、降低病残及预防复发的目的。

1. 超早期溶栓治疗　如下所述。

（1）溶栓治疗急性脑梗死的目的：在缺血脑组织出现坏死之前，溶解血栓、再通闭塞的脑血管，及时恢复供血，从而挽救缺血脑组织，避免缺血脑组织发生坏死。在缺血脑组织出现坏死之前进行溶栓治疗，这是溶栓治疗的前提。只有在缺血脑组织出现坏死之前进行溶栓治疗，溶栓治疗才有意义。

（2）溶栓治疗时间窗：脑组织对缺血耐受性特别差。脑供血一旦发生障碍，很快就会出现神经功能异常；缺血达一定程度后，脑细胞就不可避免地发生缺血坏死。脑组织对局部缺血较全脑缺血的耐受时间要长。实际上，局部脑缺血中心缺血区很快发生坏死，只是缺血周边半暗带区对缺血的耐受时间较长。溶栓治疗的主要目的是挽救那些尚没有坏死的缺血周边半暗带脑组织。缺血性脑卒中可进行有效治疗的时间称为治疗时间窗。不同个体的溶栓治疗时间窗存在较大的个体差异。根据现有的研究资料，总的来看，急性脑梗死发病 3h 内绝大多数患者采用溶栓治疗是有效的；发病 3 ~ 6h 大部分溶栓治疗可能有效；发病 6 ~ 12h 小部分溶栓治疗可能有效，但急性脑梗死溶栓治疗时间窗的最后确定有待于目前正在进行的大规模、多中心、随机、双盲、安慰剂对照临床试验结果。

（3）影响溶栓治疗时间窗的因素：①种属：不同种属存在较大的差异。如小鼠局部脑梗死的治疗时间窗 <2 ~ 3h，而猴和人一般认为至少为 6h。②临床病情：当脑梗死患者出现昏睡、昏迷等严重意识障碍，眼球凝视麻痹，肢体近端和远端均完全瘫痪，以及脑 CT 已显示低密度改变时，均表明有较短的治疗时间窗，临床上几乎无机会可溶栓。而肢体瘫痪等临床病情较轻时，一般溶栓治疗的治疗时间窗较长。③脑梗死类型：房颤所致的心源性脑栓塞患者，栓子常较大，多堵塞颈内动脉和大脑中动脉主干，迅速造成严重的脑缺血，若此时患者上下肢体瘫痪均较完全，治疗时间窗通常在 3 ~ 4h 之内。而对于血管闭塞不全的脑血栓形成患者，由于局部脑缺血相对较轻，溶栓治疗时间窗常较长。④侧支循环状态：如大脑中动脉深穿支堵塞，因为是终末动脉，故发生缺血时侧支循环很差，其供血区脑组织的治疗时间窗常在 3h 之内；而大脑中动脉 M2 或 M3 段堵塞时，由于大脑皮质有较好的侧支循环，因而不少患者的治疗时间窗可以超过 6h。⑤体温和脑组织的代谢率：低温和降低脑组织的代谢可提高脑组织对缺血的耐受性，可延长治疗时间窗，而高温可增加脑组织的代谢，治疗时间窗缩短。⑥神经保护药应用：许多神经保护药可以明显地延长试验动物缺血治疗的时间窗，并可减少短暂性局部缺血造成的脑梗死体积。因而，溶栓治疗联合神经保护药治疗有广阔的应用前景，但目前缺少有效的神经保护药。⑦脑细胞内外环境：脑细胞内外环境状态与脑组织对缺血的耐受性密切相关，当患者有水、电解质及酸碱代谢紊乱等表现时，治疗时间窗明显缩短。

（4）临床上常用的溶栓药物：尿激酶（UK）、链激酶（SK）、重组的组织型纤溶酶原激活药（rt-PA）。尿激酶在我国应用最多，常用量 25 万 ~ 100 万 U，加入 5% 葡萄糖溶液或生理盐水中静脉滴注，30min ~ 2h 滴完，剂量应根据患者的具体情况来确定，也可采用 DSA 监测下选择性介入动脉溶栓；rt-PA 是选择纤维蛋白溶解药，与血栓中纤维蛋白形成复合体后增强了与纤溶酶原的亲和力，使纤溶作用局限于血栓形成的部位，每次用量为 0.9mg/kg 体重，总量 <90mg; 有较高的安全性和有效性，rt-PA 溶栓治疗宜在发病后 3h 进行。

（5）适应证：凡年龄 <70 岁；无意识障碍；发病在 6h 内，进展性卒中可延迟到 12h; 治疗前收缩压 <26.7kPa（200mmHg）或舒张压 <16kPa（120mmHg）；CT 排除颅内出血；排除 TIA; 无出血性疾病及出血素质；患者或家属同意，都可进行溶栓治疗。

（6）溶栓方法：上述溶栓药的给药途径有 2 种。①静脉滴注。应用静脉滴注 UK 和 SK 治疗诊断非常明确的早期或超早期的缺血性脑血管病，也获得一定的疗效。②选择性动脉注射。属血管介入性治疗，用于治疗缺血性脑血管病，并获得较好的疗效。选择性动脉注射有2种途径：a. 选择性脑动脉注射法，即经股动脉或肘动脉穿刺后，先进行脑血管造影，明确血栓所在的部位，再将导管插至颈动脉或椎-基底动脉的分支，直接将溶栓药注入血栓所在的动脉或直接注入血栓处，达到较准确的选择性溶栓作用。且在注入溶栓药后，还可立即再进行血管造影了解溶栓的效果。b. 颈动脉注射法，适用于治疗颈动脉系统的血栓形成。用常规注射器穿刺后，将溶栓药物注入发生血栓侧的颈动脉，达到溶栓作用。但是，动脉内溶栓有一定的出血并发症，因此，动脉内溶栓的条件是：明确为较大的动脉闭塞；脑CT扫描呈阴性，无出血的证据；允许有小范围的轻度脑沟回改变，但无明显的大片低密度梗死灶；血管造影证实有与症状和体征相一致的动脉闭塞改变；收缩压在24kPa（180mmHg）以下，舒张压在14.6kPa（110mmHg）以下；无意识障碍，提示病情尚未发展至高峰者。值得注意的是，在进行动脉溶栓之前一定要明确是椎-基底动脉系统还是颈动脉系统的血栓形成，否则，误做溶栓，延误治疗。

局部动脉灌注溶栓剂较全身静脉用药剂量小，血栓局部药物浓度高，并可根据DSA观察血栓溶解情况以决定是否继续用药。但DSA及选择性插管，治疗时间将延迟45min ~ 3h。目前文献报道的局部动脉内溶栓治疗脑梗死血管再通率为58% ~ 100%，临床好转率为53% ~ 94%，均高于静脉内用药（36% ~ 89%，26% ~ 85%）。但因患者人选标准、溶栓剂种类、剂量、观察时间不一，比较缺乏可比性，故哪种用药途径疗效较好仍不清楚。故有人建议，先尽早静脉应用溶栓剂，短期无效者再进行局部动脉内溶栓。

应用溶栓药物治疗目前尚无统一标准，由于个体差异，剂量波动范围也大。不同的溶栓药物和不同的给药途径，用药的剂量也不同。①尿激酶：静脉注射的剂量分为2种：a. 大剂量，100万 ~ 200万U溶于生理盐水500 ~ 1 000mL中，静脉滴注，仅用1次。b. 小剂量，20万 ~ 50万U溶于生理盐水500mL中，静脉滴注，1次/d，可连用3 ~ 5次。动脉内注射的剂量为10万 ~ 30万U。②rt-PA：美国国立卫生院的试验结果认为，rt-PA治疗剂量40.85mg/kg体重、总剂量<90mg是安全的。其中10%可静脉推注，剩余90%的剂量在24h内静脉滴注。

（7）溶栓并发症：脑梗死病灶继发出血，致命的再灌流损伤及脑组织水肿是溶栓治疗的潜在危险；再闭塞率可达10% ~ 20%。

所有溶栓药在临床应用中均有可能产生颅内出血的并发症，包括脑内和脑外出血。影响溶栓药物疗效与安全性的主要并发症是脑内出血。脑内出血分脑出血及梗死性出血。前者指CT检查显示在非梗死区出现高密度的血肿，多数伴有相应的临床症状和体征，少数可以没有任何临床表现：后者指梗死区的脑血管在阻塞后再通，血液外渗所致，CT扫描显示出梗死灶周围有单独或融合的斑片状出血，一般不形成血肿。出血并发症可导致病情加重，但有的可能没有任何表现。溶栓后的脑内出血在尸检的发现率为17% ~ 65%，远低于临床上的表现率。溶栓导致脑内出血的原因可能系：①缺血后血管壁受损，易破裂；②继发性纤溶及凝血障碍；③动脉再通后灌注压增高；④软化脑组织对血管的支持作用减弱。脑外出血主要见于胃肠道及泌尿系。迄今为止，仍无大宗随机双盲对比性的临床应用研究结果，大多为个案病例或开放性临床应用研究，尤其是对选择病例方面，有较多的差别，因此，溶栓治疗的确切效果各家报道不一样，差别较大。但较为肯定的是溶栓后的出血并发症较高。Grond等、Chiu等、Trouillas等及Tanne等分别对60、30、100及75例动脉血栓形成的患者行rt-PA静脉溶栓治疗，症状性脑出血的发生率为6.6%、7%、7%和7%。rt-PA静脉溶栓会增加脑出血的危险和脑出血死亡的机会。如果其他条件确实完全相同，治疗组的病死率只可能高于对照组。目前，溶栓治疗还只能作为研究课题，不能常规应用。因此，溶栓治疗的有效性和安全性必须依靠临床对照试验来进行回答。

2. 抗凝治疗　如下所述。

（1）抗凝治疗的目的：目的在于防止血栓扩展和新血栓形成。高凝状态是缺血性脑血管病发生和发展的重要环节，主要与凝血因子，尤其是第Ⅷ因子和纤维蛋白原增多及其活性增高有关。所以，抗凝治疗主要通过抗凝血，阻止血栓发展和防止血栓形成，达到治疗或预防脑血栓形成的目的。

（2）常用药物有肝素、低分子肝素及华法林等：低分子肝素与内皮细胞和血浆蛋白的亲和力低，其经肾排泄时更多的是不饱和机制起作用，所以，低分子肝素的清除与剂量无关，而其半衰期比普通肝素长 2 ~ 4 倍。用药时不必行试验室监测，低分子肝素对患者的血小板减少和肝素诱导的抗血小板抗体发生率下降。硫酸鱼精蛋白可 100% 中和低分子肝素的抗凝血因子活性，可以中和 60% ~ 70% 的抗凝血因子活性。急性缺血性脑卒中的治疗，可用低分子肝素钙 4 100U（单位）皮下注射，2 次 /d，共 10d。口服抗凝药物：①双香豆素及其衍生物：能阻碍血液中凝血因子的形成，使其含量降低，其抗凝作用显效较慢（用药后 24 ~ 48h，甚至 72h），持续时间长，单独应用仅适用于发展较缓慢的患者或用于心房颤动患者脑卒中的预防。口服抗凝剂中，华法林和新抗凝片的开始剂量分别为 4 ~ 6mg 和 1 ~ 2mg，开始治疗的 10d 内测定凝血因子时间和活动度应每日 1 次，以后每周 3 次，待凝血因子活动度稳定于治疗所需的指标时，则 7 ~ 10d 测定 1 次，同时应检测国际规格化比值（INF）。②藻酸双酯钠：又称多糖硫酸酯（多糖硫酸盐，PSS）。系从海洋生长的褐藻中提取的一种类肝素药物。但作用强度是肝素的 1/3，而抗凝时间与肝素相同。主要作用是抗凝血、降低血液黏稠度、降低血脂及改善脑微循环。用法：按 2 ~ 4mg/kg 体重加入 5% 葡萄糖溶液 500mL，静脉滴注，30 滴 /min，1 次 /d，10d 为 1 个疗程。或口服，每次 0.1g，1 次 /d，可长期使用。个别患者可能出现皮疹、头痛、恶心、皮下出血点。

（3）抗凝治疗的适应证：①短暂性脑缺血发作；②进行性缺血性脑卒中；③椎 - 基底动脉系统血栓形成；④反复发作的脑栓塞；⑤应用于心房颤动患者的卒中预防。

（4）抗凝治疗的禁忌证：①有消化道溃疡病史者；②有出血倾向者、血液病患者；③高血压 [血压 24/13. 3kPa（180/100mmHg）以上]；④有严重肝、肾疾病者；⑤临床不能除外颅内出血者。

（5）抗凝治疗的注意事项：①抗凝治疗前应进行脑部 CT 检查，以除外脑出血病变，高龄、较重的脑动脉硬化和高血压患者采用抗凝治疗应慎重；②抗凝治疗对凝血因子活动度应维持在 15% ~ 25%，部分凝血活酶时间应维持在 1.5 倍之内；③肝素抗凝治疗维持在 7 ~ 10d，口服抗凝剂维持 2 ~ 6 个月，也可维持在 1 年以上；④口服抗凝药的用量较国外文献所报道的剂量为小，其 1/3 ~ 1/2 的剂量就可以达到有效的凝血因子活动度的指标；⑤抗凝治疗过程中应经常注意皮肤、黏膜是否有出血点，小便检查是否有红细胞，大便潜血试验是否阳性，若发现异常应及时停用抗凝药物；⑥抗凝治疗过程中应避免针灸、外科小手术等，以免引起出血。

3. 降纤治疗　可以降解血栓蛋白质、增加纤溶系统活性、抑制血栓形成或促进血栓溶解。此类药物亦应早期应用（发病 6h 以内），特别适用于合并高纤维蛋白原血症者。降纤酶、东菱克栓酶、安克洛酶和蚓激酶均属这一类药物。但降纤至何种程度，如何减少出血并发症等问题尚待解决。有报道，发病后 3h 给予 Ancrod 可改善患者的预后。

4. 扩容治疗　主要是通过增加血容量，降低血液黏稠度，起到改善脑微循环作用。

（1）右旋糖酐 -40：主要作用为阻止红细胞和血小板聚集，降低血液黏稠度，以改善循环。用法：10% 右旋糖酐 -40，500mL，静脉滴注，1 次 /d，10d 为 1 个疗程。可在间隔 10 ~ 20d 后，再重复使用 1 个疗程。有过敏体质者，应做过敏皮试阴性后方可使用。心功能不全者应使用半量，并慢滴。患有糖尿病者，应同时加用相应胰岛素治疗。高血压患者慎用。有意识障碍或提示脑水肿明显者禁用。无论有无高血压，均需要观察血压情况。

（2）706 代血浆（6% 羟乙基淀粉）：作用和用法与右旋糖酐 -40 相同，只是不需要做过敏试验。

5. 扩血管治疗　血管扩张药过去曾被广泛应用，此法在脑梗死急性期不宜使用。原因为缺血区的血管因缺血、缺氧及组织中的乳酸聚集已造成病理性的血管扩张，此时应用血管扩张药，则造成脑内正常血管扩张，也波及全身血管，以至于使病变区的血管局部血流下降，加重脑水肿，即所谓“盗血”现象。如有出血性梗死时可能会加重出血，因此，只在病变轻、无水肿的小梗死灶或脑梗死发病 3 周后无脑水肿者可酌情使用，且应注意有无低血压。

（1）罂粟碱：具有非特异性血管平滑肌的松弛作用，直接扩张脑血管，降低脑血管阻力，增加脑局部血流量。用法：60mg 加入 5% 葡萄糖液 500mL 中，静脉滴注，1 次 /d，可连用 3 ~ 5d; 或 20 ~ 30mg，肌内注射，1 次 /d，可连用 5 ~ 7d; 或每次 30 ~ 60mg 口服，3 次 /d，连用 7 ~ 10d。注意本药每日用量不应超过 300mg，不宜长期使用，以免成瘾。在用药时可能因血管明显扩张导致明显头痛。

（2）己酮可可碱：直接抑制血管平滑肌的磷酸二酯酶，达到扩张血管的作用；还能抑制血小板和红细胞的聚集。用法：100 ~ 200mg 加入 5% 葡萄糖液 500mL 中，静脉滴注，1 次 /d，连用 7 ~ 10d。或口服每次 100 ~ 300mg，3 次 /d，连用 7 ~ 10d。本药禁用于刚患心肌梗死、严重冠状动脉硬化、高血压者及孕妇。输液过快者可出现呕吐及腹泻。

（3）环扁桃酯：又名三甲基环己扁桃酸或抗栓丸。能持续性松弛血管平滑肌，增加脑血流量，但作用较罂粟碱弱。用法：每次 0.2 ~ 0.4g 口服，3 次 /d，连用 10 ~ 15d。也可长期应用。

（4）氢化麦角碱：又称喜得镇或海得琴，系麦角碱的衍生物。其直接激活多巴胺和 5–HT 受体，也阻断去甲肾上腺素对血管受体的作用，使脑血管扩张，改善脑微循环，增加脑血流量。用法：每次服 1 ~ 2mg，3 次 /d，1 ~ 3 个月为 1 个疗程，或长期使用。本药易引起直立性低血压，因此，低血压患者禁用。

6. 钙离子拮抗药　其通过阻断钙离子的跨膜内流而起作用，从而缓解平滑肌的收缩、保护脑细胞、抗动脉粥样硬化、维持红细胞变形能力及抑制血小板聚集。

（1）尼莫地平：又称硝苯甲氧乙基异丙啶。为选择性地作用于脑血管平滑肌的钙离子拮抗药，对脑以外的血管作用较小，因此，不起降血压作用。主要缓解血管痉挛，抑制肾上腺素能介导的血管收缩，增加脑组织葡萄糖利用率，重新分布缺血区血流量。用法：每次口服 20 ~ 40mg，3 次 /d，可经常使用。

（2）尼莫通：为尼莫地平的同类药物，只是水溶性较高。每次口服 30 ~ 60mg，3 次 /d，可经常使用。

（3）尼卡地平：又称硝苯苄胺啶。系作用较强的钙离子通道拮抗药。选择性作用于脑动脉、冠状动脉及外周血管，增加心脑血流量和改善循环，同时有明显的降血压作用。用法：每次口服 20 ~ 40mg，3 次 /d，可经常使用。

（4）桂利嗪（脑益嗪、肉桂苯哌嗪、桂益嗪）：为哌嗪类钙离子拮抗药，扩张血管平滑肌，能改善心脑循环。还有防止血管脆化作用。用法：每次口服 25 ~ 50mg，3 次 /d，可经常使用。

（5）盐酸氟桂利嗪：与脑益嗪为同一类药物。用法：每次口服 5 ~ 10mg，1 次 /d，连用 10 ~ 15d。因本药可增加脑脊液，故颅内压增高者不用。

7. 抗血小板药　主要通过失活脂肪酸环化酶，阻止血小板合成 TXA_2，并抑制血小板释放 ADP、5–HT、肾上腺素、组胺等活性物质，以抑制血小板聚集，达到改善微循环及抗凝作用。

（1）阿司匹林（阿斯匹林）：阿司匹林也称乙酰水杨酸，有抑制环氧化酶，使血小板膜蛋白乙酰化，并能抑制血小板膜上的胶原糖基转移酶的作用。由于环氧化酶受到抑制，使血小板膜上的花生四烯酸不能被合成内过氧化物 PGG_2 和 TXA_2，因而能阻止血小板的聚集和释放反应。在体外，阿司匹林可抑制肾上腺素、胶原、抗原 – 抗体复合物、低浓度凝血酶所引起的血小板释放反应。具有较强而持久的抗血小板聚集作用。成人口服 0.1 ~ 0.g 即可抑制 TXA_2 的形成，其作用可持续 7 ~ 10d 之久，这一作用在阻止血栓形成，特别在防治心脑血管血栓性疾病中具有重要意义。

由于血管壁的内皮细胞存在前列环索合成酶，能促进前列环素（PGL2）的合成，PGL2 为一种强大的抗血小板聚集物质。试验证明，不同剂量的阿司匹林对血小板 TXA：与血管壁内皮细胞 PGL2 形成有不同的影响。小剂量（2mg/kg 体重）即可完全抑制人的血小板 TXA_2 的合成，但不抑制血管壁内皮细胞 PG_{12} 的合成，产生较强的抗血小板聚集作用，但大剂量（100 ~ 200mg/kg 体重）时血小板 TXA_2 和血管壁内皮细胞 PGL2 的合成均被抑制，故抗血小板聚集作用减弱，有促进血栓形成的可能性。但大剂量长期服用阿司匹林的临床试验表明无血栓形成的增加。小剂量（3 ~ 6mg/kg 体重）或大剂量（25 ~ 80mg/kg 体重）都能延长出血时间，说明阿司匹林对血小板环氧化酶的作用较对血管壁内皮细胞前列环素合成酶作用占优势。因此，一般认为小剂量（160 ~ 325mg/d）对多数人有抗血栓作用，中剂量（500 ~ 1 500mg/d）对某些人有效，大剂量（1 500mg/d 以上）才可促进血栓形成。1994 年抗血小板治疗协作组统计了 145 个研究中心 20 000 例症状性动脉硬化病变的高危人群，服用阿司匹林后的预防效果，与安慰剂比较，阿司匹林可降低非致命或致命血管事件发生率 27%，降低心血管病死率 18%。不同剂量的阿司匹林预防作用相同。国际卒中试验（1997 年）在 36 个国家 467 所医院的 19 435 例急性缺血性卒中患者中应用或不应用阿司匹林和皮下注射肝素的随机对照研究，患者人组后给予治疗持续 14d 或直到出院，统计 2 周病死率、6 个月病死率及生活自理情况。研究结果表明，急性缺血性卒中采用肝素治疗未显示任何临床疗效，而应用阿司匹林，病死率及非致命性卒中复发率明显降低。认为如无明确的禁忌证，急性缺血性卒中后应立即给予阿司匹林，初始剂量为 300mg/d，小剂量长期应用有助于改善预后，1998 年 5 月在英国爱丁堡举行的第七届欧洲卒中年会认为，阿司匹林在缺血性卒中的急性期使用和二级预防疗效肯定，只要无禁忌证在卒中发生后尽快使用。急性发病者可首次口服 300mg，而后每日 1 次口服 100mg；1 周后，改为每日晚饭后口服 50mg 或每次 25mg，1 次 1d，可以达到长期预防脑血栓复发的效果。至今认为本药是较好的预防性药物，且较经济、安全、方便。阿司匹林的应用剂量一直是阿司匹林疗法的争论点之一，山东大学齐鲁医院神经内科通过观察不同剂量（25 ~ 100mg/d）对血小板积聚率、TXA_2 和血管内皮细胞 PGL_2 合成的影响，认为 50mg/d 为国人最佳剂量，并在多中心长期随访研究中证实了它的疗效。但长期使用即使小剂量阿司匹林也有一定的不良反应，长期服用对消化道有刺激性，发生食欲缺乏、恶心，严重时可致消化道出血。据统计，大约 17.5% 的患者有恶心等消化道反应，2.6% 的患者有消化道出血，3.4% 的患者有变态反应，因此，对有溃疡病者应注意慎用。

（2）噻氯匹定：噻氯匹定商品名 Ticnd，也称力抗栓，能抑制纤维蛋白原与血小板受体之间的附着，致使纤维蛋白原在血小板相互集中中不能发挥桥联作用；刺激血小板腺苷酸环化酶，使血小板内 cAMP 增高，抑制血小板聚集；减少 TXA_2 的合成；稳定血小板膜，抑制 ADP、胶原诱导的血小板聚集。因此，噻氯匹定药理作用是对血小板聚集的各个阶段都有抑制作用，即减少血小板的黏附，抑制血小板的聚集，增强血小板的解聚作用，以上特性表现为出血时间延长，对凝血试验无影响。服药后 24 ~ 48h 才开始起抗血小板作用，3 ~ 5d 后作用达高峰，停药后其作用仍可维持 3d。口服每次 125 ~ 250mg，每日 1 或 2 次，进餐时服用。可随患者具体情况而调整剂量。噻氯匹定对椎 – 基底动脉系统缺血性卒中的预防作用优于颈内动脉系统，并且效果优于阿司匹林，它同样可以预防卒中的复发。

噻氯匹定的不良反应有粒细胞减少，发生率约为 0.8%，常发生在服药后最初 3 周，其他尚有腹泻、皮疹（约 2%）等，停药后不良反应一般可消失。极个别患者有胆汁淤积性黄疸和（或）转氨酶升高。不宜与阿司匹林、非类固醇抗炎药和口服抗凝药合用。由于可产生粒细胞减少，服药后前 3 个月内每 2 周做白细胞数监测。由于延长出血时间，对有出血倾向的器质性病变如活动性溃疡或急性出血性卒中、白细胞减少症、血小板减少症等患者禁用。

（3）氯吡格雷：氯吡格雷的化学结构与噻氯匹定相近。活性高于噻氯匹定，氯吡格雷通过选择性不可逆地和血小板 ADP 受体结合，抑制血小板聚集防止血栓形成和减轻动脉粥样硬化。氯吡格雷 75mg/d 与噻氯匹定 250mg2 次 /d 抑制效率相同。不良反应有皮疹、腹泻、消化不良，消化道出血等。

（4）双嘧达莫：又名双嘧达莫、双嘧哌胺醇。通过抑制血小板中磷酸二酯酶的活性，也有可能刺激腺苷酸环化酶，使血小板内环磷酸腺苷（cAMP）增高。从而抑制 ADP 所诱导的初发和次发血小板聚集反应。在高浓度下可抑制血小板对胶原、肾上腺素和凝血酶的释放反应。双嘧达莫可能还有增强动脉壁合成前列环素、抑制血小板生成 TXA_2 的作用。口服每次 50 ~ 100mg，3 次 /d，可长期服用。合用阿司匹林更有效。不良反应有恶心、头痛、眩晕、面部潮红等。

8. 防治脑水肿　一旦发生脑血栓形成，很快出现缺血性脑水肿，其包括细胞毒性水肿和血管源性水肿。脑水肿进一步加剧神经细胞的坏死，严重大块梗死者，还可引起颅内压增高，发生脑疝致死。所以，缺血性脑水肿不仅加重脑梗死的病理生理过程，影响神经功能障碍的恢复，还可导致死亡。因此，脑血栓形成后，尤其梗死面积大、病情重或进展型卒中、意识障碍的患者应及时积极治疗脑水肿。防治脑水肿的方法包括使用高渗脱水药、利尿药和清蛋白，控制入水量等。

（1）高渗性脱水治疗：通过提高血浆渗透压，造成血液与脑之间的渗透压梯度加大，脑组织内水分向血液移动，达到脑组织脱水作用；高渗性血液通过反射机制抑制脉络丛分泌脑脊液，使脑脊液生成减少；由于高渗性脱水最终通过增加排尿量的同时，也加速排泄梗死区代谢产物。最后减轻梗死区及半暗带水肿，挽救神经细胞，防止脑疝发生危及生命。

缺血性脑水肿的发生和发展尽管是一个严重的并发症，但也是一个自然过程。在脑血栓形成后的 10d 以内脑水肿最重，只要在此期间在药物的协助下，加强脱水，经过一段时间后，缺血性脑水肿会自然消退。

甘露醇：是一种己六醇。至今仍为最好、最强的脱水药。其主要有以下作用：快速注入静脉后，因它不易从毛细血管外渗入组织，而迅速提高血浆渗透压，使组织间液水分向血管内转移，产生脱水作用；同时增加尿量及尿 Na^+、K^+ 的排出；还有清除各种自由基、减轻组织损害的作用。静脉应用后在 10min 开始发生作用，2 ~ 3h 达高峰。用法：根据脑梗死的大小和心。肾功能状态决定用量和次数。一般认为最佳有效量是每次 0.5 ~ 1g/kg 体重，即每次 20% 甘露醇 125 ~ 250mL 静脉快速滴注，每日 2 ~ 4 次，直至脑水肿减轻。但是，小灶梗死者，可每日 1 次；或心功能不全者，每次 125mL，每日 2 或 3 次。肾功能不好者尽量减少用量，并配合其他利尿药治疗。

甘油：甘油为丙三醇，其相对分子质量为 92，有人认为甘油优于甘露醇，由于甘油可提供热量，仅 10% ~ 20% 无变化地从尿中排出，可减少导致水、电解质紊乱与反跳现象，可溶于水和乙醇中，为正常人的代谢产物，大部分在肝脏内代谢，转变为葡萄糖、糖原和其他糖类，小部分构成其他酯类。甘油无毒性，是目前最常用的口服脱水药。其治疗脑水肿的机制可能是通过提高血浆渗透压，使组织水分（尤其是含水多的组织）转移到血浆内，因而引起脑组织脱水。最初曾用于静脉注射以降低颅压。现认为口服同样有效。用药后 30 ~ 60min 起作用，治疗作用时间较甘露醇稍晚，维持时间短，疗效不如前者。因此，有时插在上述脱水药 2 次用药之间给予，以防止“反跳现象”。口服甘油无毒，在体内能产生比等量葡萄糖稍高的热量，因此，尚有补充热量的作用，且无“反跳现象”。Contoce 认为，甘油比其他高渗药更为理想，其优点有：迅速而显著地降低颅内压；长期重复用药无反跳现象；无毒性。甘油的不良反应轻微，可有头痛、头晕、咽部不适、口渴、恶心、呕吐、上腹部不适及血压轻度下降等。由于甘油可引起高血糖和糖尿，故糖尿病患者不宜使用。甘油过大剂量应用或浓度 >10% 时，可产生注射部位的静脉炎，或引起溶血、血红蛋白尿，甚至急性肾衰竭等不良反应。甘油自胃肠道吸收，临床上多口服，昏迷患者则用鼻饲，配制时将甘油溶于生理盐水内稀释成 50% 溶液，剂量每次 0.5 ~ 2g/kg 体重，每日总量可达 5g/kg 体重以上。一般开始剂量 1.5g/kg 体重，以后每 3h 0.5 ~ 0.7g/kg 体重，一连数天。静脉注射为 10% 甘油溶液 500mL，成人每日 10% 甘油 500mL，共使用 5 ~ 6 次。

（2）利尿药：主要通过增加肾小球滤过，减少肾小管再吸收和抑制。肾小管的分泌，增加尿量，造成机体脱水，最后使脑组织脱水。同时还可控制钠离子进入脑组织减轻水肿，控制钠离子进入脑脊液，以降低脑脊液生成率的 50% 左右。但是，上述作用必须以肾功能正常为前提。

呋塞米：又称利尿磺酸、呋喃苯胺酸、呋塞米灵、利尿灵等。是作用快、时间短和最强的利尿药，主要通过抑制髓襻升支 Cl^- 的主动再吸收而起作用。注射后 5min 起效，1h 达高峰，并维持达 3h。对合并有高血压、心功能不全者疗效更佳。如患者有肾功能障碍或用较大剂量甘露醇治疗后效果仍不佳时，可单独或与甘露醇交替应用本药。用法：每次 20 ~ 80mg，肌内注射或静脉推注，4 次 /d。口服者每次 20 ~ 80mg，每日 2 或 3 次。其不良反应为电解质紊乱、过度脱水、血压下降、血小板减少、粒细胞减少、贫血、皮疹等。

依他尼酸：又称利尿酸、Edecrin。作用类似于呋塞米。应用指征同呋塞米。用法：每次 25 ~ 50mg 加入 5% 葡萄糖溶液或生理盐水 100mL 中，缓慢滴注。3 ~ 5d 为 1 个疗程。所配溶液在 24h 内用完。可出现血栓性静脉炎、电解质紊乱、过度脱水、神经性耳聋、高尿酸血症、高血糖、出血倾向、肝肾功能损害等不良反应。

清蛋白：对于严重的大面积脑梗死引起的脑水肿，加用清蛋白，有明显的脱水效果。用法：每次 10 ~ 15g，静脉滴注，每日或隔日 1 次，连用 5 ~ 7d。本药价格较贵，个别患者有变态反应，或造成医源性肝炎。

9. 神经细胞活化药　至今有不少这类药物试验报道有一定的营养神经细胞和促进神经细胞活化的作用，主要对于不完全受损的细胞起作用，个别报道甚至认为有极佳效果。但是，在临床实践中，并没有明显效果，而且价格较贵。

（1）脑活素：主要成分为动物脑（猪脑）水解后精制的必需和非必需氨基酸、单胺类神经介质、肽类激素和酶前体。据认为该药能通过血脑屏障，直接进入神经细胞，影响细胞呼吸链，调节细胞神经递质，激活腺苷酸环化酶，参与细胞内蛋白质合成等。用法：20 ~ 50mL 加入生理盐水 500mL 中，静脉滴注，1 次 /d，10 ～ 15d 为 1 个疗程。

（2）胞磷胆碱：在生物学上，胞磷胆碱是合成磷脂胆碱的前体，胆碱在磷脂酰胆碱的生物合成中具有重要作用，而磷脂酰胆碱是神经细胞膜的重要组成部分。胞磷胆碱还参与细胞核酸、蛋白质和糖的代谢，促使葡萄糖合成乙酰胆碱，防止脑水肿。用法：500 ～ 1 000mg 加入 5% 葡萄糖液 500mL 中，静脉滴注，1 次 /d，10 ～ 15d 为 1 个疗程。250mg，肌内注射，1 次 /d，每个疗程为 2 ～ 4 周。少数患者用药后出现兴奋性症状，诱发癫痫或精神症状。

（3）丁咯地尔（活脑灵）：主要成分为 Buf10medil hydroch10ride。主要作用：①阻断 α－肾上腺素能受体；②抑制血小板聚集；③提高及改善红细胞变形能力；④有较弱的非特异性钙拮抗作用。用法：200mg 加入生理盐水或 5% 葡萄糖液 500mL 中，静脉缓慢滴注，1 次 /d，l0d 为 1 个疗程。也可肌内注射，每次 50mL，2 次 /d，10d 为 1 个疗程。但是，产妇和正在发生出血性疾病的患者禁用。少数患者可有肠胃不适、头痛、眩晕及肢体烧灼痛感。

10. 血塞通软胶囊　治疗脑梗死患者脑卒中的临床效果观察血塞通软胶囊的主要成分是从中药三七中提取的三七总皂苷，实验以及临床研究表明该药有众多的心脑血管药理作用，可直接扩张脑血管，增加脑血流量，改善脑部血液循环，减轻脑水肿，提高脑细胞能量代谢，降低缺血脑组织含钙量，对脑缺血后海马区 CAI 的迟发性神经元损伤有明显的保护作用。该药可抑制细胞及血小板聚集，降低血液黏度，改善血液循环，提高缺血部位血氧供应，促进神经细胞功能恢复，多个环节对抗脑缺血及其继发损伤，以达到治疗脑梗死目的。银杏叶内主要药用成分为黄酮类和内酯类，银杏酮酯能有效清除氧自由基，抑制脂质过氧化，保护细胞膜，防止脑细胞和脑功能受到损害，银杏内有一种天然血小板活化因子（PAF）受体拮抗剂，可以抑制血小板聚集而防止血栓形成，银杏叶胶囊促进血液循环，改善脑缺血，治疗脑梗死。

（1）一般资料：选取河北联合大学附属医院 2010 年 1 ～ 9 月就诊于神经内科门诊的缺血性脑卒中患者 112 例，男 62 例，女 50 例；年龄 39 ～ 76 岁，平均 64.5 岁，病程 2 ～ 24 周。采用随机双盲方法分为试验组 84 例和对照组 28 例。均符合 1995 年中华医学会第四次全国脑血管病学术会议修订的《各类脑血管病诊断要点》西医诊断标准及《中药新药临床研究指导原则》中医诊断标准。纳入标准：①符合中风病中经络恢复期瘀血阻滞证辩证标准。②符合动脉粥样硬化血栓性脑梗死诊断标准。③病程属恢复期（2 ～ 24 周），神经功能缺损程度积分 >6 分且 <23 分的轻、中型患者。④年龄 18 ～ 75 岁，男女均可。⑤本研究经医院伦理委员会通过，患者或家属均知情同意并签署知情同意书。排除标准：①短暂性脑缺血发作或脑出血者、腔隙性脑梗死、脑栓塞者。②合并造血系统等严重原发性疾病，精神病患者。③有出血倾向且凝血指标异常者。④严重肝肾功能不全者 [ALT 或 AST ≥正常值上限的 2 倍，或尿素氮（BUN）≥正常值上限 1.5 倍，或肌酐（Cr）异常]。⑤妊娠或哺乳期妇女；过敏体质者，或对多种药物过敏者。⑥近 4 周内使用过已知对主要脏器有损害的药物者。⑦近 1 个月内参加过或正在参加其他药物临床试验者。

（2）治疗方法：采用随机双盲、双模拟的方法，试验组口服血塞通软胶囊（昆明制药集团股份有限公司生产，100mg/ 粒，批号：081209-01）每次 2 粒，3 次 /d; 同时口服银杏叶胶囊模拟剂（昆明制药集团股份有限公司生产，0.2g/ 粒，批号：20090204）每次 2 粒，3 次 /d。对照组口服银杏叶胶囊（杭州康恩贝制药有限公司生产，0.2g/ 粒，批号：20081102）每次 2 粒，3 次 /d，同时口服血塞通软胶囊模拟剂（昆明制药集团股份有限公司生产，100mg/ 粒，批号：20090115）每次 2 粒，3 次 /d，两组服药疗程均为 28d。以符合方案数据集（PPS）和全数据分析集（FAS）分析和比较两组患者治疗 0d、14d、28d 时 NIHSS 脑卒中量表总分实测值历时性变化以及治疗前后的差值变化。

（3）观察指标：美国国立卫生研究院脑卒中评定量表（NIHSS）脑卒中量表总分实测值变化。在用药前、用药第 14d、28d 各观察记录 1 次。

（4）神经功能缺损程度评分评定标准：临床神经功能缺损程度评分标准：参照人民卫生出版社 2008 年出版《神经康复学》翻译的美国国立卫生研究院脑卒中评定量表（NIHSS）。

（5）统计学分析：以 Excel 2007 建立数据表，采用 SPSS13.5 软件包进行统计分析。计量资料采用 $x \pm s$ 进行统计描述，两组间比较采用 t 检验，不同治疗时间点的疗效比较采用方差分析方法。计数资料的统计分析采用 X2 检验。P<0.05 为差异有统计学意义。

（6）结论：在治疗前，脑卒中评定量表基线得分（量表总体得分、总体生活能力得分、日常生活自理能力得分）比较差异均无统计学意义（P>0.05），提示基线均衡，具有可比性。试验组和对照组在治疗的各个时间段随着治疗时间的延长，NIHSS 脑卒中量表评分均有不同程度下降，疗效增加比较明显，NIHSS 脑卒中量表总分实测值组间比较，差异均无统计学意义（P 均 >0.05），说明血塞通软胶囊临床疗效肯定；而重复测量数据的方差分析结果表明：组内的 NIHSS 脑卒中量表总分实测变化值随着治疗时间的延长，评分显著下降，总体变化明显，差异均有统计学意义（P<0.05）。这与祁素英研究结论一致。

在临床试验中，FAS 方法虽然比较保守，但其分析结果更接近药物上市后的疗效。而应用 PPS 则可以显示试验药物按规定的方案使用的效果，但可能较以后实践中的疗效偏大。本研究通过两种分析方法来比较血塞通软胶囊和银杏叶胶囊的疗效，能更加全面地验证血塞通软胶囊治疗脑梗死的临床疗效，实验结果中 PPS 分析和 FAS 分析结论一致，说明血塞通软胶囊在改善脑梗死患者总体生活能力方面疗效确切。

本实验通过以银杏叶胶囊为对照药来验证血塞通软胶囊治疗脑梗死患者的临床疗效，为临床用药提供理论依据。实验证实，血塞通软胶囊能使患者运动能力和生活自理能力明显提高，疗效确切，可用于脑梗死的治疗，值得临床和社区推广使用。

11. 其他内科治疗　由于脑血栓形成的主要原因系高血压、高血脂、糖尿病、心脏病等内科疾病，或发生脑血栓形成时，大多合并许多内科疾病。但是，并发严重的内科疾病多见于脑干梗死和较大范围的大脑半球梗死。有时，患者由于严重的内科合并证如心力衰竭、肺水肿及感染、肾衰竭等致死。因此，除针对性治疗脑血栓形成外，还应治疗合并的内科疾病。

（1）调整血压：急性脑梗死患者一过性血压增高常见，因此，降血压药应慎用。国外平均血压 [MBP，（收缩压 + 舒张压 ×2）÷3]>17.3kPa（130mmHg）或收缩压（SBP）>29.3kPa（220mmHg），可谨慎应用降压药。一般不主张使用降压药以免减少脑血流灌注，加重脑梗死。如血压低，应查明原因是否为血容量减少，补液纠正血容量，必要时应用升压药。对分水岭梗死，则应对其病因进行治疗，如纠正低血压、治疗休克、补充血容量、对心脏病进行治疗等。

（2）控制血糖：临床和实验病理研究证实，高血糖加重急性脑梗死及局灶性缺血再灌注损伤，故急性缺血性脑血管病在发病 24h 内不宜输入高糖，以免加重酸中毒。有高血糖者要纠正，低血糖亦要注意，一旦出现要控制。

（3）心脏疾病的预防：积极治疗原发心脏疾病。但严重的脑血栓形成可合并心肌缺血或心律失常，严重者出现心力衰竭者，除了积极治疗外，补液应限制速度和量，甘露醇应半量应用，加用利尿药。

（4）保证营养与防治水、电解质及酸碱平衡紊乱：出现球麻痹或意识障碍的患者主要靠静脉输液和胃管鼻饲或经皮胃管补充营养。应该保证每日的水、电解质和能量的补给。在应用葡萄糖的问题上，尽管国内外的动物试验研究认为高血糖和低血糖对脑梗死有加重作用，但是，也应保证每日的需要量，如有糖尿病或反应性高血糖者，在应用相应剂量的胰岛素下补给葡萄糖。对于不能进食和长期大量使用脱水药者，每天检测血生化，如有异常，及时纠正。

（5）防治感染：对于严重瘫痪、球麻痹、意识障碍者，容易合并肺部感染，可常规使用青霉素 320 万 U 加入生理盐水 100mL 中，静脉滴注，2 次 /d。如果效果不理想，应根据痰培养结果及时改换抗生素。对于严重的球麻痹和意识障碍者，由于自己不能咳嗽排痰，应尽早做气管切开，以利于吸痰，这是防治肺部感染的最好办法。

（6）加强护理：由于脑血栓形成患者在急性期大多数不能自理生活，应每 2h 翻身 1 次，加拍背部协助排痰，防止褥疮和肺部感染的发生。

12. 外科治疗　颈内动脉和大脑中动脉血栓形成者，可出现大片脑梗死，且在发病后 3 ~ 7d 期间，可因缺血性脑水肿，导致脑室受压、中线移位及脑疝发生，危及生命。此时，应积极进行颞下减压和清除梗死组织，以挽救生命。

13. 康复治疗　主张早期进行康复治疗，即使在急性期也应注意到瘫痪肢体的位置。病情稳定者，可以尽早开始肢体功能锻炼和语言训练。这既可明显地降低脑血栓形成患者的致残率，也可减少并发症和后遗症如肩周炎、肢体挛缩、失用性肌萎缩、痴呆等的发生。

二、脑栓塞概述

脑栓塞是指脑动脉被异常的栓子（血液中异常的固体、液体、气体）阻塞，使其远端脑组织发生缺血性坏死，出现相应的神经功能障碍。栓子以血液栓子为主，占所有栓子的90%；其次还有脂肪、空气、癌栓、医源物体等。脑栓塞发生率占急性脑血管病的15% ~ 20%，占全身动脉栓塞的50%。

（一）临床表现

1. 发病年龄　本病起病年龄不一，若因风湿性心脏病所致，患者以中青年为主；若因冠心病、心肌梗死、心律失常所致者，患者以中老年人居多。

2. 起病急骤　大多数患者无任何前驱症状，多在活动中起病，局限性神经缺损症状常于数秒或数分钟发展到高峰，是发展最急的脑卒中，且多表现为完全性卒中，少数患者在数日内呈阶梯样或进行性恶化。50% ~ 60% 的患者起病时有意识障碍，但持续时间短暂。

3. 局灶神经症状　栓塞引起的神经功能障碍取决于栓子的数目、栓塞范围和部位。栓塞发生在颈内动脉系统特别是大脑中动脉最常见，临床表现突起的偏瘫、偏身感觉障碍和偏盲，在主侧半球可有失语，也可出现单瘫、运动性或感觉性失语等。9% ~ 18% 的患者出现局灶性癫痫发作。本病约 10% 的栓子达椎－基底动脉系统，临床表现为眩晕、呕吐、复视、眼震、共济失调、交叉性瘫痪、构音障碍及吞咽困难等。若累及网状结构则出现昏迷与高热，若阻塞了基底动脉主干可突然出现昏迷和四肢瘫痪，预后极差。

4. 其他症状　本病以心源性脑栓塞最常见，故有风湿性心脏病或冠心病、严重心律失常的症状和体征；部分患者有心脏手术、长骨骨折、血管内治疗史；部分患者有脑外多处栓塞证据，如皮肤、球结膜、肺、肾、脾和肠系膜等栓塞和相应的临床症状和体征。

（二）辅助检查

目的：明确脑栓塞的部位和病因（如心源性、血管源性及其他栓子来源的检查）。

1. 心电图或 24h 动态心电图观察　可了解有无心律失常、心肌梗死等。

2. 超声心动图检查　有助于显示瓣膜疾患、二尖瓣脱垂、心内膜病变等。

3. 颈动脉超声检查　可显示颈动脉及颈内外动脉分叉处的血管情况，有无管壁粥样硬化斑及管腔狭窄等。

4. 腰椎穿刺脑脊液检查　可以正常，若红细胞增多可考虑出血性梗死，若白细胞增多考虑有感染性栓塞的可能，有大血管阻塞、有广泛性脑水肿者脑脊液压力增高。

5. 脑血管造影　颅外颈动脉造影可显示动脉壁病变，数字减影血管造影（DSA）能提高血管病变诊断的准确性，有否血管腔狭窄、动脉粥样硬化溃疡、血管内膜粗糙等情况。新一代的 MRA 能显示血管及血流情况，且为无创伤性检查。

6. 头颅 CT 扫描　发病 24 ~ 48h 后可见低密度梗死灶，若为出血性梗死则在低密度灶内可见高密度影。

7. MRI　能更早发现梗死灶，对脑干及小脑扫描明显优于 CT。

（三）诊断及鉴别诊断

1. 诊断　如下所述。

（1）起病急骤，起病后常于数秒内病情达高峰。

（2）主要表现为偏瘫、偏身感觉障碍和偏盲，在主侧半球则有运动性失语或感觉性失语。少数患者为眩晕、呕吐、眼震及共济失调。

（3）多数患者为心源性脑栓塞，故有风心病或冠心病、心律失常的症状和体征。

（4）头颅 CT 或 MRI 检查可明确诊断。

2. 鉴别诊断　在无前驱症状下，动态中突然发病并迅速达高峰，有明确的定位症状和体征；如询查出心脏病、动脉粥样硬化、骨折、心脏手术、大血管穿刺术等原因可确诊。头颅 CT 和 MRI 能协助明确脑栓塞的部位和大小。腰椎穿刺检查有助于了解颅内压、炎性栓塞及出血性梗死。脑栓塞应注意与其他类型的急性脑血管病区别。尤其是出血性脑血管病，主要靠头颅 CT 和 MRI 检查加以区别。

（四）治疗

积极改善侧支循环、减轻脑水肿、防治出血和治疗原发病。

1. 脑栓塞治疗　其治疗原则与脑血栓形成相同。但应注意：

（1）由于容易合并出血性梗死或出现大片缺血性水肿，因此，在急性期不主张应用较强的抗凝和溶栓药物如肝素、双香豆素类药、尿激酶；t-PA、噻氯匹定等。

（2）发生在颈内动脉末端或大脑中动脉主干的大面积脑栓塞，以及小脑梗死可发生严重的脑水肿，继发脑疝，应积极进行脱水、降颅压治疗，必要时需要进行颅骨骨瓣切除减压，以挽救生命。由心源性所致者，有些伴有心功能不全。在用脱水药时应酌情减量，甘露醇与呋塞米交替使用。

（3）其他原因引起的脑栓塞，要有相应的治疗。如空气栓塞者，可应用高压氧治疗。脂肪栓塞者，加用 5% 碳酸氢钠 250mL，静脉滴注，每日 2 次；也可用小剂量肝素 10 ~ 50mg，每 6h 1 次；或 10% 乙醇溶液 500mL，静脉滴注，以求溶解脂肪。

（4）部分心源性脑栓塞患者发病后 2 ~ 3h 内，用较强的血管扩张药如罂粟碱静脉滴注，可收到意想不到的满意疗效。

2. 原发病治疗　针对性治疗原发病有利于脑栓塞的恢复和防止复发。如先天性心脏病或风湿性心脏病患者，有手术适应证者，应积极手术治疗；有亚急性细菌性心内膜炎者，应彻底治疗；有心律失常者，努力纠正；骨折患者，减少活动，稳定骨折部位。急性期过后，针对血栓栓塞容易复发，可长期使用小剂量的阿司匹林、双香豆素类药物或噻氯匹定；也可经常检查心脏超声. 监测血栓块大小，以调整抗血小板药物或抗凝药物。

（五）预后与防治

脑栓塞的病死率为 20%，主要是由于大块梗死和出血性梗死引起大片脑水肿、高颅压而致死；或脑干梗死直接致死；也可因合并严重心功能不全、肺部感染、多部位栓塞等导致死亡。多数患者有不同程度的神经功能障碍。有 20% 的患者可再次复发。近年内国外有报道通过介入的办法在心耳置入保护器（过滤器）可以减少心源性栓塞的发生。

三、分水岭脑梗死

分水岭脑梗死（CWSI）是指脑内相邻血管供血区之间分水岭区或边缘带的局部缺血。一般认为，CWSI 多由于血流动力学障碍所致；典型者发生于颈内动脉严重狭窄或闭塞伴全身血压降低时，亦可由心源性或动脉源性栓塞引起。约占脑梗死的 10%。临床常呈卒中样发病，多无意识障碍，症状较轻，恢复较快。根据梗死部位的不同，重要的分水岭区包括：①大脑前动脉和大脑中动脉皮质支的边缘区，梗死位于大脑凸面旁矢状带，称为前分水岭区梗死；②大脑中动脉和大脑后动脉皮质支的边缘区，梗死位于侧脑室体后端的扇形区，称为后上分水岭梗死；③大脑前、中、后动脉共同供血的顶、颞、枕叶三角区，梗死位于侧脑室三角部外缘，称为后下分水岭梗死；④大脑中动脉皮质支与深穿支交界的弯曲地带，称为皮质下分水岭脑梗死；⑤大脑主要动脉末端的边缘区，称为幕下性分水岭梗死。这种分型准确地表达了 CWSI 在脑部的空间位置。

（一）临床表现

分水岭梗死临床表现较复杂，因其梗死部位不同而各异，最终确诊仍需要影像学证实。

根据临床和 CT 表现，各型临床特征如下。

1. 皮质前型　该病变主要位于大脑前、中动脉交界处，相当于额中回前部，相当于 Brodmann 8、9、10、45、46 区，向上向后累及 4 区上部。主要表现为以上肢为主的中枢性肢体瘫痪，舌面瘫少见，半数伴有感觉异常。病变在优势半球者伴皮质运动性失语。可有情感障碍、强握反射和局灶性癫痫；双侧病变出现四肢瘫、智能减退。

2. 皮质后型　病变位于大脑中、后动脉交界处，即顶枕颞交界区。此部位梗死常表现为偏盲，多以下象限盲为主，伴黄斑回避现象，此外，常见皮质性感觉障碍，偏瘫较轻或无，约1/2的患者有情感淡漠，可有记忆力减退和Gerstmann综合征（角回受损），优势半球受累表现为皮质型感觉性失语，偶见失用症，非主侧偶见体象障碍。

3. 皮质下型　病变位于大脑中动脉皮质支与穿通支的分水岭区。梗死位于侧脑室旁及基底节区的白质，基底节区的纤维走行较集中，此处梗死常出现偏瘫和偏身感觉障碍。

除前型有对侧轻瘫，或有类帕金森综合征外，其余各型之间在临床症状及体征上无明显特征性，诊断需要依靠影像学检查。

分水岭梗死以老年人多见，其特点为呈多灶型者多，常见单侧多灶或双侧梗死。合并其他缺血病变者多，如腔隙梗死、皮质或深部梗死、皮质下动脉硬化性脑病等，合并痴呆多见，复发性脑血管病多见，发病时血压偏低者多见。

（二）辅助检查

1. CT扫描　脑分水岭梗死的CT征象与一般脑梗死相同，位于大脑主要动脉的边缘交界区，呈楔形，宽边向外、尖角向内的低密度灶。

2. MRI表现　对病灶显示较CT清晰，新一代MRI可显示血管及血液流动情况，可部分代替脑血管造影。病灶区呈长 T_1 与长 T_2。

（三）诊断与鉴别诊断

诊断主要依靠临床表现及影像学检查。头颅CT或MRI可发现典型的梗死病灶。

（四）治疗

（1）病因治疗：对可能引起脑血栓形成病因的处理，积极治疗颈动脉疾病和心脏病，注意医源性低血压的纠正，注意水与电解质紊乱的调整等。

（2）CWSI的治疗与脑血栓形成相同：可应用扩血管、改善脑微循环、抗血小板凝聚的药物和钙拮抗药。对于严重颈动脉狭窄、闭塞的患者可考虑做颈动脉内膜切除术或颈动脉成形术。

（3）注意防止医源性的分水岭脑梗死，如过度的降压治疗、脱水治疗等。尤其是卒中的患者，急性期血压的管理特别重要。现在有很多卒中以后血压管理的指南。尽管这些指南各异，但是基本的观点是相同的，主要的内容有：①卒中后血压的增高常常是一种脑血管供血调节性的，是一种保护性的调节，不可盲目地进行干预；②除非收缩压>29.3 ~ 30.1kPa（220 ~ 230mmHg），或舒张压>16 ~ 17.3kPa（120 ~ 130mmHg），或者患者的平均动脉压>17.3kPa（130mmHg），才考虑降压治疗，降压治疗通常不选用长效的、快速的降压制剂；③降压治疗过程中要密切观测患者神经系统的症状及体征变化。

四、腔隙性脑梗死

腔隙性脑梗死占所有卒中病例的15% ~ 20%，是指发生在大脑半球深部白质及脑干的缺血性脑梗死，多因动脉的深穿支闭塞致脑组织缺血、坏死、液化并由吞噬细胞移走而形成腔隙，其形状与大小不等，直径多在0.05 ~ 1.5cm。腔隙主要位于基底节，特别是壳核、丘脑、内囊及脑桥，偶尔也可位于脑回的白质。病灶极少见于脑表面灰质、胼胝体、视辐射、大脑半球的半卵圆中心、延髓、小脑及脊髓。大多数腔隙梗死发生在大脑前、中动脉的豆纹动脉分支、大脑后动脉的丘脑穿通动脉及基底动脉的旁正中分支的支配区。是最常见的一种高血压性脑血管病变。病变血管可见透明变性、玻璃样脂肪变、玻璃样小动脉坏死、血管壁坏死和小动脉硬化。

（一）临床表现

本病起病突然，也可渐进性亚急性起病，出现偏身感觉或运动障碍等局限症状，多数无意识障碍，症状在12h ~ 3d发展至高峰，少数临床无局灶体征或仅表现有头痛、头晕、呃逆、不自主运动或心情不稳定。1/5 ~ 1/3的患者病前有TIA表现，说明本病与TIA有一定关系，临床表现呈多种多样，但总的来说，相对的单一性和不累及大脑的高级功能例如语言、行为，非优势半球控制的动作、记忆和视觉。症状轻而局限，预后也佳。

1. 腔隙综合征　腔隙性脑梗死的临床表现取决于腔隙的独特位置，Fisher 等将它分为 21 种综合征。①纯运动性轻偏瘫（PMH）；②纯感觉卒中或 TIA；③共济失调性轻偏瘫；④构音障碍手笨拙综合征；⑤伴运动性失语的 PMH；⑥无面瘫型 PMH；⑦中脑丘脑综合征；⑧丘脑性痴呆；⑨伴水平凝视麻痹的 PMH；⑩伴动眼神经瘫的交叉 PMH；⑪伴展神经麻痹的 PMH；⑫伴精神紊乱的 PMH；⑬伴动眼神经麻痹的交叉小脑共济失调；⑭感觉运动性卒中；⑮半身投掷症；⑯基底动脉下部分支综合征；⑰延髓外侧综合征；⑱脑桥外侧综合征；⑲记忆丧失综合征；⑳闭锁综合征（双侧 PMH）；㉑其他包括下肢无力易于跌倒、纯构音障碍、急性丘脑肌张力障碍。临床上以 1 ~（5、10）较多，占腔隙性梗死的 80%。

其中较常见的有以下几种。

（1）纯运动性轻偏瘫（PMH）：病变损伤皮质脊髓束脑中任何一处，即病灶可位于放射冠、内囊、脑桥或延髓。本型最常见，约占 61%。其主要表现为轻偏瘫，对侧面、上下肢同等程度的轻偏瘫，有的则表现为脸、臂无力，有的仅有小腿乏力。可有主观感觉异常，但无客观感觉障碍。

（2）纯感觉卒中或 TIA：病变多位于丘脑腹后外侧核，感觉障碍严格按正中线分开两半。主要表现是仅有偏身感觉障碍，如对侧面部及肢体有麻木、发热、烧灼、针刺与沉重等感觉，检查时多为主观感觉体验，极少客观感觉缺失，无运动、偏盲或失语等症状。一般可数周内恢复，但有些症状可持续存在。

（3）共济失调性轻偏瘫：病变在脑桥基底部上、中 1/3 交界处与内囊。主要表现为对侧肢体共济失调与偏轻瘫，下肢重于上肢。

（4）构音障碍手笨拙综合征：脑桥基底部上、中 1/3 交界处与内囊膝部病灶均可引起本征。表现为严重的构音障碍，可伴吞咽困难、对侧偏身共济失调，上肢重于下肢，无力与笨拙，可伴中枢性面瘫与舌瘫与锥体束征。

（5）运动性失语的 PMH：系豆纹动脉血栓形成而引起。病灶位于内囊膝部和前肢及邻近的放射冠白质。表现对侧偏轻瘫伴运动性失语。

（6）感觉运动性卒中：病变在丘脑腹后外侧核与内囊后肢。主要临床表现对侧肢体感觉障碍及偏轻瘫，无意识障碍、记忆力障碍、失语、失用及失认。除以上所述之外，近年来有学者发现 11% ~ 70% 属于无症状脑梗死，因病灶位于脑部的“静区”或病灶极小，因而症状不明显。CT 或 MRI 发现多是腔隙性梗死。MRI 扫描：MRI 对腔隙梗死检出率优于 CT，特别是早期，脑干、小脑部位的腔隙，早期 CT 显示不清的病灶 MRI 可分辨出长 T_1 与 T_2 的腔隙灶，T_2 加权像尤为敏感。

2. 腔隙状态　多发性腔隙脑梗死可广泛损害中枢神经，累及双侧锥体束；出现严重的精神障碍、痴呆、假性球麻痹、双侧锥体束征、类帕金森综合征和尿、便失禁等，病情呈阶梯状恶化，最终表现如下结果：

（1）多发梗死性痴呆。

（2）假性球麻痹。

（3）不自主舞蹈样动作。

（4）步态异常。

（5）腔隙预警综合征，即多次反复发作的 TIA 是发生腔隙性梗死的警号。

（二）辅助检查

1. CT 扫描　CT 诊断阳性率介于 49% ~ 92%。CT 扫描诊断腔隙的最佳时期是在发病后的 1 ~ 2 周内。CT 扫描腔隙灶多为低密度，边界清晰，形态为圆形、椭圆形或楔形，直径平均 3 ~ 13mm。由于体积小，脑干部位不易检出。卒中后首次 CT 扫描的阳性率为 39%，复查 CT 有助于提高阳性率。绝大多数病灶位于内囊后肢和放射冠区。纯运动、感觉运动综合征病灶大于共济失调轻偏瘫、构音障碍 - 手笨拙综合征及纯感觉性腔隙性梗死。对于纯运动性卒中，病灶在内囊的越低下部分则瘫痪越重，与病灶大小无关。增强 CT 对提高阳性率似乎作用不大。

2. MRI 扫描　对新、旧梗死的鉴别有意义。增强后能提高阳性率。MRI 对腔隙梗死检出率优于 CT，特别是早期，脑干、小脑部位的腔隙，早期 CT 显示不清的病灶 MRI 可分辨出长 T_1 与 T_2 的腔隙灶，

T_2 加权像尤为敏感。

3. 血管造影 因为引起腔梗的血管分支口径极小，普通造影意义不大，有可能检出一些血管畸形或动脉瘤。

4. EEG 腔梗对大脑功能的影响小，故 EEG 异常的发生率低，资料表明 CT 阳性的患者 EEG 无明显异常，对诊断或判断预后无价值。

5. 诱发电位 取决于梗死的部位，一般情况下只有 CT 显示梗死灶较大伴有运动障碍时才可能有异常。

6. 血液流变学 多为高凝状态。

（三）治疗

20% 的腔隙性梗死患者发病前出现短暂性脑缺血发作，30% 起病后病情缓慢进展。对于小的深部梗死的坏死组织无特殊治疗。主要还应从病因及危险因素着手。动脉粥样硬化是最主要的病因。目前治疗的方向为纠正脑血管病的危险因素，如高血压、糖尿病和吸烟。抗血小板药如阿司匹林、噻氯匹定可以应用，但尚未证实有效，抗凝治疗也未被证实有效。颅外颈动脉狭窄只能被认为是无症状性的，除非它是唯一病因。

高血压的处理同其他类型的脑梗死，在急性期的头几天，收缩压 >25.3 ~ 26.6kPa（190 ~ 200mmHg），舒张压 >14.6 ~ 15.3kPa（110 ~ 115mmHg）才需要处理，急性期过后血压须很好控制。心脏疾病（缺血性心脏病、房颤、瓣膜病）和糖尿病作为危险因素必须得到诊断和治疗。当动脉炎是腔隙性脑梗死病因时，不同的动脉炎分别用青霉素、吡喹酮、抗结核药、糖皮质激素治疗。不同症状的腔梗有其特殊的治疗方法，有运动损害的所有患者，用低分子肝素预防深静脉血栓是其原则。运动康复尽可能愈早愈好。感觉性卒中出现痛觉过敏时，可用阿米替林、卡马西平、氯硝西泮治疗。有偏侧舞蹈征或肌张力不全时予氟哌啶醇 1 ~ 5mg，3 次 /d，可以减轻症状，但不是都有效。总之，重在预防。

（四）预后

该病预后良好，病死率及致残率较低，但易复发。

五、无症状脑梗死

无症状脑梗死是脑梗死的一种特殊类型，一般认为高龄患者既往无脑卒中病史，临床上无自觉症状，无神经系统局灶体征，通过 CT、MRI 检查发现了梗死灶，称无症状脑梗死。

（一）发生率

无症状脑梗死的发生率与检测设置种类及敏感度明显相关，确切发生率不详，文献报道在 11% ~ 70%，公认的发生率为 10% ~ 21%。

（二）病因及发病机制

无症状脑梗死确有脑血管病发病的危险因素如高血压、糖尿病、高脂血症、房颤、TIA、颈动脉狭窄、吸烟等。可以说大部分无症状脑梗死都可找到卒中的危险因素。无症状脑梗死的发病机制与动脉硬化性脑梗死相同。之所以无症状，是因为梗死灶位于脑的静区或非优势半球，梗死造成的损伤缓慢发展，而产生了侧支循环代偿机制。此外，症状可能在患者睡眠时发生，而在患者清醒后又缓解或梗死灶小，为腔隙性梗死。

（三）辅助检查

CT 发现率为 10% ~ 38%，MRI 发现率可高达 47%。无症状脑梗死首次 CT 或 MRI 检查发现有腔隙性梗死或脑室周围白质病变。主要病变部位在皮质下，而且在基底节附近，一般范围较小，在 0.5 ~ 1.5cm，大多数无症状脑梗死是单个病灶（80%）。

电生理方面揭示了无症状脑梗死患者事件相关电位 P300，潜伏期延长。

（四）鉴别诊断

1. 血管周围腔隙与无症状脑梗死在 MRI 上的脑鉴别 如下所述。

（1）大小：前者一般直径在 1mm 左右，≤ 3mm。

（2）形态：前者为圆形或者线形，后者多为条状、片状或不规则形。

（3）小灶性脑梗死在 T_1 加权为低信号；T_2 加权为高信号，而血管周围腔隙在 T_1 加权常无变化，T_2 加权为高信号。

（4）部位：血管周围腔隙多分布于大脑凸面及侧脑室后角周围，小灶死以基底节、丘脑、半卵圆为中心等。

2. 多发性硬化　多发生于中壮年，病程中缓解与复发交替进行，CT 扫描在脑的白质、视神经、脑干、小脑及脑室周围可见多处低密度斑，除急性期外，增强时无强化。而无症状梗死多见于老年人，有高血压病史，CT 发现脑血管的深穿支分布区的小梗死，增强时有强化反应。

（五）防治

无症状脑梗死是有症状卒中的先兆，需要引起重视，治疗的重点是预防。

1. 针对危险因素进行干预　如下所述。

（1）高血压患者，积极控制血压，治疗动脉硬化。

（2）常规进行心脏方面的检查并予以纠正。

（3）积极治疗糖尿病。

（4）尽量戒酒、烟。

（5）高黏滞血症者，应定期输入右旋糖酐 -40。

2. 药物预防　阿司匹林 50mg 每晚服用。如合并溃疡病，则可服用噻氯匹定每日 250mg。

六、出血性脑梗死

在脑梗死特别是脑栓塞引起的缺血区内常伴有自发性出血性改变（HT），表现为出血性梗死（HI）或脑实质内血肿（PH），PH 进一步又可分为梗死区内的 PH 和远离梗死区的 PH。临床上 CT 检出 HI 的频率为 7.5% ~ 43%，MRI 的检出率为 69%。尸检中证实的为 71%，多为脑栓塞，尤其是心源性栓塞。近年来，由于抗凝与溶栓治疗的广泛应用，HI 引起了临床上的重视。

出血性梗死与缺血性梗死相比，在坏死组织中可发现许多红细胞。在一些病例中，红细胞浓度足够高，以至于在 CT 或 MRI 扫描上出现与出血相一致的高密度表现。同时，尸检标本显示出血灶的范围从散布于梗死之中的瘀斑到几乎与血肿有相同表现的一个由许多瘀斑融合而成片的大的病灶。出血性梗死发生的时间变化很大，早至动脉闭塞后几小时，迟至 2 周或更晚。

出血性梗死的解释长期以来被认为是由于闭塞缓解后梗死血管床再灌注所致。例如可能发生于栓子破碎或向远处移行后或在已经形成的大面积梗死的背景下闭塞大血管早期再通所致。这可能是动脉血进入毛细血管重新形成的血压导致红细胞从缺氧的血管壁渗出。再灌注越强烈，毛细血管壁损伤越严重，出血性梗死融合得越多。假设缺血性梗死反映了可恢复的未闭腔隙，那么它可能是栓塞性闭塞后自发性或机化所致的结果，而血栓形成所造成的闭塞很难缓解。在心源性栓塞所致的梗死中有很小的出血发生率支持这个假说。

最近，这个关于出血性梗死的解释受到第三代 CT 和 MRI 扫描所见的挑战。这些研究发现出血性梗死常常在位于动脉床处的持续梗死的远端发展，这些动脉床只暴露于逆行的侧支循环处。出血性病灶的严重程度由于所观察到的大动脉再通所造成的血肿扩展的大小而不同。在那些以前的病例，瘀斑及散在性的出血性梗死的发生可能与动脉血压的急剧上升和梗死的突发程度、严重程度及大小有关。推测血肿最初可能围绕在大的梗死周围并压迫软膜血管，当血肿消退时，逆流的血液通过软膜的侧支循环再灌注并导致瘀斑性出血性梗死。

（一）临床表现

1. 按 HI 的发生时间分为　如下所述。

（1）早发型：即缺血性卒中后 3d 内发生的。缺血性卒中后早期发生 HI 常与栓子迁移有关，早发型 HI 常有临床症状突然加重而持续不缓解，甚至出现意识障碍、瞳孔改变。多为重型。CT 以血肿型多，预后差，病死率高。

（2）晚发型：多在缺血性卒中 8d 后发生，此型发病常与梗死区侧支循环的建立有关，晚发型的 HI 临床症状加重不明显，甚至好转。多为轻、中型。预后好，CT 多为非血肿型。在临床上易被忽视漏诊。

2. 根据临床症状演变将 HI 分 3 型　如下所述。

（1）轻型：HI 发病时间晚，多在卒中多于 1 周后发生，甚至在神经症状好转时发生，发病后原有症状、体征不加重，预后好。

（2）中型：HI 发病时间多在卒中 4 ~ 7d，发病后原有的神经症状、体征不缓解或加重，表现为头痛、肢瘫加重，但无瞳孔改变及意识障碍，预后较好。

（3）重型：HI 发病多在卒中少于 3d 内，表现原有神经症状、体征突然加重，有瞳孔改变及意识障碍，预后差。

脑梗死的患者在病情稳定或好转中，突然出现新的症状和体征，要考虑到有 HI 的可能。HI 有诊断价值的临床表现有头痛、呕吐、意识障碍、脑膜刺激征、偏瘫、失语、瞳孔改变、眼底视盘水肿等。有条件者尽快做 CT 扫描以确诊。

（二）辅助检查

1. 腰椎穿刺及脑脊液检查　脑脊液压力常增高，镜检可查到红细胞，蛋白含量也升高。

2. 脑血管造影检查　可发现原闭塞血管重新开通及造影剂外渗现象。

3. 头颅 CT 扫描　如下所述。

（1）平扫：在原有低密度梗死灶内出现点状、斑片状、环状、条索状混杂密度影或团块状的高密度影。出血量大时，在低密度区内有高密度血肿图像，且常有占位效应，病灶周围呈明显水肿。此时若无出血前的 CT 对比，有时很难与原发性脑出血鉴别。HI 的急性期及亚急性期 CT 呈高密度影，慢性期则呈等密度或低密度影，且可被增强 CT 扫描发现。因脑梗死患者临床上多不行强化 CT 扫描，故易被漏诊。

（2）增强扫描：在低密度区内有脑回状或斑片状或团块状强化影。有人统计，86% 的继发性出血有强化反应。

4. MRI 检查　如下所述。

（1）急性期：T_1 加权像为高信号与正常信号相间；T_2 加权像为轻微低信号改变。

（2）亚急性期：T_1 及 T_2 加权像均为高信号改变。

（3）慢性期：T_2 加权像为低信号改变。

（三）诊断

（1）具有典型的临床特点：①有脑梗死，特别是心源性、大面积脑梗死的可靠依据；②神经功能障碍一般较重，或呈进行性加重；或在病情稳定、好转后突然恶化；③在应用抗凝剂、溶栓药或进行扩容、扩血管治疗期间，出现症状严重恶化及神经功能障碍加重。

（2）腰椎穿刺及脑脊液检测，有颅内压升高；脑脊液中有红细胞发现。

（3）影像学检查提示为典型的出血性梗死图像。

（4）排除了原发性脑出血、脑瘤性出血及其他颅内出血性疾病。

诊断主要依靠临床表现和影像学检查。HI 多发生在梗死后 1 ~ 2 周，如患者症状明显加重，出现意识障碍、颅高压症状等，尤其是在溶栓、抗凝治疗后加重者，应及时复查 CT，避免延误诊治。

（四）治疗和预后

发生 HI 后应按脑出血的治疗原则进行治疗，停溶栓、抗凝、扩容等治疗，给予脱水、降颅压治疗。对于 HI 则应视具体病情做不同处理。本病不良预后与梗死面积、实质内出血面积有关。不同类型的 HI 有着不同的临床预后，HT 一般对预后无影响，而大面积脑梗死、颅内大血肿、出现脑疝形成征象、高血糖等与预后不良有关。

七、大面积脑梗死

尚无明确定义，有称梗死面积直径 >4.0cm，或梗死面波及两个脑叶以上者，也有称梗死范围大于同侧大脑半球1/2或2/3的面积。CT或MRI检查显示梗死灶以大脑中动脉供血区为多见，其他还有MCA（大脑中动脉）+ACA（大脑前动脉），MCA+PCA（大脑后动脉）等。大面积脑梗死是脑梗死中较严重的一类，由于脑梗死的面积大，往往引起脑水肿、颅内高压，患者出现意识障碍，病情凶险，与脑出血难以区别。此病约占脑梗死的10%。

（一）诊断及鉴别诊断

依靠临床表现及影像学检查。头颅CT或MRI检查能早期明确诊断。CT扫描可提供某些大梗死的早期征象：脑实质密度减低、脑回消失、脑沟模糊、脑室受压，MRI较CT优越，常规MRI最早可在发病后5～6h显示异常改变，弥散加权MRI（DWI）在起病后1～2h即可显示出缺血病灶。因其病情严重，易误诊为脑出血，必要时应及时复查头颅CT或MRI。

（二）治疗

1. 积极控制脑水肿，降低颅内压　大面积脑梗死后最重要的病理机制是不同程度的脑水肿，早期死亡的原因主要是继发于脑水肿的脑疝形成。发病12hCT有ICA（颈内动脉）远端或MCA近端闭塞所致大片脑梗死征象时，24～72h将发生严重半球水肿，最早在发病后20h即可出现脑疝，故大面积脑梗死时应积极控制脑水肿，降低颅内压。除常规应用脱水降颅压药物以外，如果以提高存活率为治疗目的，应早期考虑外科手术减压，尤其对身体健康的年轻患者。关于手术的最佳时机，一直是悬而未决的问题。以往的减压手术多是在那些被认为不进行手术治疗可能近期将会死亡的患者中进行，现在认为对于药物难以控制的颅高压者应立即手术，尤其是对50岁以下的患者。早期的减压手术对控制梗死灶的扩大、防止继发性脑疝、争取较好的预后至关重要。老年患者由于存在脑萎缩，增加了对脑梗死后脑水肿的代偿，临床上脑疝症状不明显或中线移位不明显，则也可先给予药物降颅压。

2. 溶栓与抗凝　Bollaert应用尿激酶早期局部动脉内溶栓治疗严重大脑中动脉卒中显示有积极的治疗效果，如能部分或完全再通或出现侧支循环则梗死体积明显缩小，预后较好，未再通或无侧支循环者均出现大块梗死灶，预后较差。但CT扫描呈现大面积脑梗死的早期征象时则不宜进行溶栓治疗。有报道认为，尼莫地平和肝素联合治疗大面积脑梗死具有良好的协同作用，较单用尼莫地平有更加显著的临床效果。

3. 防治并发症　大面积脑梗死急性期并发症多，对神经功能缺损和预后将产生不利影响。因此，早期发现和处理并发症是急性期处理的重要环节。主要有：

（1）癫痫：大面积脑梗死后易发生癫痫，其中，脑栓塞要比脑血栓形成发生率高。发作类型以单纯部分性发作居多，其次为全身性强直－阵挛发作、强直性发作、癫痫持续状态等。对此类患者应尽可能及早控制癫痫发作，对首次发作者应给予抗癫痫治疗1个月，频繁抽搐或抽搐时间较长者应按癫痫长期用药。但无论接受抗癫痫治疗与否，仍有可能出现迟发性癫痫发作，故有人提出对首次发作者暂不予抗癫痫治疗，如发作频繁或呈持续状态者才给予抗癫痫治疗。

（2）心脏并发症：可以引起心肌缺血、心律失常、心力衰竭等。心律失常有房颤、心动过速或过缓、Q-T间期延长等，常为一过性，随着颅内病变的好转和经过抗心律失常治疗后可在短期内消失。

（3）肺部感染：是常见的并发症之一。大面积脑梗死后由于昏迷、卧床、误吸、全身抵抗力低下等综合原因，易并发肺部感染。呼吸道管理是预防肺部感染的关键，如发生感染宜早期、联合、大剂量应用抗生素，根据痰培养调整抗生素种类。

（4）上消化道出血：是卒中严重并发症之一。呕血、黑便是上消化道出血的重要征象，应尽早检查大便隐血或抽取胃液做隐血试验以早期诊断和处理。急性期可给予预防性用药，一旦发生出血应积极予H_2受体拮抗药、止血药、输血治疗等。

大面积脑梗死后颅内出血转化多见，尤其是心源性栓塞者，溶栓和抗凝治疗增加继发出血的危险性，出血多发生于脑梗死后1～2周内，常使临床症状加重，脑CT检查是最常用和可靠的检查手段，病情恶化时应及时复查。治疗上按脑出血处理。

八、复发性脑梗死的危险因素及临床特点

目前，脑梗死的死亡率随着现代医学技术的发展而明显降低，而复发率却呈逐年上升的迅猛趋势。其脑梗死复发所导致的致残率和死亡率则显著增加。随之而产生的巨额医疗费用以及沉重的家庭负担和社会负担也给患者及其家属带来了困扰，并迅速引起了医学界和众多心脑血管患者的高度重视和广泛关注。因此，如何有效分析复发性脑梗死的危险因素和临床特点已成为进一步减少复发性脑梗死的发生的关键。

引起复发性脑梗死的危险素较多，其中不良嗜好和伴发病以及家族史则已成为重中之重。酗酒作为一种不良嗜好和不健康的生活习性是造成高血压显著的危险因素，而高血压则是最重要的脑血管病的危险因素。从而在一定程度上间接地导致了复发性脑梗死的发生。伴发病中的糖尿病已被列为脑血管病的危险因素，糖尿病患者的血液黏稠度增加红细胞积聚速度加快，血小板在血管壁上的黏着功能和相互间的凝集功能增强，血液凝血因子Ⅰ、Ⅴ、Ⅶ、Ⅷ增加，纤维蛋白原增高等，这些都容易引起脑梗死。房颤作为伴发病也是临床上引起脑梗死的致命杀手，房颤可使心房无规则颤动而失去收缩能力，导致左心房内血流不畅而淤滞，在凝血子的活化下红细胞易于聚集，并与血浆中的纤维蛋白相结合易形成血栓。脱落的栓子可进入体循环动脉，随血液到处流窜，如堵塞脑部血管或外周血管则引起栓塞性疾病。现代医学研究表明，血栓栓塞是房颤的严重并发症，房颤是缺血性脑中风的独立危险因素，尤其是风心病等有心脏瓣膜病者，因房颤导致栓子脱落更易诱发脑梗死。临床上许多人即使具备上述脑血管病危险因素却没有发生脑血管病，而另外一些不具备上述脑血管病危险因素的人却患了脑血管病，说明脑血管病的发生还与其他因素有关尤其是遗传因素有关。脑血管病家族史可能是脑血管病的危险因素。

九、急性脑梗死后并发情感障碍的相关因素

急性脑梗死后并发的情感障碍可明显影响患者的神经功能恢复及生活质量，因此越来越为神经内科医师所重视。

躯体因素：由于不同疾病受累的脏器不同，所涉及的临床表现、症状、体征和预后不同，以及病变的阶段不同，患者的心理状况也不一样。神经内科大部分患者存在有躯体功能方面的异常，表现为肢体活动受限、语言障碍、吞咽困难、饮水呛咳等，因为不同程度的神经功能障碍，给生活和心理带来很大的影响。

日常生活活动能力：大多数研究表明日常生活活动能力低下，脑卒中后情感障碍的发生率高，相反脑卒中后情感障碍发生率降低。多数研究认为肢体功能差会增加脑卒中后情感障碍的发生率，然而亦有少数研究认为肢体功能与脑卒中后情感障碍的发生率无显著关系者。

神经功能缺损：大多数认为神经功能缺损严重与脑卒中后情感障碍的发生率增高明显相关。

通过研究可见神经内科住院患者心理状态的变化与躯体、社会及人格因素有关，在从事临床实践中，除了对患者的躯体障碍进行诊治外，还应对其进行心理测试，使其在疾病的不同时期从不同的角度得到相应的干预，心身互动，促其尽快得到整体康复。

第三节 脑栓塞

一、概述

脑栓塞是指血液中的各种栓子进入脑动脉，阻塞脑血流，当侧支循环不能及时代偿时，该动脉供血区脑组织缺血性坏死，从而出现相应的脑功能障碍，占脑卒中的15% ~ 20%。栓子多来源于心脏疾病，主要病因是风湿性心瓣膜病、心内膜炎、先天性心脏病、心肌梗死、心律失常等；此外，还有心脏手术、动脉内介入治疗、长骨骨折等。

二、临床表现

1. 起病情况　以青壮年多见，可在安静或体力活动时发生，起病急骤，数秒至数分钟内达最高峰，是各种类型脑卒中起病最快的类型，且多无前驱症状。

2. 主要临床表现　颈内动脉系统栓塞多于椎－基底动脉系统栓塞，神经功能障碍取决于栓子的数目、范围和部位，可引起偏瘫、偏身感觉障碍、视野缺损、失语等症状。少数患者有头痛、呕吐和癫痫发作。可有短时意识障碍，但椎－基底动脉或大血管栓塞时可迅速昏迷，并有广泛性脑水肿及明显颅内高压表现。

3. 可能发现的临床表现　内脏或下肢动脉栓塞的表现，如呼吸困难、腹痛、便血、下肢动脉搏动消失等。

4. 感染性脑栓塞　可伴有发热、头痛、乏力等全身表现。

三、辅助检查

1. 影像学检查　头颅 CT 或 MRI 检查能明确病变部位，有时可发现梗死灶呈多发，绝大多数位于双侧大脑中动脉供血区，易合并出血性梗死等。如早期进行血管造影，10 日左右再复查，能发现一些患者的脑动脉闭塞征已消失，这种闭塞征消失现象，可作为血管造影诊断脑栓塞的指标之一。此外，如血管造影发现脑动脉结构正常、无动脉粥样硬化征象，也有助于诊断脑栓塞。

2. 心脏和颈动脉超声检查　可发现心源性栓子的部位，以及评价颈动脉狭窄和动脉斑块情况。

3. 腰穿　血性脑脊液或脑脊液中白细胞明显增多，有助于出血性脑梗死或感染性栓塞的诊断。

四、诊断及鉴别诊断

（一）诊断

1995 年第四届全国脑血管病会议组制定的脑栓塞诊断标准如下：①多为急骤发病；②多数无前驱症状；③一般意识清楚或有短暂性意识障碍；④有颈动脉系统和 / 或椎－基底动脉系统的症状和体征；⑤腰穿脑脊液一般不含血，若有红细胞可考虑出血性脑梗死；⑥栓子的来源可为心源性或非心源性，也可同时伴有其他脏器、皮肤、黏膜等栓塞症状。

（二）鉴别诊断

主要应与动脉血栓性脑梗死和脑出血相鉴别，脑栓塞头痛、呕吐、意识障碍等全脑症状较轻，且起病急骤，多可发现有栓子来源的证据可供鉴别。

五、治疗

1. 脑栓塞治疗　治疗原则、计划和方案与动脉血栓性脑梗死的治疗基本相同，但应注意：①对大脑中动脉主干栓塞的患者，应争取在时间窗内实施静脉溶栓治疗，但由于出血性梗死多见，溶栓适应证应更严格掌握。②感染性栓塞禁用溶栓或抗凝治疗，以免感染在颅内扩散，应加强抗感染治疗。③心腔内有附壁血栓或瓣膜赘生物，或脑栓塞有复发可能者，或心房颤动患者应长期抗凝治疗，以防栓塞复发；有抗凝禁忌证者，有时可选用抗血小板聚集治疗。④脂肪栓塞可用 5% 碳酸氢钠溶液或 10% 乙醇 250mL 静脉滴注，每日 2 次，有利于脂肪颗粒溶解。⑤气栓应取头低、左侧卧位，如为减压病应尽快用高压氧治疗，如有癫痫发作应予抗癫痫治疗。⑥补液、脱水治疗过程中注意保护心功能。

2. 原发疾病治疗　控制心律失常，手术治疗先天性心脏病和风湿性心瓣膜病，积极对感染性心内膜炎行抗感染治疗，可根除栓子来源，预防栓塞复发。

第四节　高血压脑病

高血压脑病是一种暂时性急性脑功能障碍综合征。各种原因所致的动脉性高血压，均可引起高血压脑病。目前仍公认高血压脑病是急性脑血管病的一个类型。近年来由于对高血压的诊断越来越重视和抗高血压药物的不断发展，这一综合征已日益少见。

一、概述

高血压脑病常见于原发性恶性高血压、急性或慢性肾小球肾炎、妊娠高血压综合征，也可见于嗜铬细胞瘤、库欣综合征、长期服用降血压药突然停药后、长期服用单胺氧化酶抑制剂（抗抑郁剂）同时服用酪胺（奶油和各种乳酪）等引起的血压增高。发病前有过度劳累、神经紧张或情绪激动的诱发因素。

高血压脑病的发病机制尚未完全清楚。可以肯定的是与动脉血压增高有关，当血压急剧升高时，脑的小动脉发生痉挛、造成血液循环障碍，组织缺血缺氧。而后通过自动调节机制，使脑的血液供应在一定范围内得到纠正。当血压继续恶性升高时，自动调节机制破坏，脑血管完全扩张，血流量增加，造成过度灌注，血管内液体外渗，迅速出现脑水肿和颅内压增高，毛细血管壁变性坏死，点状出血及微梗死，而产生脑功能全面障碍的症状。

二、病理

高血压脑病脑实质最具特征性的变化是表面或切面可见瘀点样或裂隙状出血及微梗死灶。脑血管特征性改变是脑内细小动脉节段性、局限性纤维性样坏死；非特征性的改变有脑内细小动脉透明样变性、中层肥厚，大中动脉粥样硬化等，还可见小动脉及毛细血管内微血栓形成。高血压脑病时，脑组织水分增加，冠状切面上见有水肿表现，白质常为淡黄色。显微镜下可见神经组织水肿明显，并有大片脱髓鞘改变。可见神经胶质瘢痕形成。

三、临床表现

临床多见于既往有血高压病史者，可有如下症状和体征：①发病年龄较宽，小儿到老年均可罹患本病。根据年龄的不同而见于不同的原发病，小儿多有急性肾炎，青年孕妇多有子痫，恶性高血压多见于30 ~ 50岁壮年。②急性起病，病情在12 ~ 48h达高峰，发病时常有血压急剧升高。以往血压相对正常者，血压突升至24.0kPa/16.0kPa（180/120mmHg）时即可发病。慢性高血压者，可能在[（30.7 ~ 33.3）/（16.0 ~ 20.0）kPa][（230 ~ 250）/（120 ~ 150）mmHg]以上才会发病。③全脑症状以剧烈头痛、抽搐和意识障碍三联征为主要表现，常伴有恶心、呕吐、烦躁不安或意识模糊、定向障碍、反应迟钝等症状。局灶症状可有短暂视力障碍、偏瘫、偏身感觉障碍和失语等。严重者可死亡。④可有原发病症状，肾炎者常有水肿、血尿、少尿和无尿，子痫者常伴有水肿和高血压等。⑤眼底检查可见视盘水肿，视网膜上有焰状出血及渗出，动脉痉挛变细等。

四、辅助检查

1. 腰穿　可见脑脊液压力升高或正常，蛋白轻度增高，偶有白细胞增多或有少量红细胞。
2. TCD检查　可因血管痉挛而检测到血流速度改变。
3. CT检查　可见脑水肿，双侧半球的密度减低，脑室变小，其他结构和位置正常。
4. MRI　可见半球有T_2高信号。CT和MRI的改变于几周内完全恢复正常，可与脑梗死和脱髓鞘鉴别。

五、诊断

中青年患者，有高血压或能引起血压增高的其他疾病病史，血压急剧增高以舒张压增高为主，突发剧烈头痛、抽搐和意识障碍，心率慢及心绞痛、心力衰竭；并能通过CT或MRI除外其他脑血管病，应考虑本病。

六、鉴别诊断

本病需与脑出血、脑梗死及蛛网膜下隙出血鉴别。高血压脑病患者若及时降低血压，症状和体征很快恢复正常。而脑出血、脑梗死及蛛网膜下隙出血除症状不能很快恢复外，还有其特异的影像学或腰穿的改变。此外，既往有肾性高血压患者应与尿毒症脑病鉴别，有糖尿的患者应与糖尿病昏迷或低血糖（及胰岛素后）昏迷鉴别。

七、治疗

本病发病急、变化快，易发生脑疝、颅内出血或持续抽搐而死亡，需尽快采取以下治疗措施。

（一）迅速控制血压

应使血压尽快降至 160/100mmHg 左右或接近患者平时血压水平。但血压不宜降的太低，以免脑、心供血障碍而发生梗死。

1. 硝普钠　直接松弛周围血管，降低外周阻力。常用 50mg 加入 5% 葡萄糖 500mL 中静滴，初速在 50μg/min，逐步加量致血压降至需要水平，最大量为 400μg/min。此药作用快，维持时间短暂，须在监护下缓慢静脉滴注，根据血压情况调整用量。

2. 利舍平　1 ~ 2mg 肌内注射，每日 1 ~ 3 次。注射后 1.5 ~ 3h 才显示降压效果。重症患者不应作为首选。

3. 硫酸镁　常用 25% 硫酸镁 10mL 深部肌内注射，6 ~ 12h 可重复肌内注射 1 次。重症患者不应作为首选。

4. 压宁定　将 12.5 ~ 25mg 注射剂加入 10mL 生理盐水或葡萄糖溶液中静脉注射，观察血压变化，15min 后如必要可重复注射 12.5mg。为了维持疗效或缓慢降压的需要，可将本药注射剂溶解在生理盐水或葡萄糖溶液中静点，滴速一般为 100 ~ 400μg/min。

当血压下降至需要水平后，可口服降压药物控制血压，以免血压再度升高。

（二）减轻脑水肿、降低颅内压

可用 20% 甘露醇 250mL 快速静滴，每 6 ~ 8h 一次，也可用 10% 甘油 500mL 静滴或肌内注射呋塞米等。

（三）制止抽搐

抽搐严重者首选安定 10mL 静脉缓慢注射。亦可使用苯巴比妥钠、副醛、苯妥英钠等。

（四）治疗原发病

对有心肾病变应者应予相应治疗．妊娠高血压综合征应及早终止妊娠。

第四章

周围神经疾病

第一节　脊神经疾病

一、单神经病及神经痛

单神经病（mononeuropathy）是单一神经病损产生与该神经分布一致的临床症状。神经痛（neuralgia）是受损神经分布区疼痛，分为特发性与症状性两类。特发性神经痛是受损神经分布区的特发性疼痛，通常神经传导功能正常，无病理形态学改变；症状性神经痛是多种病因所致神经病的早期症状，可以无明显感觉及运动功能缺失，需要仔细查找脊椎或神经通路上邻近组织的病变。

（一）病因

单神经病主要由于创伤、缺血、物理性损伤和肿瘤浸润等局部病因所致，也可由全身代谢性或中毒性疾病引起。

（1）创伤：是单神经病最常见的原因。外伤过程中的骨折、脱位、穿通伤及压迫性麻痹均可引起单神经病。急性创伤多为机械性，根据临床表现和病理所见可分为：①神经失用（neurapraxia）：是神经外伤导致的暂时性神经传导阻滞，可分为 2 种，一种为神经短暂缺血而无解剖改变，引起轻度短暂传导阻滞；另一种为节段性脱髓鞘，轴索正常，症状可在 2 ~ 3 周内恢复。②轴索断伤（axonotmesis）：轴索断离使远端发生沃勒变性，围绕轴索的 Schwann 细胞和基底层、神经内膜结缔组织正常，轴索可再生恢复功能。③神经断伤（neurotmesis）：轴索和周围结缔组织支架均断离，仅少部分轴索可再生达到原靶器官，大多数轴索芽支因迷走而形成神经瘤，故恢复慢而不完全。

（2）嵌压综合征（entrapment syndrome）：可以引起单神经病。压迫神经病是因为肿瘤、骨痂、滑膜增厚和纤维带等的压迫所致的周围神经损伤。在上下肢的神经通路中可能通过骨性神经纤维间隙，或纤维间隙、肌肉间隙等，这些间隙由于先天、后天的，或绝对的、相对的狭窄，以及某些动力学因素可造成神经的嵌压。轻微压迫引起脱髓鞘，严重者导致轴索变性。神经通过狭窄的解剖通道并经历反复缩窄性压迫可导致脱髓鞘，称为嵌压性神经病（entrapment neuropathy）。这类疾病常见的有腕管综合征，胸腔出口综合征，肘管综合征，前骨间神经、后骨间神经麻痹，腓管、跗管综合征以及梨状肌综合征等。

（3）肿瘤浸润：多指恶性肿瘤侵犯周围神经，如肺尖肿瘤造成的臂丛神经的压迫称为 Pancost 综合征，卵巢癌造成的坐骨神经痛等。

（4）血管炎：可导致神经的营养血管循环障碍，引起缺血性神经病。如结节性多动脉炎、系统性红斑狼疮等。

（5）炎性致病因子：如细菌、病毒、寄生虫等均可侵犯周围神经。

（6）免疫机制引起的神经脱髓鞘性传导阻滞，如多灶性运动神经病（multifocal motor neuropathy，MMN），伴有神经节苷脂周围神经抗体 CMI 的存在。

（7）原因不明的单神经病。

（二）治疗

单神经病因病因而异，可根据神经外伤程度和性质选择治疗，神经断伤需进行神经缝合，瘢痕压迫做神经松解术，急性压迫性神经病出现感觉刺激症状，无麻痹体征可保守治疗。神经外伤急性期应用皮质类固醇如泼尼松 30mg/d 以及 B 族维生素、神经生长因子等有助于恢复。

1. 桡神经麻痹　桡神经由 $C_{5\sim8}$ 组成，支配上肢肱三头肌、肘肌、肱桡肌、旋后肌、指伸肌及拇长展肌等，主要功能是伸肘，伸腕和伸指。

（1）病因：桡神经上段紧贴于肱骨中段背侧桡神经沟，由上臂内侧行至外侧，肱骨干骨折时极易损伤，或骨折后骨痂形成压迫受损；睡眠时以手臂代枕、手术时上臂长时间外展、上臂放置止血带不当等均可导致损伤，铅中毒和乙醇中毒也可选择性损害桡神经。

（2）临床表现：运动障碍典型症状是垂腕，损伤部位不同，表现各异。

1）高位损伤：桡神经在腋下发出肱三头肌分支以上受损产生完全性桡神经麻痹症状，上肢各伸肌完全瘫痪，肘、腕和掌指关节均不能伸直，前臂伸直时不能旋后，手掌处于旋前位；肱桡肌瘫痪使前臂在半旋前位不能屈曲肘关节；垂腕时腕关节不能固定使握力减低，伸指和伸拇肌瘫痪。

2）在肱骨中 1/3 处发出肱三头肌分支以下受损时，肱三头肌功能完好。

3）若损伤肱骨下端或前臂上 1/3 时，肱桡肌、旋后肌、伸腕肌功能保存。

4）前臂中 1/3 以下损伤仅伸指瘫痪而无垂腕。

5）接近腕关节的损伤由于各运动支均已经发出，可不产生桡神经麻痹症状。

桡神经感觉支分布于上臂、前臂、手和手指背面，但由于临近神经的重叠，感觉手背拇指和第一、第二掌间隙极小的区域。

桡神经再生功能良好，治疗后可恢复功能，预后良好。

2. 正中神经麻痹　正中神经由 $C_6 \sim T_1$ 组成，支配旋前圆肌、桡侧腕屈肌、各指屈肌、掌长肌、拇对掌肌及拇短展肌，主要功能是前臂旋前和屈腕、屈指。该神经位置较深，一般不易损伤。

（1）病因：正中神经损伤常见的原因是肘前区静脉注射药物外渗，以及腕部被利器割伤，肱骨或前臂骨折及穿通伤，腕管综合征压迫所致。

（2）临床表现：运动障碍表现为握力和前臂旋前功能丧失。

1）上臂受损时，正中神经支配的肌肉完全麻痹，前臂旋前完全不能，屈腕力弱，拇指、示指、中指不能屈曲，握拳无力；拇指、示指也不能过伸，拇指不能对掌和外展，大鱼际肌萎缩，状如猿手；因手指功能受到严重损害，持物困难。手指大部分感觉丧失，表明手的伤残很重。

2）损伤位于前臂中 1/3 或下 1/3 时，旋前圆肌、腕屈肌、指屈肌功能仍可保存，运动障碍仅限于拇指外展、屈曲和对掌。

感觉障碍区主要在桡侧手掌及拇指、示指、中指的掌面，无名指的桡侧一半和示指、中指末节的背面。正中神经富于交感神经纤维，故损伤后易发生灼性神经痛。

腕管综合征（carpal tunnel syndrome）的压迫可致正中神经麻痹，腕管由腕屈肌支持带与腕骨沟围成，正中神经走行其间，受压可发生桡侧三指的感觉障碍及麻木、疼痛和鱼际肌瘫痪。多见于中年女性，右侧多见。劳动后加剧，休息后减轻。治疗应局部制动，掌侧用夹板固定腕关节于中间位，可服用吲哚美辛、布洛芬等非类固醇抗炎剂。严重者可在腕管内注射泼尼松龙 0.5mL 加 2% 普鲁卡因 0.5mL，每周 1 次。2 次以上无效时，并肌电图显示鱼际肌呈失神经支配，宜手术治疗。

3. 尺神经麻痹　尺神经由 $C_8 \sim T_1$ 组成，支配尺侧腕屈肌、指深屈肌尺侧一半、小鱼际肌、拇收肌及骨间肌等，并支配小指和环指尺侧及尺侧一半手背的感觉。

（1）病因：尺神经损害可见于压迫、外伤、麻风等，它在肱骨内上髁后方及尺骨鹰嘴处最表浅，刀伤或骨折易受累；肱骨内上髁发育异常及肘外翻畸形、长期以肘支撑劳动易损伤之。肘管综合征也很常见，在上肢单神经病的发病率仅次于腕管综合征。

（2）临床表现：尺神经损伤的典型表现是手部小肌肉运动功能丧失，影响手指的精细动作。

1）尺侧腕屈肌麻痹而桡侧腕屈肌有拮抗作用，使手向桡侧偏斜。

2）拇收肌麻痹而拇展肌有拮抗作用，使拇指处于外展状态。

3）由于伸肌过度收缩，使手指的基底节过伸，末节屈曲，小鱼际平坦，骨间肌萎缩凹陷，手指分开、合拢受限，小指动作丧失，呈外展位，各指精细动作丧失，第 4 ～ 5 指不能伸直呈屈曲位，状如爪形手。

4）尺神经在前臂中 1/3 和下 1/3 受损时，仅见手部小肌肉麻痹。

感觉障碍在手背尺侧一半、小鱼际、小指和无名指尺侧一半。尺神经、正中神经、肌皮神经和肱动脉的起始段彼此紧密地连在一起，成为一血管神经束，常合并受伤。

（3）治疗：肘管综合征处理包括肘部用夹板固定，并用非类固醇抗炎剂，如 3 ～ 4 个月后无效，应考虑手术减压。

4. 腓总神经损害　腓总神经由 L_4 ～ S_3 组成，在大腿下 1/3 从坐骨神经分出，在腓骨头处转向前方，分出腓肠外侧皮神经分布于小腿的侧面，然后形成腓浅神经和腓深神经，前者支配腓骨长肌和腓骨短肌，后者支配胫骨前肌、拇长伸肌、拇短伸肌和趾短伸肌。可使足背屈、足外展及内收、伸拇趾等。

（1）病因：腓浅神经和腓深神经可因外伤、牵拉受损。腓总神经绕过腓骨颈部最易受损，可因穿通伤腓骨头骨折、铅中毒、各种原因的压迫（如石膏固定，盘腿坐、跪位和蹲位的时间过久）等引起。

（2）临床表现：腓总神经麻痹（common peroneal nerve palsy）的临床特点是：①足和足趾不能背屈，足下垂，步行时举足高，足尖先落地，呈跨阈步态；不能用足跟行走。②感觉障碍在小腿前外侧和足背。

（3）治疗：腓神经麻痹内翻垂足可行局部封闭，2% 普鲁卡因 5 ～ 10mL，加的士宁 1mg 在腓骨小头前方阳陵泉穴封闭，或用加兰他敏 2.5mg 封闭，促使肌力恢复。针灸、理疗及药物离子透入等也可应用。严重内翻垂足可带小腿矫形器或穿矫形鞋，完全麻痹保守治疗无效者可行手术矫正。

5. 胫神经损害　胫神经由 L_4 ～ S_3 组成，胫神经支配小腿三头肌、腘肌、跖肌、趾长屈肌、胫骨后肌和足底的所有短肌。

（1）临床表现：

1）足和足趾不能背屈、足尖行走困难、足内翻力弱。

2）感觉障碍主要在足底。

（2）治疗：腓总神经和胫神经麻痹的治疗包括如下几点。

1）急性期可用肾上腺皮质激素，如泼尼松每次 10mg，每日 3 次；地塞米松 5 ～ 10mg 静脉滴注或局部封闭，每日 1 次；神经营养药可用 B 族维生素、神经生长因子等。

2）垂足内翻严重者可行局部封闭，用 2% 普鲁卡因 5 ～ 10mL，加士的宁 1mg 在腓骨小头前侧阳陵泉穴位封闭；也可用加兰他敏 2.5mg 封闭，以促使肌力恢复；也可采用针灸、理疗及药物离子透入等。

3）腓神经麻痹产生内翻垂足，可带小腿矫形器或穿矫正鞋；完全麻痹保守治疗无效者可行手术矫正。

6. 枕神经痛　枕大神经、枕小神经和耳大神经分别来自 $C_{2\sim3}$ 神经，分布于枕部，该分布区内的神经痛统称枕神经痛（occipital neuralgia）。

（1）病因：可为上段颈椎病、脊柱结核、骨关节炎、脊髓肿瘤、硬脊膜炎、转移性肿瘤等，也可由上呼吸道感染或扁桃体炎引起，或病因不明。

（2）临床表现：

1）枕神经痛以一侧较多，起于枕部，可向头顶（枕大神经）、乳突部（枕小神经）或外耳（耳大神经）放射，呈持续性钝痛，可有阵发性加剧，也可呈间歇性发作，头颈部活动、咳嗽、喷嚏时可加剧，在枕外隆凸下常有压痛。

2）枕神经分布区可有感觉过敏或减退。

（3）治疗：除针对病因外，可用止痛剂、局部封闭、理疗等对症治疗。

7. 臂丛神经痛　臂丛由 C_5 ～ T_1 脊神经的前支组成，主要支配上肢的感觉和运动。受损时可产生其支配区的疼痛，称为臂丛神经痛（brachial neuralgia）。原发性臂丛神经痛或称臂丛神经炎（brachial neuritis），泛指肩胛带及上肢疼痛、肌无力和肌萎缩综合征，又称“神经痛性肌萎缩”。其病因未明，多认为是一种变态反应性疾病，可能与感染和疫苗接种有关。

臂丛神经痛的诊断要点是：

（1）有感染或异种血清、疫苗接种史，多见于成年人。

（2）急性、亚急性起病，病前及发病早期多伴有发热及全身症状。

（3）病初以肩和上肢疼痛为主，继之出现肌无力和肌萎缩。

继发性臂丛神经痛的病因多为臂丛邻近组织病变压迫。神经根压迫可因颈椎病，颈椎间盘突出，颈椎的结核、肿瘤、骨折、脱位，颈髓肿瘤及蛛网膜炎等引起。压迫神经干者有胸腔出口综合征、颈肋及颈部肿瘤、腋窝淋巴结肿大（如转移性癌肿）、锁骨骨折、肺沟瘤等，或因臂丛神经外伤引起。各种原因所致臂丛神经痛的临床表现是：肩部及上肢不同程度的疼痛，呈持续性或阵发性加剧；夜间及活动肢体时疼痛明显。臂丛范围内有感觉障碍、肌萎缩和自主神经障碍，腱反射减低。治疗和预后因病因而异。

颈椎病是由于椎间盘退行性病变和椎体骨质的增生性病变，压迫颈神经根和（或）脊髓引起的临床综合征。其临床表现主要有三，即颈痛和强迫头位、臂神经痛及脊髓压迫症状；3 种症状可单独或先后合并发生，其中尤以臂神经痛为多见，也是臂神经痛最常见的原因。随着年龄的增长，椎间盘髓核逐渐脱水，髓核周围的纤维环变性而弹性减少，椎间盘退行性变最终可致纤维环破裂而髓核脱出，椎间盘内压力减低而椎间隙变窄，引起前和（或）后纵韧带宽松，脱出的髓核使韧带与骨膜分离并嵌入其间，以后逐渐纤维化、钙化而形成骨赘，椎体两侧后外方的 Luschka 关节也可有骨赘形成，最后可影响整个椎体的周围。理论上任何脊椎都可发生骨赘，但与支持重力和活动程度有关，故以下颈及腰椎体后侧最明显。

由于胸椎比较固定，紧接其上的下颈椎（颈椎 $_{4、5、6}$）的活动范围及损伤机会最大。除年龄因素外，较长时间的颈部不正确姿位，如颈部过仰或过屈（喜卧高枕或某些职业），颈部肌肉紧张（某些职业或睡眠不良、精神紧张等）、上呼吸道感染等可为颈椎病的诱因。髓核脱出和骨赘形成的结果，椎间孔及椎管变小、变形，使经过椎间孔的神经根和（或）椎管内脊髓受压，后者参见脊髓压迫症。

由于颈椎病主要影响 $C_{4\sim5}$ 及 $C_{5\sim6}$ 椎间隙，主要表现为压迫 C_5 及 C_6 神经根引起的臂神经痛。压迫感觉神经根时产生根性神经痛，压迫运动神经根产生肌痛性疼痛。根性神经痛为发麻或触电样疼痛，位于上肢远端，大多在前臂桡侧及手指，与神经根支配节段的分布一致，相应区域可有感觉减退。肌痛性疼痛常在上肢近端、肩部和（或）肩胛等区域，表现为持续性钝痛和（或）短暂的深部钻刺样不适感。大部分病例因疼痛而使肩部运动受限，病程较长者可致凝肩。病程较短者常有肩部附近肌腱压痛。肱二头肌、肱三头肌反射可减低。

颈椎病常在 40 ~ 50 岁起病，男性较多见，病程较缓慢，常可反复发作。诊断主要依据病史及体征，颈椎 X 线平片对诊断有帮助，但 X 线改变与临床症状可不一致，有时神经症状明显而 X 线检查可正常，也可相反。并需与肩周炎及脊柱转移性肿瘤鉴别。颈椎病引起的臂神经痛以保守治疗为主。头颈部位置应予纠正，平时避免颈部过伸过屈，头位固定在某一位置的时间不宜太久，平卧时枕头不宜过高，其位置应垫及部分肩部，以免颈部过屈。

药物可先试用消炎止痛剂如酮洛芬 50mg，合并肌肉松弛剂如艾司唑仑 1mg，每日 3 ~ 4 次。也可用 2% 普鲁卡因及泼尼松龙各 0.5 ~ 1mL 痛点局部封闭治疗。颈痛和 / 或强迫头位和肩部痛可试用理疗。用颈托支架或吊带牵引，以减少颈部活动或有帮助。

8. 肋间神经痛　肋间神经痛（intercostale neuralgia）是指肋间神经支配区内的疼痛综合征。原发性者罕见，多为继发性病变。

（1）病因：有胸腔疾病如胸膜炎、肺炎和主动脉瘤等；胸椎及肋骨外伤继发骨痂形成或骨膜炎，胸椎及肋骨肿瘤或畸形，胸髓肿瘤或炎症等；带状疱疹性肋间神经痛在相应肋间可见疱疹，疼痛可出现在疱疹之前，消退之后仍可存在相当长的时间。

（2）临床表现：

1）疼痛位于一个或几个肋间，多呈持续性，可有阵发性加剧。

2）呼吸、咳嗽和喷嚏等可加剧疼痛。

3）可有相应肋间的皮肤感觉过敏和肋骨边缘压痛。

（3）治疗：

1）病因治疗：如切除肿瘤、抗感染治疗等；常见为带状疱疹病毒，可选用阿昔洛伟（acyclovir）静脉滴注，或 α－干扰素肌内注射等。

2）对症治疗：可用止痛剂、镇静剂、B 族维生素和血管扩张剂地巴唑、烟酸和 654－2 等。

3）胸椎旁神经根封闭、胸椎旁交感神经节封闭和肋间神经封闭等。

9. 股外侧皮神经病股　外侧皮神经病（lateral femoral cutaneous neuropathy）或感觉异常性股痛（meralgia paresthetica）是最常见的一种皮神经炎。

（1）病因：主要病因是受压或外伤、各种传染病、乙醇及药物中毒、动脉硬化、糖尿病、肥胖、腹部肿瘤和妊娠子宫压迫等，有的病因不明。该神经为单纯感觉神经，由 L_2、L_3 神经组成，通过腹股沟韧带下方，在离髂前上棘以下 5 ～ 10cm 处穿出大腿的阔筋膜，分布于股前外侧皮肤。

（2）临床表现：

1）男性多于女性，约为 3 ∶ 1，常发生于一侧，可有家族倾向。

2）主要症状是大腿外侧面感觉异常，如蚁走感、烧灼感、麻木针刺感等，或出现局部感觉过敏、感觉缺失、疼痛；常呈慢性病程，预后良好。

（3）治疗：

1）治疗糖尿病、动脉硬化、感染和中毒等全身性疾病，肥胖者减肥后症状可减轻或消失。

2）可用 B 族维生素 100mg 加 654 ～ 210mg，或 2% 普鲁卡因 5 ～ 10mL，在腹股沟下 5 ～ 10cm 该神经穿过阔筋膜部位行浸润封闭，可有较好效果。

3）疼痛严重者可给予口服止痛剂、镇静剂及抗痫药苯妥英钠、卡马西平，或神经营养药如 B 族维生素。

4）理疗、针灸、推拿和按摩等可能有效。

5）疼痛严重、保守治疗无效者可考虑手术治疗，切开使该神经受压的阔筋膜或腹股沟韧带。

10. 坐骨神经痛　坐骨神经痛（sciatica）是沿坐骨神经通路及其分布区内的疼痛综合征。坐骨神经是由 L_4 ～ S_3，神经根组成，是全身最长最粗的神经，经臀部分布于整个下肢。

（1）病因及分类：病因可分为原发性和继发性两大类。原发性坐骨神经痛或坐骨神经炎，原因未明，可能因牙齿、鼻窦、扁桃体等感染病灶，经血流而侵犯周围神经引起间质性神经炎；继发性坐骨神经痛是因坐骨神经在其通路上受周围组织或病变的压迫所致。按病变的部位可分为根性和干性坐骨神经痛。

1）根性者主要是椎管内和脊椎病变，远较干性者多见；最常见为腰椎间盘脱出症，其他如腰椎肥大性脊柱炎、腰骶段硬脊膜神经根炎、脊柱骨结核、椎管狭窄、血管畸形、腰骶段椎管内肿瘤或蛛网膜炎等。

2）干性者主要是椎管外病变，常为腰骶丛和神经干邻近病变，如骶髂关节炎、骶髂关节结核或半脱位、腰大肌脓肿、盆腔肿瘤、子宫附件炎、妊娠子宫压迫、臀部肌内注射不当或臀部受伤、感染等。

（2）临床表现：

1）常见于成年人，青壮年多见。沿坐骨神经径路的典型放射性疼痛为其特点，病变多为单侧性。疼痛位于下背部、臀部，并向股后部、小腿后外侧、足外侧放射，呈持续性钝痛，并有阵发性加剧，为刀割或烧灼样痛，夜间常加重。

2）行走、活动或牵拉坐骨神经可诱发或加重疼痛，患者常采取减痛姿势，如患肢微屈并卧向健侧；在仰卧起立时病侧膝关节弯曲；坐下时先是健侧臀部着力；站立时脊柱向患侧方侧凸。

3）沿坐骨神经的压痛局限于 L_4、L_5 棘突旁、骶髂点、臀点、股后点、腓点、腓肠肌点、踝点等。坐骨神经牵拉试验引发的疼痛为牵引痛，如直腿抬高试验（Lasegue 征）、交叉性直腿抬高试验等；还可发现轻微体征，如患侧臀肌松弛、小腿萎缩、小腿及足背外侧感觉减退、踝反射减弱或消失等。压颈静脉试验（压迫两侧颈静脉至头内感发胀时）亦可激发或加剧下肢疼痛。干性坐骨神经痛的压痛以臀部以下的坐骨神经径路明显，一般无腰椎棘突及横突压痛，压颈静脉及颏胸试验阴性。

（3）诊断和鉴别诊断：根据疼痛的分布、加剧及减轻的诱因、压痛部位、Lasegue 征阳性、感觉和踝反射减退等，诊断不难。临床上需与腰肌劳损、臀部纤维组织炎、髋关节炎等鉴别，因这些病损也可引起下背部、臀及下肢疼痛，但其疼痛和压痛都在局部，无放射、感觉障碍及肌力减退、踝反射减退等。为明确病因应详细询问有关病史，检查时注意脊柱、骶髂关节及骨盆内器官的情况；并区别根性与干性坐骨神经痛。必要时可进行脑脊液、X 线摄片、CT 或 MRI 等检查。

（4）治疗：首先应针对病因。腰椎间盘突出和坐骨神经痛的急性期应卧硬板床休息，使用止痛剂，对严重病例可静脉滴注地塞米松 10 ~ 15mg/d，7 ~ 10d；一般口服泼尼松 10mg，每日 3 ~ 4 次，10 ~ 14d 为 1 个疗程；也可用 1% ~ 2% 普鲁卡因或加泼尼松龙各 1mL 椎旁封闭。可配合针灸及理疗，腰椎间盘突出经保守治疗大多可缓解；疗效不佳时可用骨盆牵引或泼尼松龙硬脊膜外注射；个别无效或慢性复发病例可考虑手术治疗。

11. 股神经痛　股神经由 L_{2-4} 神经组成，是腰丛中最大的分支，股神经受到刺激可产生股神经痛（femoral neuralgia），又称 Wassermann 征。

（1）病因：股神经及其分支的损伤可见于枪伤、刺割伤、骨盆骨折、股骨骨折、中毒、传染病、骨盆内肿瘤和炎症、静脉曲张和股动脉动脉瘤等。

（2）临床表现：

1）股神经损伤时步态特殊，患者尽量避免屈曲膝部，行走时步伐细小，先伸出健脚，然后病脚拖拉到一起，不能奔跑和跳跃。皮支损伤可产生剧烈的神经痛和痛觉过敏现象。

2）令患者俯卧位，检查者向上抬其下肢，则在大腿的前面及腹股沟部出现疼痛；如患者蹲坐在两脚上也可引起疼痛而需伸直，膝腱反射消失；感觉障碍在大腿前面及小腿内侧，可伴有水肿、青紫和挛缩等营养性改变。

（3）治疗：

1）去除病因：如神经离断伤需行神经缝合，瘢痕等压迫应行神经松解术，盆腔肿瘤、股动脉瘤应行手术切除，解除对神经的压迫；神经外伤可用肾上腺皮质激素消除局部水肿和粘连，有助于外伤恢复；与止痛剂合用有明显的止痛作用。

2）神经营养药：如维生素（B_1、B_6、B_{12}），ATP、地巴唑和神经生长因子等。

3）镇痛药：如索米痛片、阿司匹林和布洛芬等。

二、多发性神经病

多发性神经病（polyneuropathy）以往称为末梢神经炎，主要表现为四肢远端对称性感觉障碍、下运动神经元瘫痪和（或）自主神经障碍的临床综合征。

（一）病因和发病机制

四肢周围神经的轴突变性、神经元病及节段性脱髓鞘病变都可表现为多发性神经病。其机制以轴突变性最常见也最为典型，通常轴突变性从远端开始，逐渐向近端发展，故称远端轴突病（distal axonopathy）。引起多发性神经病的原因很多，其共同特点是这些病因都是全身性的。常见病因如下：

1. 各类毒物中毒　如下所述。

（1）药物：如呋喃类、异烟肼、磺胺类、氯霉素、链霉素、两性霉素、乙胺丁醇、呋喃唑酮、甲硝唑、苯妥英钠、长春新碱、顺铂、肼苯达嗪、戒酒硫、保泰松、甲巯咪唑和丙米嗪等，长期服用异烟肼可干扰维生素 B_6 的代谢而致多发性神经病。

（2）化学品：如二硫化碳、三氯乙烯、丙烯酰胺等。

（3）有机磷农药和有机氯杀虫剂。

（4）重金属：如铅、砷、汞等中毒。

（5）白喉毒素等。

2. 营养缺乏和代谢障碍　如 B 族维生素缺乏、慢性乙醇中毒、妊娠、慢性胃肠道疾病或手术后等；代谢障碍性疾病也可继发营养障碍，如糖尿病、尿毒症、血卟啉病、黏液性水肿、肢端肥大症、淀粉样变性和恶病质等所致的代谢障碍。

3. 继发于胶原血管性疾病　如结节性多动脉炎、系统性红斑狼疮（SLE）、硬皮病、肉瘤病、类风湿性关节炎（RA）等，多由于血管炎而致病。

4. 自身免疫性　如吉兰－巴雷综合征、急性过敏性神经病（血清注射或疫苗接种后神经病）等，以及各种结缔组织病并发的多发性神经病，多为血管炎性；炎症性病变如白喉性、麻风性及莱姆病（Lyme disease）引起的多发性神经病。

5. 遗传性　如遗传性运动感觉性神经病（hereditary motor sensory neuropathy，HMSN）、遗传性共济失调性多发性神经病（Refsum 病）、遗传性自主神经障碍（hereditary dysautomonia）等。

6. 其他　如淋巴瘤、肺癌和多发性骨髓瘤等引起的癌性远端轴突病、癌性感觉神经元病、亚急性感觉神经元病、麻风和 POEMS 综合征。

（二）病理

主要病理改变是轴突变性及节段性脱髓鞘，均以周围神经病远端最明显。轴突变性由远端向近端发展，表现为逆死性神经病。

（三）临床表现

其临床表现可因病因而不同，可为急性、亚急性和慢性经过，但多数经过数周至数月的进展过程，病情发展由肢体远端向近端，病情缓解则由近端向远端。也可见复发的病例。

可发生于任何年龄。神经损害的共同特点是肢体远端对称性分布的感觉、运动和（或）自主神经障碍。

1. 感觉障碍　表现为肢体远端对称性各种感觉缺失，呈手套袜子形分布，也可有感觉异常、感觉过度和疼痛等刺激症状。

2. 运动障碍　为肢体远端下运动神经元性瘫痪，表现为肌无力、肌萎缩和肌束颤动等，远端重于近端；下肢肌萎缩以胫前肌、腓骨肌，上肢以骨间肌、蚓状肌、大小鱼际肌为明显；可有手、足下垂和跨阈步态，晚期因肌肉挛缩而出现畸形。

3. 四肢腱反射减弱及消失　为疾病早期的表现，以踝反射明显，并较膝反射减弱出现得早。

4. 自主神经障碍　可有肢体远端皮肤发凉，多汗或无汗，指/趾甲松脆，皮肤菲薄、干燥或脱屑，竖毛障碍，高血压及体位性低血压等，膀胱传入神经病变可出现无张力性膀胱，也可有阳痿、腹泻等。

（四）实验室检查

脑脊液除个别患者可有蛋白含量轻度增高外，一般均为正常；肌电图和神经传导速度测定有助于本病的神经源性损害与肌源性损害的鉴别，也有利于轴突病变与节段性脱髓鞘病变的鉴别，轴突病变表现为波幅降低，而脱髓鞘病变表现为神经传导速度变慢；神经组织活检对确定神经病损的性质和程度可提供较准确的证据。

（五）诊断

多发性神经病的诊断主要依据临床特点，如肢体对称性末梢型感觉障碍、下运动神经元性瘫痪和/或自主神经障碍。神经传导速度测定对亚临床型病例的早期诊断以及鉴别轴突与节段性脱髓鞘变性很有帮助，纯感觉或纯运动性的轴突性多发性神经病提示为神经元病。

本病的病因诊断颇为重要，因其决定患者的病因治疗。可根据病史、病程、特殊症状及有关实验室检查进行综合分析判定。

1. 药物性多发性神经病　以呋喃类药如呋喃妥因以及异烟肼最常见。尿路感染并有肾功能障碍患者应用呋喃类药，易致血药浓度增高而发病，症状常出现于用药后 1 ～ 2 周内，为感觉、运动及自主神经功能合并受损，尤以疼痛和自主神经功能障碍最明显。长期服用异烟肼的患者因干扰维生素 B_6 的代谢而致本病，每日剂量 300mg 时本病发生率约 2%，每日剂量 400mg 时为 17%；以双下肢远端感觉异常和感觉减退为主；服异烟肼的同时并用维生素 B_6（剂量为异烟肼的 1/10）可有预防作用。

2. 中毒性多发性神经病　如在一群体或工厂中群集性发病时，应考虑重金属或化学品中毒的可能。砷中毒可从患者尿、头发、指甲等测定砷含量以确诊。

3. 糖尿病多发性神经病　发生率与年龄和病程有关，初诊的糖尿病患者为 8%，25 年病程者可达

50%。可表现为感觉性、运动性、自主神经性或混合性，以混合性最多见，但感觉障碍通常较运动障碍为重。如主要损害小感觉神经纤维则以疼痛为主，夜间尤甚；主要损及大感觉纤维引起感觉性共济失调，并可因反复的轻微外伤、感染和血供不足而发生无痛性溃疡和神经源性骨关节病。也有的病例以自主神经损害表现突出。

4. 尿毒症多发性神经病　尿毒症的毒素或代谢物潴留也可引起多发性神经病，约占透析患者的半数，典型症状与远端性轴突病相同，初期多表现为感觉障碍，下肢较上肢早且严重，透析后可好转。

5. 营养缺乏性多发性神经病　多见于慢性乙醇中毒、慢性胃肠道疾病、妊娠和手术后等。

6. 恶性肿瘤　对周围神经的损害多为局部压迫或浸润，多发性神经病也可见于副肿瘤综合征和 POEMS 综合征（表现为多发性神经病、脏器肿大、内分泌病变、M 蛋白及皮肤损害）。

7. 感染后多发性神经病　如吉兰 - 巴雷综合征及疫苗接种后多发性神经病可能是一种变态反应。各种结缔组织病并发的多发性神经病多为血管炎引起的多数性单神经病发展而来，病史及全身症状可提供线索，周围神经活检也有帮助。白喉性多发性神经病是因白喉外毒素通过血循环作用于血—神经屏障较差的后根神经节及脊神经根，引起 Schwann 细胞中毒而致脱髓鞘，多为感觉运动性，常起病于白喉病后 8 ~ 12 周，多可于数日或数周内恢复。麻风性多发性神经病是麻风杆菌感染引起，潜伏期长，起病缓慢，特点是周围神经增粗而常可触及，肢体营养障碍较明显，可发生大疱、溃烂和指骨坏死，周围神经活检可确诊。

8. 遗传性多发性神经病　特点是起病隐袭，呈慢性进行性发展，并可有家族史。

（六）治疗

1. 病因治疗　如下所述。

（1）中毒性多发性神经病的治疗原则是：积极采取措施阻止毒物继续进入人体，加速排出和使用解毒剂；药物引起者应立即停药，如病情需要继续用异烟肼者可用较大剂量维生素 B_6；重金属和化学品中毒应立即脱离中毒环境，急性中毒应大量补液，促进利尿、排汗和通便，以尽快排出毒物；重金属砷中毒可用二巯基丙醇（BAL）3mg/kg 肌内注射，每 4 ~ 6h 1 次，2 ~ 3d 后改为每日 2 次，连用 10d；铅中毒用二巯丁二酸钠，每日 1g，多加入 5% 葡萄糖液 500mL 静脉滴注，5 ~ 7d 为 1 个疗程，可重复 2 ~ 3 个疗程；也可用依地酸钙钠每日 1g，稀释后静脉滴注，3 ~ 4d 为 1 个疗程，停 2 ~ 4d 后再重复，一般可用 3 ~ 4 个疗程。

（2）营养缺乏及代谢障碍性多发性神经病的治疗原则是：积极治疗原发病；糖尿病性应严格控制血糖，尿毒症性可采用血液透析和肾移植治疗，黏液性水肿性用甲状腺素有效，肿瘤并发的行肿瘤切除后可缓解，砜类药物对麻风性神经病有效，胶原血管性疾病如 SLE、硬皮病和 RA 及变态反应如血清注射或疫苗接种后神经病，可用皮质类固醇治疗。

2. 一般治疗　急性期应卧床休息，特别是累及心肌者，如维生素 B_1 缺乏和白喉性多发性神经病；各种原因引起的均可用大剂量维生素（B_1、B_6、B_{12}）等，重症病例可并用辅酶 A、ATP 及神经生长因子等；疼痛明显者可用各种止痛剂，严重者可用卡马西平和苯妥英钠。恢复期可采用针灸、理疗、按摩及康复治疗等。

3. 护理　重症患者应做好护理，四肢瘫痪者应定时翻身，并维持肢体的功能位，有手足下垂者应用夹板和支架以防瘫痪肢体的挛缩和畸形。

三、急性炎症性脱髓鞘性多发性神经病

急性炎症性脱髓鞘性多发性神经病（acute inflammatory demyelinating multiple neuropathy，AIDP）又称吉兰 - 巴雷综合征（Guillain - Barre syndrome，GBS），是以周围神经和神经根的脱髓鞘及小血管周围淋巴细胞及巨噬细胞的炎性反应为病理特征的自身免疫性周围神经病。

（一）流行病学

GBS 的年发病率为（0.6 ~ 1.9）/10 万人，男性略高于女性，各年龄组均可发病。白种人的发病率高于黑种人。美国的发病高峰在 50 ~ 74 岁，发病年龄有双峰现象，即 16 ~ 25 岁和 45 ~ 60 岁出现 2

个高峰，欧洲国家发病趋势与之相似。我国尚无大规模系统的流行病学资料，以儿童和青壮年多见。国外多无明显的季节倾向，但我国 GBS 的发病似有地区和季节流行趋势，在我国河北与河南交界地带的农村，多在夏、秋季节有数年一次的流行趋势。1974 年在甘肃的张掖、临泽地区，1986 年在河北的清河地区有 GBS 的丛集性发病的报告。国外曾报告过丛集发病的情况，如美国 1977 ~ 1978 年的丛集发病与注射流感疫苗有关；约旦的丛集发病主要前驱因素为腹泻，少数为伤寒和肝炎，患者大多为青年。

（二）病因和发病机制

CBS 的病因还不清楚。CBS 患者病前多有非特异性病毒感染或疫苗接种史，最常见为空肠弯曲菌（campylobacter jejuni，CJ），约占 30%，此外还有巨细胞病毒（CMV）、EB 病毒、肺炎支原体、乙型肝炎病毒（HBV）和人类免疫缺陷病毒（HIV）等。以腹泻为前驱感染的 GBS 患者 CJ 感染率可高达 85%，CJ 感染常与急性运动轴索型神经病（AMAN）有关。CJ 是一种革兰阴性微需氧弯曲菌，有多种血清型，GBS 常见的血清型为 2、4 和 19 型，我国以 Penner 19 型最常见；CJ 感染潜伏期为 24 ~ 72h，最初为水样便，后变为脓血便，高峰期为 24 ~ 48h，1 周左右恢复，GBS 发病常在腹泻停止之后，故分离 CJ 较困难。也有白血病、淋巴瘤和器官移植后应用免疫抑制剂出现 GBS 的报告，系统性红斑狼疮和桥本甲状腺炎等自身免疫病可并发 GBS。

分子模拟（molecular mimicry）机制认为，GBS 的发病是由于病原体某些组分与周围神经组分相似，机体免疫系统发生错误的识别，产生自身免疫性 T 细胞和自身抗体，并针对周围神经组分发生免应答，引起周围神经髓鞘脱失。

周围神经髓鞘抗原包括：

1. P_2 蛋白　P_2 蛋白是分子量 15kD 的碱性蛋白，因其致神经炎的作用最强，常作为诱发实验性自身免疫性神经炎（experimental autoimmune neuritis，EAN）的抗原。

2. P_1 蛋白　P_1 蛋白是分子量 18.5kD 的碱性蛋白，它相当于 CNS 的髓鞘素碱性蛋白（MBP），用 P_1 免疫动物可同时诱发 EAN 和实验性自身免疫性脑脊髓炎（EAE）。

3. P_0 蛋白　P_0 蛋白是分子量 30kD 的糖蛋白，是周围神经中含量最多的髓鞘蛋白，致神经炎作用较弱。

4. 髓鞘结合糖蛋白（MAG）　髓鞘结合糖蛋白（MAG）是分子量 110KD 的糖蛋白，CNS 也存在。而神经节苷脂是一组酸性糖脂，由酰基鞘氨醇和寡糖链构成，分布于神经元和轴索的质膜上，尤其在 Ranvier 结及其周围的髓鞘，抗原性较弱。

GBS 的实验动物模型 EAN 可用牛 P_2 蛋白免疫 Lewis 大鼠诱发，病理可见神经根、神经节、周围神经节段性脱髓鞘及炎性反应，严重者可累及轴索；用 EAN 大鼠的 P_2 蛋白抗原特异性 T 细胞被动转移给健康 Lewis 人鼠，经 4 ~ 5d 潜伏期也可出现 EAN，与脱髓鞘为主的 AIDP 相似。

（三）临床表现及分型

1. 临床表现　如下所述。

（1）多数患者可追溯到病前 1 ~ 4 周有胃肠道或呼吸道感染症状，或有疫苗接种史。

（2）多为急性或亚急性起病，部分患者在 1 ~ 2d 内迅速加重，出现四肢完全性瘫痪及呼吸肌麻痹，瘫痪可始于下肢、上肢或四肢同时发生，下肢常较早出现，可自肢体近端或远端开始，多于数日至 2 周达到高峰；肢体呈弛缓性瘫痪，腱反射减低或消失，发病第 1 周可仅有踝反射消失；如对称性肢体无力 10 ~ 14d 内从下肢上升到躯干、上肢或累及脑神经，称为 Landry 上升性麻痹。

（3）发病时多有肢体感觉异常如烧灼感、麻木、刺痛和不适感，可先于瘫痪或与之同时出现；感觉缺失较少见，呈手套袜子样分布，震动觉和关节运动觉障碍更少见，约 30% 患者有肌肉痛。也可始终无感觉异常，有的患者出现 Kernig 征和 Lasegue 征等神经根刺激症状。

（4）有的患者以脑神经麻痹为首发症状，双侧周围性面瘫最常见，其次是延髓麻痹，眼肌及舌肌瘫痪较少见，因数日内必然要出现肢体瘫痪，故易于鉴别。

（5）自主神经症状常见皮肤潮红、出汗增多、手足肿胀及营养障碍，严重患者可见窦性心动过速、体位性低血压、高血压和暂时性尿潴留。

（6）所有类型 GBS 均为单相病程（monophase course），多于发病 4 周时肌力开始恢复，恢复中可有短暂波动，但无复发一缓解。

2. 临床分型　Griffin 等（1996 年）根据 GBS 的临床、病理及电生理表现分成以下类型。

（1）经典吉兰 - 巴雷综合征：即 AIDP。

（2）急性运动轴索型神经病（AMAN）：为纯运动型。主要特点是病情重，多有呼吸肌受累，24 ~ 48h 内迅速出现四肢瘫，肌萎缩出现早，病残率高，预后差。国外学者将中国发现的这种急性软瘫称作“中国瘫痪综合征”。

（3）急性运动感觉轴索型神经病（AMSAN）：发病与 AMAN 相似，病情常较其严重，预后差。

（4）Fisher 综合征：被认为是 GBS 的变异型，表现为“眼外肌麻痹、共济失调和腱反射消失（ophthalmopleda-ataxia-areflexia）”三联征。

（5）不能分类的 GBS：包括“全自主神经功能不全”和复发型 GBS 等变异型。

（四）辅助检查

（1）脑脊液蛋白细胞分离，即蛋白含量增高而细胞数正常，是本病的特征之一；起病之初蛋白含量正常，至病后第 3 周蛋白增高最明显，少数病例 CSF 细胞数可达（20 ~ 30）$\times 10^6$/L。

（2）严重病例可出现心电图异常，以窦性心动过速和 T 波改变最常见，如 T 波低平，QRS 波电压增高，可能是自主神经功能异常所致。

（3）神经传导速度（NCV）和 EMG 检查对 GBS 的诊断及确定原发性脱髓鞘很重要。发病早期可能仅有 F 波或 H 反射延迟或消失，F 波改变常代表神经近端或神经根损害，对 GBS 诊断有重要意义；脱髓鞘电生理特征是 NCV 减慢、远端潜伏期延长、波幅正常或轻度异常；轴索损害以远端波幅减低甚至不能引出为特征，但严重的脱髓鞘病变也可表现波幅异常，几周后可恢复；NCV 减慢可在疾病早期出现，并可持续到疾病恢复之后，远端潜伏期延长有时较 NCV 减慢更多见；由于病变的节段性及斑点状特点，运动 NCV 可能在某一神经正常，而在另一神经异常，因此异常率与检查的神经数目有关，应早期做多根神经检查。

（4）腓肠神经活检发现脱髓鞘及炎性细胞浸润可提示 GBS，但腓肠神经是感觉神经，GBS 以运动神经受累为主，因此活检结果仅可作为诊断参考。

（五）诊断和鉴别诊断

1. 诊断　可根据病前 1 ~ 4 周有感染史，急性或亚急性起病，四肢对称性弛缓性瘫，可有感觉异常、末梢型感觉障碍、脑神经受累，常有 CSF 蛋白细胞分离，早期 F 波或 H 反射延迟、NCV 减慢、远端潜伏期延长及波幅正常等神经电生理改变。

2. 鉴别诊断　如下所述。

（1）低血钾型周期性瘫痪：本病为遗传因素引起的骨骼肌钠通道蛋白的 α 亚单位突变所致的钾离子转运异常，表现为四肢肌肉的发作性、弛缓性瘫痪，发作时伴有血清钾的改变及相应的心电图的异常，低钾型最常见，一般发作持续 2 ~ 7d，低钾型给以补钾治疗效果好。

（2）脊髓灰质炎：多在发热数日之后，体温尚未完全恢复正常时出现瘫痪，常累及一侧下肢，无感觉障碍及脑神经受累；病后 3 周 CSF 可有蛋白细胞分离现象，应注意鉴别。

（3）急性重症全身型重症肌无力：可呈四肢弛缓性瘫，但起病较慢，无感觉症状，症状有波动，表现晨轻暮重，疲劳试验、依酚氯铵试验阳性，CSF 正常。

（4）中毒性神经炎：包括药物、重金属以及其他化学物品中毒，此类患者常有突出的感觉症状及体征以及明显的植物营养性障碍，运动障碍不如 GBS 重，亦不如感觉障碍明显。

（5）卟啉病：又称血紫质症，是卟啉代谢障碍引起的疾病，为常染色体显性遗传的亚铁血红素生物合成酶的缺陷引起卟啉在体内的聚集。可表现为以运动障碍损害为主的多神经疾病，急性发作，女性多见，常有腹痛。除周围神经病外，患者可有头痛、癫痫发作、精神症状（特别是谵妄）。患者尿液在日晒后呈紫色，血卟啉及尿卟啉阳性。

（六）治疗

治疗方法主要包括辅助呼吸、对症治疗、预防并发症、病因治疗和康复治疗等。

1. 辅助呼吸　呼吸肌麻痹是 GBS 的主要危险，抢救呼吸肌麻痹是治疗重症 GBS 的关键。密切观察患者呼吸困难程度，当出现缺氧症状，肺活量降低至 20 ~ 25mL/kg 体重以下，血气分析动脉氧分压低于 9.3kPa，应及早使用呼吸器；通常可先行气管内插管，如 1d 以上无好转，则进行气管切开，用外面围有气囊的导管插管，外接呼吸器。

呼吸器的管理非常重要，需根据患者的临床情况及血气分析资料，适当调节呼吸器的通气量和压力，通气量不足或过大均影响气体正常交换，甚至危及患者生命；需加强护理，预防并发症，保持呼吸道通畅，定时翻身拍背、雾化吸入和吸痰，使呼吸道分泌物及时排出，预防肺不张。

对气管阻塞发生肺不张的患者，可用纤维气管镜取出黏稠的痰块，及时发现及处理患者的憋气、烦躁、出汗和发绀等缺氧症状，一旦出现，应及时检查呼吸器及连接处有无漏气或阻塞，呼吸道有无分泌物阻塞；适当应用抗生素预防呼吸道感染。

患者有恢复迹象后可暂时脱离呼吸器，观察是否有心动过速和发绀，如能长时间脱离呼吸器，可阻塞气管插管观察 1 ~ 2d，确定是否适合拔管；拔管前需了解患者的咳嗽反射是否恢复，否则拔管后不能咳嗽，则有痰液窒息危险。呼吸器的湿化和吸痰通常是保证辅助呼吸成功的关键。

2. 对症治疗　如下所述。

（1）重症患者入院后即进行持续心电监护，直至开始恢复；窦性心动过速常见，通常不需治疗；心动过缓可能与吸痰有关，可用阿托品或吸痰前给氧预防；严重心脏传导阻滞和窦性停搏少见，如发生需立即植入临时性心内起搏器。

（2）高血压可能与失神经支配后 β 受体上调有关，可用小剂量 β 受体阻滞剂；低血压可补充胶体液或调整患者体位治疗。

3. 预防并发症　如下所述。

（1）坠积性肺炎和脓毒血症可用广谱抗生素治疗。

（2）保持床单平整和勤翻身以预防压疮。

（3）可穿弹力长袜预防深静脉血栓形成及并发的肺栓塞。

（4）早期进行肢体被动活动防止挛缩，用夹板防止足下垂畸形。

（5）不能吞咽的应尽早鼻饲，进食时和进食后 30min 取坐位，以免误入气管引起窒息。

（6）尿潴留可做下腹部加压按摩，无效时则需留置导尿，便秘者可用番泻叶代茶或肥皂水灌肠；一旦出现肠梗阻迹象应禁食，并给予肠动力药如西沙必利。

（7）疼痛很常见，常用非阿片类镇痛药，或试用卡马西平和阿米替林，有时短期应用大剂量激素有效。

（8）对焦虑和抑郁应及早识别并适当处理，可用百忧解（氟西汀，Fluoxetine）20mg，每日 1 次口服；并应始终对患者进行鼓励。

4. 病因治疗　病因治疗目的是抑制免疫反应，消除致病性因子对神经的损害，并促进神经再生。

（1）血浆交换（plasma exchange，PE）：可去除血浆中致病因子如抗体成分，每次交换血浆量按 40mL/kg 体重或 1 ~ 1.5 倍血浆容量计算，血容量复原主要靠 5% 清蛋白，可减少使用血浆的并发症，临床试验表明，接受 PE 的患者获得良好的疗效；轻度、中度和重度患者每周应分别做 2 次、4 次和 6 次 PE；主要禁忌证是严重感染、心律失常、心功能不全及凝血系统疾病。

（2）静脉注射免疫球蛋白（intravenous immunoglobulin，IVIG）：已证实 IVIG 治疗 AIDP 是有效的，应在出现呼吸肌麻痹前尽早施行，成人为 0.4g/（kg · d），连用 5d；近年国外的临床试验比较了 IVIG、PE 及二者联合治疗，疗效无差异，故推荐单一治疗。禁忌证是免疫球蛋白过敏或先天性 IgA 缺乏患者，先天性 IgA 缺乏患者使用后可造成 IgA 致敏，再次应用可发生过敏反应；发热和面红等常见的不良反应，可通过减慢输液速度而减轻。有个别报告发生无菌性脑膜炎、肾衰竭和脑梗死，后者可能与血液黏度增高有关；近来发现 IVIG 可引起肝功能损害，但停用 1 个月后即可恢复。

（3）皮质类固醇（corticosteroids）：研究认为，无论在 GBS 早期或后期用皮质激素治疗均无效，并可产生不良反应。故目前不主张应用皮质类固醇激素治疗。

总之，IVIG 和 PE 是 AIDP 的一线治疗方法，PE 需在有特殊设备和经验的医疗中心进行，而 IVIG 在任何医院都可进行，且适合于各类患者。但 2 种疗法费用都很昂贵。

5. 康复治疗　可进行被动或主动运动，针灸、按摩、理疗及步态训练等应及早开始。

（七）预后

预后取决于自然因素如年龄、病前腹泻史及 CJ 感染，以及人为因素，如治疗方法和时机，应强调早期有效治疗的意义，支持疗法对降低严重病例的死亡率也很重要，及时合理的使用辅助呼吸至关重要。大部分 GBS 患者可完全恢复或遗留轻微的下肢无力，约 10% 患者可出现严重后遗症，多发生在病情严重、进展快、轴索变性和需长期辅助通气的患者。疾病早期的主要死因是心搏骤停、成人呼吸窘迫综合征或辅助通气意外，后期是肺栓塞和感染。条件完备医院的 GBS 死亡率已降至 3% ~ 5%。

四、Guillain – Barre 综合征变异型

Guillain – Barre 综合征变异型（variant form of GBS）包括：①复发型急性炎症性脱髓鞘性多发性神经病；② Miller – Fisher 综合征；③急性运动轴索型神经病；④急性运动感觉轴索型神经病；⑤纯感觉型 Guillain – Barre 综合征；⑥多数脑神经型 Guillain – Barre 综合征；⑦全自主神经功能不全型 Guillain – Barre 综合征；⑧ GBS 伴一过性锥体束征或小脑性共济失调等。

（一）复发型急性炎症性脱髓鞘性多发性神经病

复发型急性炎症性脱髓鞘性多发性神经病（relapsing type of AIDP）是 AIDP 患者发病数周或数年后再次出现 GBS 的临床表现。研究发现有 5% ~ 9% 的患者可能复发，其中 50% 的患者可能复发 2 次以上。病理表现与单相病程的 CBS 不同，同时可见脱髓鞘与再生以及洋葱头样改变。该型的临床表现与第一次发作基本相同，但进展缓慢，对治疗反应较好。仅少数持续进展或不完全缓解，转变成慢性型。

（二）Miller – Fisher 综合征

Miller – Fisher 综合征（MSF）或称 Fisher 综合征，临床少见。本病以男性青壮年发病率较高，急性或亚急性发病，病前常有上呼吸道或消化道感染史，经数日或数周出现神经系统表现。眼外肌麻痹、共济失调及腱反射消失是其典型表现，称为三联征。但需注意的是个别患者可以出现腱反射活跃。该综合征患者均有抗 CQ1b 抗体存在，具有病理生理学意义。CSF 蛋白轻度或中度增高，病后 2 周最明显，可出现寡克隆带，细胞数正常，呈蛋白 – 细胞分离。电生理检查可见原发性脱髓鞘及轴索损害，四肢周围感觉神经损害及脑运动神经损害为主。腓肠肌神经活检节段性脱髓鞘与轴索损害并存。

MSF 的诊断主要依据眼外肌麻痹、共济失调及腱反射消失三联征表现以及 CSF 蛋白 – 细胞分离。应该与引起眼外肌麻痹的其他疾病相鉴别。治疗可参考 AIDP 的治疗。MSF 是一种良性病程，纯 Fisher 综合征预后较好，大多数患者可以自愈，病后 2 ~ 3 周或数月内完全恢复。

（三）急性运动轴索型神经病

急性运动轴索型神经病（acute motor axonal neuropathy，AMAN）为纯运动性，以肢体瘫痪为主。AMAN 的病因不明，CJ 感染常与此病相关。AMAN 失神经病变主要发生在神经末梢的远端。其临床表现是病前腹泻史，血清学检查证实 CJ 感染，粪便中分离出 CJ。病情重，以肢体瘫痪为主，24 ~ 48h 内迅速出现四肢瘫，多并发呼吸肌受累，无感觉症状，可早期出现肌萎缩。预后差。

（四）急性运动感觉轴索型神经病

急性运动感觉轴索型神经病（acute motor sensory axonal neuropathy，AMSAN）也称爆发轴索型 GBS，临床不常见。AMSAN 与 AMAN 的起病方式相似，症状较 AMAN 重，恢复慢，预后差。其电生理表现为运动、感觉神经兴奋性降低及重度失神经改变。诊断主要依据病前 CJ 感染史、临床特征及电生理检查，确诊需病理资料。治疗与 AIDP 相同，研究认为 IVIG 可能要好于 PE。本病预后较差，功能恢复缓慢而不完全。

（五）纯感觉型 Guillain – Barre 综合征

纯感觉型 Guillain – Barre 综合征（pure sensory Guillain – Barre syndrome）主要表现为四肢对称性感觉障碍和疼痛，深感觉障碍较突出。临床特点为起病快，四肢呈对称性感觉障碍，深感觉损害重，可伴有疼痛，无明显瘫痪或仅有轻瘫，腱反射可减弱。CSF 蛋白增高，细胞少或无，呈蛋白 – 细胞分离，神经电生理检查符合脱髓鞘性周围神经病改变，恢复较完全。本病的治疗主要为去除病因，给予神经营养治疗。

（六）多数脑神经型 Guillain – Barre 综合征

多数脑神经型 Guillain – Barre 综合征（multi – cranial nerve type of Cuillain – Barre syndrome）是 GBS 伴有多数脑神经受累。主要累及单侧或双侧的脑运动神经，面神经、舌咽及迷走神经多见，其次为动眼、滑车和展神经，舌下神经也可受累。脊神经受累较轻，可有一过性肢体无力，有的病例表现为颈—臂—咽肌无力变异性型。

（七）全自主神经功能不全型 Guillain – Barre 综合征

全自主神经功能不全型 Guillain – Barre 综合征（pandy sautonimiatype of Cuillain – Barre syndrome）是急性单纯型自主神经功能不全，表现为急性或亚急性发作的全自主神经系统功能失调。本病的临床表现是患者在病前可完全健康，部分有上呼吸道或其他病毒的感染史，病前数日已恢复正常。表现周身无汗，皮肤、鼻腔、口腔干燥，泪腺、唾液腺分泌减少，便秘及排尿困难、直立性低血压、瞳孔不等大、对光反射消失、阳痿、失张力性膀胱。无感觉障碍和瘫痪，腱反射减弱。约 40% 的患者出现 CSF 蛋白—细胞分离现象，肌电图为神经源性损害。腓肠肌活检可见脱髓鞘和部分轴索变性，Schwann 细胞增生和胶原纤维增多，巨噬细胞及单个核细胞浸润等。本病预后良好，呈单相病程，经治疗后数月可完全或基本恢复。

（八）GBS 其他变异型的诊断

GBS 的其他变异型主要表现为临床症状或体征以部分孤立的形式出现、非对称性表现等。如单纯性眼肌麻痹，病变先累及颅神经或上肢后才出现下肢等的受累。目前有学者认为，无论任何 GBS 的变异型均呈急性或亚急性发病的单相病程，常伴 CSF 蛋白 – 细胞分离，电生理及病理表现符合 GBS 的基本特点为特征。临床需注意与某些特殊病因所致的 GBS 相鉴别，如继发于钩端螺旋体病的 GBS。

五、慢性炎症性脱髓鞘性多发性神经病

慢性炎症性脱髓鞘性多发性神经病（chronic inflammatory demyelinating polyneuropathy，CIDP）是周围神经的慢性复发性疾病，也称慢性吉兰 – 巴雷综合征。CIDP 主要特点是：①慢性进行性或慢性复发性病程；②起病隐匿，很少发现有前驱因素；③病理上炎症反应不明显，脱髓鞘与髓鞘再生可同时并存，Schwann 细胞再生，出现“洋葱头样”改变；④激素的疗效较肯定。

（一）病因和发病机制

CIDP 发病机制与 AIDP 相似而不同。CIDP 的动物模型是用半乳糖脑苷脂与蛋白酶制成，CIDP 患者目前只发现微管蛋白抗体、髓鞘结合糖蛋白（MAG）抗体，而无髓鞘素蛋白、GMI 及其他神经节苷脂的自身免疫证据，也没有针对 CJ 及巨细胞病毒（CMV）等感染因子反应的证据。

（二）临床表现

（1）CIDP 发病率低，国内报告占 GBS 的 1.4% ~ 4.7%；男女患病比率相似；各年龄均可发病，但儿童很少。

（2）隐匿发病，多无前驱因素，进展期数月至数年，平均 3 个月；其自然病程有阶梯式进展、稳定进展和复发—缓解 3 种形式，最初病情迅速进展可与 AIDP 相似，当进展超过 4 周时，其慢性特征就变得明显了。

（3）常见对称分布的肢体远端及近端无力，自远端向近端发展，腱反射减弱或消失；从上肢发病的罕见，躯干肌、呼吸肌及脑神经受累少见，偶见复视、构音障碍和吞咽困难等；大多数患者同时存在运动和感觉障碍：可有痛觉过敏、深感觉障碍及感觉性共济失调，步态蹒跚，容易踩空；肌萎缩较轻，

部分患者可较严重；少数病例可有 Homer 征、原发性震颤、尿失禁和阳痿等。

（三）辅助检查

（1）CSF 可见蛋白细胞分离，但蛋白量波动较大，部分患者寡克隆带阳性。

（2）NCV、远端潜伏期、F 波潜伏期等异常通常均较 AIDP 严重，病程不同时间的电生理检查显示脱髓鞘及继发轴索损害的程度不同。

（3）因感觉神经受累较常见，故腓肠神经活检常可发现炎症性节段性脱髓鞘，典型“洋葱头样”改变高度提示 CIDP；但此改变并非 CIDP 的特异性改变，也可见于 Deierine – Sottas 病、Charcot – Marie – Tooth 病、炎症性局限性肥大性单神经病、神经束膜瘤、创伤性神经瘤和神经纤维瘤等。如怀疑糖尿病性周围神经病并发 CIDP，活检发现炎症性脱髓鞘反应更有确诊意义。

（4）MRI 在病程较长的 CIDP 患者可发现神经增粗，强化扫描有助于发现活动性病变。

（四）诊断和鉴别诊断

1. 诊断　CIDP 是一种比 AIDP 更具异质性的疾病，其慢性特点及不对称型 CIDP 使诊断更困难。CIDP 的诊断主要根据临床症状和体征、电生理及 CSF 检查，有时需神经活检来确诊。

2. 鉴别诊断　如下所述。

（1）复发型 GBS：与 GBS 相似，多在 1 个月内进展至高峰，并常有面神经及呼吸肌受累；而 CIDP 的进展平均为 3 个月；复发型 GBS 多有前驱感染因素，而 CIDP 少见。

（2）结缔组织病：如系统性红斑狼疮、血管炎和干燥综合征等由于小血管炎影响周围神经血液供应，而造成慢性进行性多发性神经病，结节病可浸润神经根导致慢性多发性神经病。

（3）异常蛋白血症：并发周围神经病是一组异质性神经病，多伴发于意义不明的良性单克隆丙种球蛋白血症（MGUS），少数患者有潜在的恶性浆细胞增生性疾病、Waldenstrom 巨球蛋白血症、POEMS 综合征等。

（4）多灶性运动神经病（multifocal motor neuropathy，MMN）：是仅累及运动神经的脱髓鞘性神经病，表现为不对称性、节段性 NCV 减慢或阻滞，激素疗效不佳，多需用环磷酰胺治疗。

（5）副肿瘤性神经病（paraneoplastic neuropath）：可见于临床发现肿瘤前，多为纯感觉性或感觉运动性，感觉症状明显，可出现感觉性共济失调。部分患者随肿瘤治疗好转，神经病也有好转。

（6）淋巴瘤和白血病可浸润神经根造成慢性多神经病，淋巴瘤以多神经病为首发症状。

（7）遗传性感觉运动性神经病（HSMN）：家族史及手足残缺、色素性视网膜炎、鱼鳞病和弓形足等体征可帮助诊断，确诊需依靠神经活检。

（8）中毒性周围神经病有长期暴露于可引起周围神经病的药物或毒物病史。

（9）CIDP 可继发于代谢性疾病，应检查肝、肾和甲状腺功能；常与糖尿病性神经病同时存在，电生理有助于鉴别；皮肤活检及用刚果红染色标本可发现原发性和继发性淀粉样蛋白沉积所致神经病；维生素缺乏性神经病可见皮肤及黏膜溃疡、消化及 CNS 症状；CIDP 可与这些疾病同时存在。

（五）治疗

泼尼松是治疗 CIDP 最常用的药物，随机对照试验已证实有效。CIDP 患者应长期口服泼尼松 100mg，每日 1 次，连用 2 ~ 4 周；后逐渐减量，大多数患者平均在 2 个月时临床出现肌力改善。隔日用药及隔日减量方案可减轻皮质类固醇不良反应。每 2 周减量 15% 及转换隔日用药方案见表 4– 1。

表 4–1　泼尼松早期转换为隔日用药方案

剂量（dayl/day2）	治疗的周数	用此剂量的周数
60/60	0	4
60/45	4	2
60/30	6	2
60/15	8	2
60/0	10	2
50/0	12	2

续　表

剂量（dayl/day2）	治疗的周数	用此剂量的周数
45/0	14	2
40/0	16	2
30/0	18	4
25/0	22	2
20/0	24	4
15/0	28	4
10/0	32	4
7.5/0	36	4
5/0	40	6 或更多

注：初始剂量 60mg，每日 1 次，连用 4 周，逐渐减量每 2 周 1 次。早期转换为隔日方案首先是次日减量。

近来采用地塞米松 40mg 静脉滴注，连续冲击 4d;然后用 20mg/d，12d;10mg/d，12d;28d 为 1 个疗程，经 6 个疗程后均有缓解，疗效可保持 15 ~ 23 个月。地塞米松抗感染作用强、不良反应轻，易出现激素不良反应的患者可考虑应用；因含氟，故伴有风湿性疾病患者慎用。

血浆交换（PE）取静脉注射免疫球蛋白（IVIG） CIDP 患者可每周接受 2 次 PE，连用 3 周，3 周时疗效最明显，但多数患者的反应是暂时的，可多次或定期进行 PE。随机对照试验已证明 IVIG 有效，0.4g/（kg・d），连续 5d。IVIG 与 PE 短期疗效相近，但 IVIG 疗效维持时间较长，与小剂量激素合用疗效维持时间更长。虽然费用较高，但如条件许可时仍不失为可选择的治疗方法。

免疫抑制剂如环磷酰胺冲击治疗、硫唑嘌呤、环孢素 A 及全淋巴系统照射通常在其他治疗无效时使用。难治性患者的治疗始终具有挑战性，目前尚无指导性的成功方案。

（六）预后

Dyck 等对 52 例 CIDP 进行长期观察，发病后 2 ~ 19 年因各种并发症死亡为 11%，3 例死于其他疾病。包括最终死亡病例在内，完全恢复者占 4%；有轻度神经系统症状，能正常工作和生活者占 60%；有中度症状，仍能步行，但不能正常工作和生活者占 8%；卧床不起或需坐轮椅者占 28%。

第二节　吉兰 – 巴雷综合征

一、定义

急性炎症性脱髓鞘性多神经炎（acute inflammatory demyelinating polyneuropathy，AIDP）又称吉兰 – 巴雷综合征（Guillain – Barre's syndrome，GBS），是一种自身免疫性疾病。其主要病理改变为周围神经系统的广泛性炎性脱髓鞘。临床上以四肢对称性弛缓性瘫痪为其主要表现。

二、病因与发病机制

目前尚未清楚。近年认为与空肠弯曲菌感染后所致的免疫障碍有关。体液免疫在该病的发病和发展中起主要作用。

三、病理

病变部位主要在脊神经根，也可累及脑神经。病理特点为节段性脱髓鞘和炎性细胞浸润（主要是淋巴细胞），轴索损害相对较轻。脊神经前根较后根受损较重，近段较远端重（图 4 – 1、图 4 – 2）。

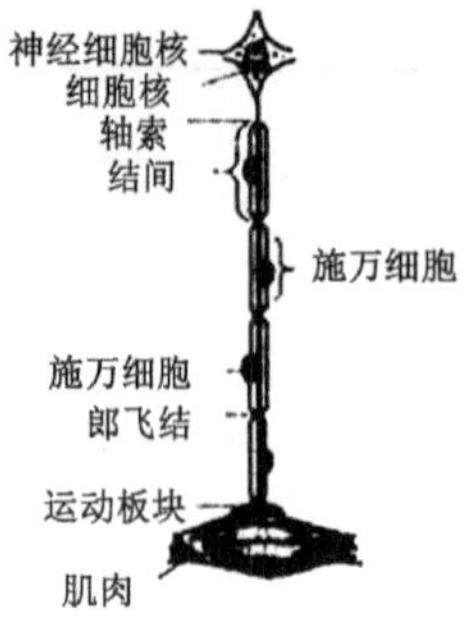

图 4－1　正常周围神经

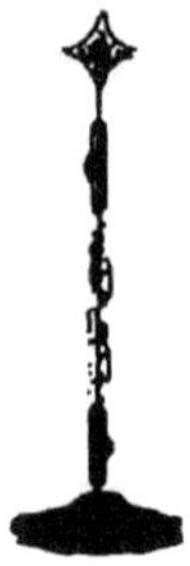

图 4－2　周围神经节段性脱髓鞘

四、临床表现

（一）发病情况

任何年龄均可发病，但以青壮年男性多见。四季均有发病，夏、秋季多见。多呈急性或亚急性发病。起病前有前驱感染史（腹泻或上感）。

（二）四肢无力

对称性下运动神经源性瘫痪。四肢肌张力低下，腱反射减弱或消失，无病理征。瘫痪一般近段较重。通常在 1 ～ 2 周内发展到高峰，起病 2 ～ 3 周后可有肌萎缩。

（三）呼吸肌麻痹

少数患者可出现呼吸肌麻痹，是 GBS 的严重状态，处理不及时可危及患者生命，应严密监护，必要时行气管切开、呼吸机辅助呼吸。

（四）脑神经麻痹

约半数患者可有脑神经损害，以两侧面神经、舌咽、迷走神经双侧受累多见，其次是动眼神经、滑车神经和展神经。

（五）感觉障碍

常为首发症状，以主观感觉障碍为主，多为四肢末端的麻木、针刺感。客观检查可有手套、袜套样感觉减退，也可无感觉障碍体征。

（六）自主神经功能障碍

初期或恢复期常有多汗（交感神经受刺激），部分患者可出现血压不稳、心动过速和心电图异常等。

五、临床分型

本病的临床分型如下几种：

（1）急性炎症性脱髓鞘性多神经炎（acute inflammatory demyelinating polyneuropathy，AIDP）。

（2）急性运动轴索神经病（acute motor axon neuropathy，AMAN）。

（3）急性运动感觉轴索神经病（acute motor－sensory axon neuropathy，AMSAN）。

（4）Fisher 综合征（Fisher syndrome）。

（5）不能分类的吉兰－巴雷综合征。

六、辅助检查

（一）脑脊液

脑脊液检查多表现为蛋白增高而细胞数正常或接近正常的蛋白—细胞分离现象。蛋白在发病 2 ～ 3 周后达高峰。

（二）血常规及血沉

白细胞总数增多和血沉增快，多提示病情严重或有肺部并发症。

（三）肌电图检查

肌电图检查改变与病情的严重程度及病程有关。典型改变为神经传导速度减慢、F 波或 H 波反射消失、出现率下降或潜伏期延长。

七、诊断与鉴别诊断

（一）诊断要点

（1）急性或亚急性起病。

（2）四肢对称性下运动神经源性瘫痪，感觉障碍较轻或缺如。

（3）脑脊液有蛋白－细胞分离现象。

（4）电生理检查：神经传导速度减慢，F 波或 H 波反射消失、出现率下降或潜伏期延长。

（二）鉴别诊断

1. 急性脊髓灰质炎　其为急性起病的肢体迟缓性瘫痪。但有明显发热，肢体瘫痪为节段性、不对称，无感觉障碍，脑脊液细胞及蛋白均升高。

2. 急性脊髓炎　颈膨大以上损害，早期可有四肢迟缓性瘫痪，但有传导束型感觉障碍、二便障碍。随病情发展，肌张力逐渐增高、腱反射亢进，可引出病理反射，脑脊液蛋白、细胞正常或轻度升高。

3. 全身型重症肌无力　有四肢迟缓性瘫痪，但病情逐渐加重，症状呈波动性，多有晨轻暮重，疲劳试验及新斯的明试验阳性，脑脊液正常。

4. 低血钾型周期性麻痹　多有反复发作史，无感觉和脑神经损害，脑脊液正常，发作时有低血钾和低钾心电图改变，补钾后症状迅速好转见表 4－2。

表 4－2　GBS 与低血钾型周期性麻痹的鉴别续表

鉴别点	GBS	低血钾型周期性麻痹
病因	多种病前感染史和自身免疫反应	低血钾、甲状腺功能亢进
病程	急性或亚急性起病，进展不超过 4 周	起病快（数小时至 1d）恢复快（2~3d）
肢体瘫痪	四肢瘫常自双下肢开始，近端较明显	四肢迟缓性瘫痪
呼吸肌麻痹	可有	无
脑神经受损	可有	无
感觉障碍	可有（末梢型）、疼痛	无感觉障碍及神经根刺激征
脑脊液	蛋白－细胞分离	正常
电生理检查	早期 F 波或 H 波反射延迟，运动 NCV 减慢	EMG 电位幅度降低，电刺激可无反应
血钾	正常	低，补钾有效
既往发作史	无	常有

八、治疗

1. 严密观察呼吸功能　出现呼吸肌麻痹时尽早行气管切开、呼吸机辅助呼吸。

2. 加强护理　保持呼吸道通畅，监测生命体征，翻身拍背，肢体置于功能位，吞咽困难者尽早行鼻饲，预防肺炎、压疮、下肢静脉血栓形成。

3. 免疫治疗　血浆交换或静脉滴注大剂量免疫球蛋白。

4. 应用激素　治疗尚有争议。主要用于急性进展期患者。

5. 促进神经修复　维生素 B_1、维生素 B_{12} 等。

6. 康复治疗　尽早进行康复训练。

九、预后

（1）大多数患者经积极治疗后预后良好，轻者多在 1 ～ 3 个月好转，数月至 1 年内完全恢复。

（2）部分患者可有不同程度的后遗症，如肢体无力、肌肉萎缩和足下垂等。

（3）重症患者常因呼吸肌麻痹或肺部并发症死亡。

第三节　血管炎性神经病

一、概述

血管炎是指血管壁炎症、坏死，导致管腔闭塞，血管支配区缺血的一组疾病。血管炎可损害单一或多个器官系统，常累及周围神经系统。系统性血管炎累及中小动脉，因常累及神经表面的动脉，故常引起神经病；而主要累及微血管或大血管的血管炎不常引起神经病。可影响周围神经系统的中小血管炎分为 2 大类（表 4-3）。

表 4－3　损害周围神经系统的血管炎分类

系统性血管炎
结节性多动脉炎
变态反应性血管炎（Churg-Strauss 综合征）
韦格纳肉芽肿病
系统性红斑狼疮
风湿性关节炎
干燥综合征
非系统性血管炎

系统性血管炎又可分为两类：①原发性系统性血管炎：是指没有已知原因的系统性血管炎，包括结节性多动脉炎、变态反应性血管炎、韦格纳肉芽肿病。②继发性系统性血管炎：由病毒、药物或结缔组织病所引起的血管壁炎症，结缔组织病包括系统性红斑狼疮、风湿性关节炎及干燥综合征等。系统性血管炎与非系统性血管炎的一个重要区别是非系统性血管炎常常不致命，但二者在早期不易鉴别，有 10% 的患者在病初似非系统性血管炎，最后为系统性血管炎。

结节性多动脉炎为最常见的血管炎，特征为中小动脉坏死性炎症，累及肾、骨骼肌、肠道、皮肤、周围及中枢神经系统，50% ~ 75% 的患者可出现周围神经系统损害。变态反应性血管炎典型表现为哮喘、嗜酸性粒细胞增多及肺受累。播散性中小血管炎，累及周围神经系统的概率也为 50% ~ 75%。韦格纳肉芽肿病影响上下呼吸道，伴肾小球肾炎及坏死性血管炎，10% ~ 20% 的患者累及周围神经系统，11% 的患者有脑神经和眼外肌麻痹。风湿性关节炎是血管炎性神经病的最常见原因。

经活检证实的血管炎性神经病患者中有 1/3 缺乏系统性疾病或肯定的结缔组织疾病，仅影响周围神经及骨骼肌，为非系统性血管炎性神经病。最常见的临床表现为多数性单神经病，其次为非对称性神经病或远端多神经病。起病隐袭，进展缓慢，症状的轻重存在个体差异。诊断需依靠神经及肌肉活检，病理改变与结节性多动脉炎相同，影响肌肉神经的中小动脉。

系统性血管炎患者除全身症状（发热、不适及体重减轻）外，有多系统症状体征。累及周围神经系统者大多以周围神经病作为首发表现。所有血管炎性周围神经病的表现相同，临床上表现为多数性单神经病及远端对称性神经病，感觉运动均受累。最常受累的神经是腓神经（91%），其次为腓肠神经（47%）、胫神经（44%）、尺神经（43%）、正中神经（30%）、桡神经（19%）。

二、诊断

怀疑为血管炎的患者辅助检查应着重于明确潜在的疾病或寻找血清学异常以确定特定的血管炎综合征。检查内容包括血沉、全血细胞及嗜酸性粒细胞计数、肾功能、尿液分析、肝酶、风湿因子、抗核抗体、可溶出性核抗原（ENA）、血清补体、抗中性粒细胞胞浆抗体、冷球蛋白、乙肝抗原及抗体、丙肝抗体。抗中性粒细胞胞浆抗体对诊断变态反应性血管炎、韦格纳肉芽肿病及显微镜下多血管炎有帮助（80%以上的患者有增高）。

电生理检查有助于了解神经损害类型及损害的对称性，肌电图可提示失神经损害，传导速度相对正常。血管炎的肯定性诊断需依靠皮神经活检（有时需结合肌肉活检）证实有血管病变，血管炎表现为穿透血管壁的单核炎性细胞浸润（主要为T淋巴细胞及巨噬细胞）和血管壁的坏死。通过免疫染色方法，80%以上的患者可发现免疫球蛋白、补体及膜攻击复合物沉积于血管。神经表现为轴索变性及神经纤维缺失。

三、发病机制

血管炎的发生与免疫机制有关，但导致血管损害的确切免疫过程尚不完全清楚。免疫复合物沉积于血管壁及T淋巴细胞介导的细胞毒性反应是引起血管壁破坏的两个基本免疫机制，也可能涉及抗体介导的免疫机制。产生血管炎性神经病的最终途径都是由50～300μm的神经血管广泛闭塞致神经缺血所引起，神经缺血导致轴索变性，可伴轻度继发性节段性脱髓鞘。

四、治疗

（一）系统性血管炎

对系统性血管炎需立即抑制疾病活动，以限制进一步的器官和神经损害。治疗方法为泼尼松（首选），泼尼松剂量为每日1.0mg/kg，每日早餐后顿服。严重患者可先给予甲泼尼龙（500～1 000mg/d，3～5d），再应用泼尼松口服。临床症状缓解后，泼尼松应在4～6周后减为1mg/kg，隔日1次。获得最佳改善后，泼尼松再逐渐减量。对韦格纳肉芽肿病或危及生命的结节性多动脉炎及变态反应性血管炎（累及心、胃肠道或中枢神经系统）患者，应采用泼尼松加细胞增生抑制剂（常用环磷酰胺）。环磷酰胺剂量为每日2mg/kg（最大剂量为150mg/d），每日早餐后顿服。环磷酰胺应在疾病活动消失后维持1年时间。

通过以上治疗，系统性血管炎及韦格纳肉芽肿病的缓解率可达80%～90%。神经恢复比较慢，改善率在半年为60%，在1年为86%。环磷酰胺的恶心、呕吐不良反应可给予甲氧氯普胺（10mg，qid）或5-HT_3受体拮抗剂（如昂丹司琼8mg，bid），严重不良反应有骨髓抑制、泌尿系统毒性、性腺毒性、致癌性及致畸性。在治疗期间应密切监测全血细胞计数，并通过调节环磷酰胺剂量使淋巴细胞绝对计数维持在0.75×10^9/L左右，白细胞总数在3.0×10^9/L以上，中性粒细胞总数在1.5×10^9/L以上。注意血小板及红细胞计数不要过低。出血性膀胱炎及移行细胞癌是最严重的泌尿系统毒性。约有一半患者因膀胱炎而出现血尿，血尿是环磷酰胺所致膀胱损伤的敏感指标。膀胱损伤是由于环磷酰胺的代谢产物丙烯醛分泌进入尿液的毒性作用所致，多饮水可减少出血性膀胱炎的发生。移行细胞癌几乎总是发生于血尿后，因此应每3～6个月进行一次尿检，包括停药后，因移行细胞癌可发生于停药后数十年。血浆置换对危重患者有益，但并不能改善生存率。其他免疫抑制剂的有效证据不多，有时可选择性应用，剂量为：甲氨蝶呤10～25mg/周，硫唑嘌呤100～250mg/d，环孢素2～5mg/（kg·d），霉酚酸酯1～3mg/（kg·d），免疫球蛋白500mg/（kg·d），连用4d。

（二）非系统性血管炎性神经病

非系统性血管炎性神经病常随时间出现自发恢复，因此，如患者症状较轻或在改善之中则需不治疗。如疾病处于活动期（症状加重或有新症状出现），则需免疫抑制治疗。常采用单一的泼尼松治疗。用法为：40～60mg/d，症状改善后快速减量至低剂量（常为10mg/d），以后为隔日疗法。

也可应用硫唑嘌呤，常在泼尼松减量中应用。开始剂量为1mg/（kg·d）（分次餐后服用以减少恶心反应），以后每月增加50mg至剂量达到2～2.5mg/（kg·d）。硫唑嘌呤的起效时间可能长达8个月。也可应用小剂量泼尼松加小剂量甲氨蝶呤。甲氨蝶呤的开始剂量为每周7.5mg，逐渐增加至每周15mg。

主要血管炎性神经病的治疗摘要见表4-4。

表 4-4 主要血管炎性神经病的治疗摘要

血管炎类型	一线治疗药物	不敏感者的二线选择
非系统性血管性神经病（NSVN） 重（进展快，运动缺陷为主）	一线治疗药物诱导（标准疗法） 静脉注射 MP15mg/（kg·d），共 3 ~ 5d；口服 CYC2.0mg/(kg·d)PRD1.0mg/(kg·d)；2~4 周后改为 qod；维持（缓解后）继续口服 CYC，共 6~12 个月 PRD 超过 6~12 个月逐渐减量	①口服或静脉注射，MTX15~25mg，qw，共 18~24 个月 ② VMg，0.5g/（kg·d），共 4d，然后每 3~4 周 0.5g/（kg·d），共 6~12 个月
轻（进展慢，感觉障碍为主）	PRD1.0mg/（kg·d），减量同上	
ANCN 相关性血管炎 （WG，MRA）	诱导（标准疗法）应用 MP、CYC 和 PRD 同 NSVN；维持（缓解后） ①继续口服 CYC，2.0mg/（kg·d），共 12 个月，然后每 2~3 个月减少 25mg ②将 CYC 改为 AZA，1.5~2.0mg/（kg·d），共 18~24 个月 ③将 CYC 改为 MTX，口服或静脉注射，15~25mg/ 周，共 18~24 个月	①将口服 CYC 改为脉冲静脉注射 CYC，每 3~4 周，0.5~1.0g/m^2，共 12~24 个月 ②将 CYC 改为 MTX，口服或静脉注射，15~20mg/ 周，共 24 个月 ③ IVIg，参见 NSVN ④血浆置换 6~12 次
结节性多动脉炎和变态反应性血管炎（CSS）	①患者有两个以上预后不良因素（肌酐 > 1.58mg/dl，蛋白尿 >1g/d；中枢神经系统，胃肠或心脏受累）：治疗同 ANCN 相关性血管炎 ②患者少于一个预后不良因素：单用 PRD，同标准疗法	参见 ANCN 相关性血管炎，INF-a 用于不敏感型 CSS

注：ANCN：抗中性粒细胞胞质抗体；AZA：硫唑嘌呤；CYC：环磷酰胺；IVIg：静脉注射免疫球蛋白；MPA：显微镜下多血管炎；MP：甲泼尼龙；MTX：甲氨蝶呤；PRD：泼尼松；WG：韦格肉芽肿病。

第四节　中毒性神经病

一、概述

周围神经病是神经系统对毒性物质最常见的反应之一。可引起中毒性神经病的物质有工业物质、环境物质、生物物质、重金属及药物。在药物中，最常见为抗癌药。神经毒性物质可产生远端轴索变性（轴索病）、神经细胞体变性（神经元病）或原发性脱髓鞘（髓鞘病）。中毒性神经病的生化病理机制尚不清楚。

大多数毒物可产生对称性轴索变性，许多中毒性轴索病还可累及中枢神经系统，出现后索及视神经损害。已烷或有机磷类物质可引起皮质脊髓束变性。毒物引起的第二种神经变性为神经元病或神经节病，常见物质为甲基汞复合物、大剂量维生素 B_6 及阿霉素。因存在神经元变性，其功能恢复差。

原发性脱髓鞘不常见，见于白喉、药鼠李毒素（buckthom toxin）、哌克昔林（perhexiline）、胺碘酮及苏拉明（suramin）。继发性脱髓鞘见于六碳神经病。脱髓鞘神经病患者的神经传导速度明显减慢。

中毒性神经病的起病速度取决于毒物的内在神经毒性、接触剂量、接触时间、病理反应部位及患者的易感性。

二、诊断

中毒性神经病的诊断必须满足下列临床标准：

（1）有肯定的毒物，有足够的接触剂量和接触时间，并与临床症状的出现存在时间关系。神经病症状常于接触毒物后立即出现或经过数月的潜伏期后出现。

（2）必须有主观症状、神经体征及异常的电生理检查结果。

（3）易感因素（如已有神经病、糖尿病、酗酒）、同时应用其他神经毒性药物或存在干扰药物代谢的代谢障碍或有肾功能损害，可使发生严重中毒性神经病的危险性增加，短时间的低剂量接触也可发生中毒性神经病。

（4）停止接触毒物后疾病不再进展并出现改善。某些轴索病在停止接触毒物后，在开始恢复前有数周的症状加重期。铂类化合物在停止使用后其感觉损害还可进展数月。

中毒性神经病的病史应重点了解职业、环境及药物方面。大多数中毒性神经病患者临床表现为感觉运动性或纯感觉性神经病。自主神经功能障碍很少为突出表现，但丙烯酰胺、顺铂及长春碱引起者自主神经功能障碍较明显。运动为重的中毒性神经病罕见，见于氨苯砜（dapsone）、铅及有机磷引起的迟发性多神经病。六碳神经病的典型病理表现为神经丝轴索肿胀，哌克昔林及胺碘酮出现板层状施万细胞包涵体。

三、治疗

中毒性神经病的治疗首先在于要识别出引起神经损害的物质，然后脱离接触。重金属引起者可给予螯合剂，铅中毒可给予青霉胺或 EDTA，砷中毒可给予青霉胺或巴尔（BAL），铊中毒可给予氧化钾或普鲁士蓝。神经营养因子（包括 NGF、神经营养因子 -3、脑源性神经生长因子及胰岛素样生长因子 -1）可能对抗癌药的神经毒性作用有预防效果。

支持方法，如物理治疗和应用夹板在治疗中也有用。

四、药物性神经病

许多药物可引起可逆性周围神经病，主要表现为感觉运动性神经病、纯感觉性神经病或神经节病，因施万细胞及髓鞘对哌克昔林、胺碘酮及苏拉明有选择性易感性可引起原发性脱髓鞘性神经病。另外，有些药物还可引起骨骼肌、中枢神经系统（皮质脊髓束及后索）损害。可产生周围神经病的部分药物见表 4-5。

表 4-5　可引起周围神经病的药物

药物	临床及病理表现	说明
抗肿瘤药		
顺铂	S，DA，N	结合于 DNA，可能损害轴索运输
苏拉明	SM，DA，SD	DA：抑制生长因子的结合；SD：免疫反应
紫杉烷（醇，萜）	S，DA	促进微管集合；损害轴索运输
		干扰微管集合；损害轴索运输
长春新碱	S > M，M，DA	
依托泊苷（etoposide）	S	

续　表

药物	临床及病理表现	说明
奥沙利铂	DA	
抗生素		
氯喹	SM，DA	肌病：肌纤维和施万细胞板层体包涵体 视神经萎缩 维生素 B_6 拮抗剂
氨苯砜	M，DA	
异烟肼	SM，DA	
乙胺丁醇	S，视神经病	
甲硝唑	S，DA	
夫喃妥因	SM，AD	
抗病毒药		
双脱氧核苷（双脱氧胞苷、双脱氧肌苷、斯塔夫定）	S，DA	
心血管药物		
胺碘酮	SM，SD	溶酶体板层体包涵体，肌病

注：DA：远端轴索病；M：运动神经病；N：神经元病；S：感觉神经病；SD：节段性脱髓鞘；SM：感觉运动神经病；MM：多数性单神经病。

1. 停药或减量　药物性神经病的治疗主要在于预防，尽量不用或少用可引起神经病的药物，确需应用者要严格掌握剂量和疗程。在用药过程中，应注意观察，一旦出现神经症状应及时减量或停药。症状严重者应给予对症治疗。

2. 药物治疗　①乙酰基 -L- 卡尼汀：该药具有神经保护及神经营养作用，抗氧化作用，促线粒体代谢作用。动物实验发现，预防性应用可防止化疗药物所产生的周围神经毒性损害。②钙镁及谷胱甘肽：研究显示静脉内给予钙镁及谷胱甘肽对防止化疗药所产生的周围神经病有潜在效果。③神经营养药物：神经损害较重者可加用神经营养药物。④血浆交换：苏拉明引起的神经病需停药，并进行血浆交换。⑤谷氨酸：非随机安慰剂对照的小样本临床试验研究显示口服谷氨酸对紫杉醇或奥沙利铂所致的周围神经病（感觉及运动损害）有改善作用。⑥对症治疗：疼痛者可应用局部止痛药（如巴氯芬、阿米替林、氯胺酮凝胶）或 5- 羟色胺和去甲肾上腺素再摄取抑制剂（如文拉法辛或度洛西汀）。

五、中毒性神经病预后

中毒性神经病的预后取决于两个方面：病理损害部位及神经病范围。前角细胞或后根神经节受累者预后差，轴索病如进展严重也恢复差，严重脱髓鞘会伴有明显轴索损害，恢复程度会受限。一般来说，大多数中毒性神经病患者只要停止接触毒物，即使损害程度较重，也不会再加重。

第五章

神经肌肉接头疾病

第一节 重症肌无力

重症肌无力（myasthenia gravis）是乙酰胆碱受体抗体（AchR–Ab）介导的、细胞免疫依赖及补体参与的神经－肌肉接头（neuromuscular junction，NMJ）传递障碍的自身免疫性疾病。也就是说重症肌无力是在某些具有遗传素质的个体中，产生抗乙酰胆碱受体抗体为代表的自身循环抗体，以神经肌肉接头处为靶点，在补体参与下破坏突触后膜烟碱型乙酰胆碱受体（nicotinic acetylcholine receptor），造成突触间隙和突触前膜的形态和生理功能异常，神经肌肉接头传递障碍，导致临床上随意肌病态的易疲劳和无力，休息或用抗胆碱酯酶抑制药后可缓解的特征表现。

英国医生 Willis 1672 年描述一例肢体和延髓肌极度无力患者，可能是最早的 MG 记述。约 200 年后，法国医生 Herard 首次描述该病肌无力的典型波动性。Goldflam 1893 年首次对本病提出完整说明，并确定延髓麻痹特点，也称为 Erb–Goldflam 综合征。Jolly 1895 年首次使用重症肌无力（myastheniagravis）概念，还用假性麻痹（pseudoparalytica）概念说明尸检缺乏结构性改变；最早证明可通过重复刺激运动神经使“疲劳”肌肉不断应答电流刺激，可复制肌无力，建议用毒扁豆碱（physostigmine）治疗本病未被重视，直至 Reman 1932 年及 Walker 1934 年证实此药治疗价值。

Laquer 和 Weigert 1901 年首次注意到 MG 与胸腺瘤关系，Casteman 及 Norris 1949 年首先对胸腺病变进行了详尽描述。

Buzzard 1905 年发表 MG 临床病理分析，指出胸腺异常和肌肉淋巴细胞浸润（淋巴溢，lymphorrtage），还指出 MG 与甲亢（Graves 病）及肾上腺机能减退症（Addison 病）有密切关系，现已证明它们存在共同自身免疫基础。

1960 年 Simpson 及 Nastuk 等各自独立地从理论上阐明 MG 的自身免疫机制。1973 年后 MG 自身免疫机制通过 Patrick、Lindstrom、Fambrough、Lennon 及 Engel 等一系列研究者杰出工作得到确立。

Patrick 和 Lindstrom1973 年用电鳗电器官提取纯化 AchR 作为抗原，与 Freund 完全佐剂免疫家兔成功制成 MG 动物模型实验性自身免疫性重症肌无力（EAMG），为 MG 免疫学说提供有力证据。EAMG 模型 Lewis 大鼠血清可测到 AchR–Ab，并证明该抗体结合部位就在突触后膜 AchR，免疫荧光法检测发现 AchR 数目大量减少。

许贤豪教授总结 MG 的特点有：临床上是活动后加重，休息后减轻，晨轻暮重的选择性骨骼肌无力；电生理上是低频重复电刺激波幅递减，微小终板电位降低；单纤维肌电图上颤抖（jitter）增宽；药理学上是胆碱酯酶抑制剂治疗有效，对箭毒类药物的过渡敏感性；免疫学上是血清 AchR－Ab 增高；免疫病理上是神经肌接头（NMJ）处突触后膜的皱褶减少、变平坦和突触后膜上 AchR 减少。

一、流行病学

世界各地均有发生。重症肌无力的发病率为 30 ~ 40/10 万，患病率约 50/10 万，估计我国有 60 万 MG 患者，南方发病率较高。胸腺在其发病中起一定作用。

任何年龄组均可发病，常见于 20 ~ 40 岁，两个发病高峰，40 岁前女性患病率为男性的 2 ~ 3 倍；60 ~ 70 岁，多为男性合并胸腺瘤，总的男性与女性比为 4 ∶ 6。胸腺瘤多见于 50 ~ 60 岁中老年患者；10 岁以前发病者仅占 10%，家族性病例少见。

二、病因和发病机制

神经肌肉接头由突触前膜、突触间隙和突触后膜组成，在突触后膜存在乙酰胆碱受体（acetylcholine receptor，AchR）、胆碱酯酶和骨骼肌特异性的酪氨酸激酶受体（muscle-specific receptor tyrosine kinase，MuSk），后者对 AchR 在突触后膜具有聚集的作用，此外突触前膜也存在少量的 AchR。MG 和自身免疫相关，80% 的患者存在乙酰胆碱受体抗体，该抗体和补体结合破坏突触乙酰胆碱受体，造成突触后膜结构破坏，使终板信息传递障碍。最近发现 20% 的 MG 患者出现 AchR 抗体阴性，这些患者出现骨骼肌特异性的 MuSK 抗体阳性，导致 AchR 脱落出现症状，乙酰胆碱受体抗体的产生可能和胸腺的微环境有关，但 MuSK 抗体产生的原因不明确。病毒感染和遗传因素在发病中具一定促发作用。在严重的 MG 以及合并胸腺瘤的患者出现抗肌浆网的雷阿诺碱受体抗体（ryanodine receptor antibodies，RyR-Ab），在胸腺瘤患者常出现抗 titin 抗体（Antititin antibodies）。在少数患者可能存在抗胆碱酯酶抗体和抗突触前膜 AchR 抗体。

虽然其确切发病机制不完全清楚，但肯定的是重症肌无力是一种以神经肌肉接头处为靶点的自身免疫性疾病。证据是：① 85% ~ 90%MG 患者血清可检出 AchR-Ab，正常人群及其他肌无力患者（-），具有诊断意义。② MG 患者血清 AchR-Ab 水平与肌无力程度相关，血浆交换后 AchR-Ab 水平降低，病情随之好转，1 周后随 AchR-Ab 水平回升，病情又复恶化。③ AchR-Ab 可通过血 - 胎盘屏障由母体传给胎儿，新生儿 MG 出生时血清 AchR-Ab 水平高，病情重，若能存活血清 AchR-Ab 水平逐渐下降，病情渐趋好转。④将 MG 患者血浆、血清、引流液及 IgG 或 AchR-Ab 注入小鼠，可被动转移 MG 使小鼠发病，若把发病小鼠血清被动转移给健康小鼠，同样可引起 EAMG。⑤ NMJ 在体标本试验显示，将鼠正常腓深神经 - 伸趾长肌标本放在 MG 患者血清或血清提取物中孵育，用低频重复电刺激神经，肌肉复合动作电位及微小终板电位波幅明显降低，用正常血清清洗后检测，电位波幅完全恢复。⑥ AchR-Ab 主要针对 AchR 的 α - 亚单位细胞外区 N 端 61 ~ 76 是主要免疫源区（main immunogenic region，MIR）。自身免疫的启动及胸腺在 MG 中的作用机制目前有 3 个学说。

（1）分子模拟假说：由于先天遗传性因素决定某些个体胸腺易被某些病毒所感染，被感染的胸腺上皮细胞变成上皮样（肌样）细胞，其表面出现新的抗原决定簇。机体对此新抗原决定簇发动免疫攻击，而该抗原决定簇的分子结构与神经肌肉接头处突触后膜 AchR 相似，于是启动对 AchR 自身免疫应答。约 90% MG 患者有胸腺病变，胸腺增生和肿瘤分别占 75% 和 15% ~ 30%。

（2）病毒感染：单纯疱疹病毒糖蛋白 D 与 α - 亚单位 160 ~ 170 氨基酸相同，逆转录病毒多聚酶序列和 α - 亚单位 MIR 67 ~ 76 部分序列相似。

（3）胸腺阴性选择过程被破坏和“自身模拟”假说：例如胸腺瘤上存在一种 15.3 万蛋白，它既不与 α -Butx 结合，也不表达主要免疫区（MIR），但与 AchR 有部分交叉反应。这也许是一种自身免疫原。

病理上约 70% 成人型 MG 患者胸腺不退化，重量较正常人重，腺体淋巴细胞增殖；约 15% MG 患者有淋巴上皮细胞型胸腺瘤，淋巴细胞为 T 型淋巴细胞。NMJ 病理改变可见突触后膜皱褶丧失或减少，突触间隙加宽，AchR 密度减少。免疫化学法证实，残余突触皱褶中有抗体和免疫复合物存在。

三、临床表现

（一）一般表现

重症肌无力可发病于任何年龄，多数患者的发病在 15 ~ 35 岁。一般女性多于男性，女和男之比为 3 ∶ 2，男性发病年龄较晚，在 60 ~ 70 岁达到发病高峰。在青春期和 40 岁以后则男女发病率相等。在 40 ~ 49 岁发病的全身型重症肌无力多伴胸腺瘤。

（二）首发症状

起病隐袭，侵犯特定随意肌，如脑干运动神经核支配肌（眼肌、咀嚼肌、面肌、吞咽肌和发音肌），以及肩胛带肌、躯干肌、呼吸肌等，表现波动性肌无力或病态疲劳。50% ~ 65% 患者首先眼外肌受累。最早出现症状为眼睑下垂（25%）、复视（25%）。也有以延髓部肌肉无力为首发，表情呆板、面颊无力（3%）；构音困难、进食易呛（1%）。也可以肢体症状首发，下肢无力，包括下肢酸软、上楼费力等（13%）；上肢上举和梳头无力（3%）。

（三）病程

典型病程是起病第 1 年首先影响眼肌，1 年内陆续影响其余部分的肌肉，不同肌群交替出现症状或从一处扩展到另一处。四肢近端肌疲劳重于远端，多数患者双侧同时受累。有 20% ~ 25% 病程中自发缓解。近年来由于治疗方法和呼吸器械的改进，重症肌无力死亡率约 4%。老年患者常表现为眼睑下垂、吞咽、咀嚼和讲话困难，肌无力持续存在，常合并胸腺瘤，预后较差。

（四）体格检查

主要是眼球活动障碍、眼睑下垂和复视。也可有咽肌或全身肌无力。疲劳试验阳性。腱反射一般存在或较活跃，肌肉萎缩仅出现在晚期，无感觉障碍和肌肉压痛，无病理反射。

（五）加重或危象诱发因素

感染、高热、精神创伤、过度疲劳等可为诱因。一些药物使症状突然恶化，这些药物包括：抗生素如四环素、氨基糖甙类抗生素和大剂量青霉素；抗心律失常药物如奎尼丁、普鲁卡因酰胺、普萘洛尔、苯妥英钠；抗疟疾药如奎宁、风湿和感冒药物；精神药物；抗痉挛药物；激素类如 ACTH、皮质激素、催产素、口服避孕药和甲状腺激素；α 和 β_1 干扰素、青霉胺；肌松药和麻醉药物。应避免使用。

20% 的患者在怀孕期间发病，30% 的患者在怀孕期间症状消失，45% 的患者症状恶化。分娩后 70% 症状加重。

（六）重症肌无力危象

指重症肌无力患者急骤发生呼吸肌无力、不能维持换气功能，重症肌无力危象是神经科急诊。由于咽喉肌和呼吸肌无力，患者不能吞咽和咯痰，呼吸极为困难，常端坐呼吸，呼吸次数增多，呼吸动度变小，可见三凹征。按危象不同的发生机制可分为 3 种。

1. 肌无力危象（Myasthenic crisis）　发生于没有用过或仅用小剂量抗胆碱酯酶剂的全身型的重症患者，由于病情加重，抗胆碱酯酶药物不足而造成。最常见，90% 以上危象均为此型。多有诱发因素，常见的诱发因素有全身感染、分娩、药物应用不当（庆大霉素、链霉素等抗生素，安定、吗啡等镇静呼吸抑制剂）等。注射新斯的明或依酚氯铵可缓解症状。

2. 胆碱能危象（Cholinergic crisis）　抗胆碱酯酶药物过量造成。见于长期服用较大剂量的抗胆碱酯酶剂的患者，常有短时间内应用过量的抗胆碱酯酶药物史。有乙胆碱能性不良反应的表现如出汗、肉跳（肌束颤动）、瞳孔缩小、流涎、腹痛或腹泻等。注射新斯的明症状加重，用阿托品后症状可好转。发生率为 1.1% ~ 6%。近年临床上十分罕见。

3. 反拗性危象（Brittie crisis）　抗胆碱酯酶剂量未变，但突然对抗胆碱酯酶药物失效。原因不明，少数在感染、电解质紊乱、胸腺手术后等发生。无胆碱能不良反应出现。依酚氯铵、新斯的明或阿托品注射后均无变化。3 种危象可用依酚氯铵试验鉴别，用药后肌无力危象可改善，胆碱能危象加重，反拗危象无反应。

（七）重症肌无力伴发疾病

1. 胸腺瘤　80% 的患者有胸腺异常，10% ~ 40% 的患者有胸腺瘤。胸腺增生多见于青年女性，胸腺髓质区有淋巴结型 T 细胞浸润和生发中心，有产生 AchR 抗体的 B 细胞和 AchR 特异性 T 细胞，肌样细胞合并指状树突细胞增多，并指状树突细胞与 T 细胞密切接触。胸腺增生。

多见于 40 ~ 60 岁，20 岁以下患者伴发少见。一般说伴有胸腺瘤的临床症状严重。胸腺瘤在病理上可分为上皮细胞型、淋巴细胞型和混合型。也可从另一角度分非浸润型（Masaoka 分期Ⅰ、Ⅱ期）和浸润型（Masaoka 分期Ⅲ、Ⅳ期）两大类。以非浸润型占多数，非浸润型的胸腺瘤本身常无临床症状，大多是在给 MG 患者做纵隔 CT 检查时发现。

（1）WHO 胸腺瘤分类临床意义

A 型和 AB 型浸润性较小。

B 型浸润性较 A 型和 AB 型浸润性强，预后差。

C 型浸润性最强，预后更差。

B_2 型胸腺瘤最易伴发 MG（95.8%），B 型胸腺瘤较 A 型和 AB 型胸腺瘤更易伴发 MG。

（2）WHO 胸腺瘤分型与生存分析：5 年和 10 年总生存率分别为 75.6% 和 36.4%。其中 5 年生存率：A 和 AB 型 91.7%，B 型胸腺瘤 73.1%（B_1 型 84.6%，B_2 型 62.5%，B_3 型 60%），C 型胸腺癌 33.3%，A 和 AB 型较 B 型存活期长（$P<0.05$）。

（3）WHO 胸腺瘤分类临床意义：WHO 分类方法能反映肿瘤在胸腺内部所在层次，提示肿瘤性质（良性或恶性，越向皮质恶性程度越高），帮助判断预后。

然而，胸腺细胞层次的形成和分布是连续移行的，胸腺肿瘤分类是相对的。有识别困难时，最好观察多个切片，不要简单分类。遇疑难病例应全面观察，WHO 分类方法只对胸腺肿瘤分类，应结合临床论证。

2. 心脏损害　约 16% 患者有心律失常，尸解中发现局限性心肌炎，也有报道左心室功能损害。所以重症肌无力患者的死因除考虑到呼吸道的阻塞和呼吸功能衰竭以外，尚有心脏损害应引起重视。

3. 其他自身免疫病　10% ~ 19% 的患者合并甲状腺疾病，可以合并其他结缔组织病。一般认为女性比男性多见。2.2% ~ 16.9% 的全身型肌无力和眼肌型患者可伴发由于甲状腺炎造成的甲状腺功能亢进，而在 19% 的重症肌无力尸解中有甲状腺炎。还可伴风湿性关节炎、系统性红斑狼疮、自身免疫性胃炎和恶性贫血、干燥综合征、溶血性贫血、溃疡性结肠炎、多发性肌炎、硬皮病、天疱疮、肾炎、自身免疫性血小板减少症、有胸腺瘤的单纯红细胞性贫血、原发性卵巢功能减退、胸腺瘤伴白细胞减少等。

（八）临床分型

根据临床症状，重症肌无力可分为不同类型。

1. 儿童肌无力型　如下所述。

（1）新生儿 MG：12%MG 母亲的新生儿有吸吮困难、哭声无力，新生儿在出生后 48 小时内出现症状，持续数日至数周（一过性 MG）。

（2）先天性肌无力综合征：以对称、持续存在，不完全眼外肌无力为特点，同胞中可有此病。

（3）家族性婴儿 MG：家族中有此病，而母亲无，出生呼吸、喂食困难。

（4）少年型 MG：多在 10 岁以后发病，血 nAch-Rab 阴性，常见。

（5）成人型：多见，可有 AchR-Ab。

2. Osserman 分型 1958 年 Osserman 提出 MG 的临床分类方法，并在 1971 年修订，此分型有助于临床治疗分期及判定预后。

Ⅰ型：眼肌型（15% ~ 20%）。仅眼肌受累，一侧或双侧眼睑下垂，有时伴眼外肌无力，可有轻度全身症状。儿童多见。

Ⅱ A 型：轻度全身型（30%）。进展缓慢，胆碱酯酶抑制剂敏感，无危象，可伴眼外肌、球部症状和肢体无力，死亡率极低。

Ⅱ B 型：中度全身型（25%）。开始进行性发展，骨骼肌和延髓肌严重受累，明显咀嚼、构音和吞咽障碍等，胆碱酯酶抑制剂的效果不满意，死亡率低，无危象。

Ⅲ型：重症急进型（15%）。症状重，进展快，在几周或几月内急性发病和迅速发展，球部肌、呼吸肌其他肌肉受累及，胆碱酯酶抑制剂效果差，常伴胸腺瘤出现危象需气管切开或辅助呼吸，死亡率高。

Ⅳ型：迟发重症型（10%）。开始为眼肌型或轻度全身型，2 年或更长时间后病情突然恶化，常合并胸腺瘤。胆碱酯酶抑制剂反应不明显，预后不好。

Ⅴ型：肌萎缩型。此型少见，出现在晚期。

3. 其他分型　如药源性重症肌无力：见于青霉胺治疗后，停药消失。

（九）对病情的动态变化进行描述和评估

1. “临床绝对评分法”（准确客观，总分计 60 分）　如下所述。

（1）上睑无力计分：患者平视正前方，观察上睑遮挡角膜的水平，以时钟位记录，左、右眼分别计分，共 8 分。0 分：11 ~ 1 点；1 分：10 ~ 2 点；2 分：9 ~ 3 点；3 分：8 ~ 4 点；4 分：7 ~ 5 点。

（2）上睑疲劳试验：令患者持续睁眼向上方注视，记录诱发出眼睑下垂的时间（秒）。眼睑下垂：以上睑遮挡角膜 9 ~ 3 点为标准，左、右眼分别计分，共 8 分。0 分：>60；1 分：31 ~ 60；2 分：16 ~ 30；3 分：6 ~ 15；4 分≤ 5。

（3）眼球水平活动受限计分：患者向左、右侧注视，记录外展、内收露白的毫米数，同侧眼外展露白毫米数与内收露白毫米数相加，左、右眼分别计分，共 8 分。0 分：外展露白 + 内收露白≤ 2mm，无复视；1 分：外展露白 + 内收露白≤ 4mm，有复视；2 分：外展露白 + 内收露白 >4mm，≤ 8mm;3 分：外展露白 + 内收露白 >8mm，≤ 12mm；4 分：外展露白 + 内收露白 >12mm。

（4）上肢疲劳试验：两臂侧平举，记录诱发出上肢疲劳的时间（秒），左、右侧分别计分，共 8 分。0 分：>120；1 分：61 ~ 120；2 分：31 ~ 60；3 分：11 ~ 30；4 分：0 ~ 10。

（5）下肢疲劳试验：患者取仰卧位，双下肢同时屈髋、屈膝各 90° 。记录诱发出下肢疲劳的时间（秒），左、右侧分别计分，共 8 分。）分：>120；1 分：61 ~ 120；2 分：31 ~ 60；3 分：11 ~ 30；4 分：0 ~ 10。

（6）面肌无力的计分：0 分：正常；1 分：闭目力稍差，埋睫征不全；2 分：闭目力差，能勉强合上眼睑，埋睫征消失；3 分：闭目不能，鼓腮漏气；4 分：噘嘴不能，面具样面容。

（7）咀嚼、吞咽功能的计分：0 分：能正常进食；2 分：进普食后疲劳，进食时间延长，但不影响进食量；4 分：进普食后疲劳，进食时间延长，已影响每次进食量；6 分：不能进食，只能进半流质；8 分：鼻饲管进食。

（8）呼吸肌功能的评分：0 分：正常；2 分：轻微活动时气短；4 分：平地行走时气短；6 分：静坐时气短；8 分：人工辅助呼吸。

本法简单，每个患者检查及评分时间最多不超过 5 ~ 6 分钟。

2. 相对计分计算法　相对计分 =（治疗前总分 – 治疗后总分）/ 治疗前总分。

3. 临床疗效分级　临床相对记分≥ 95% 者定为痊愈，80% ~ 95% 为基本痊愈，50% ~ 80% 为显效，25% ~ 50% 为好转，≤ 25% 为无效。

临床绝对计分的高低反映 MG 患者受累肌群肌无力和疲劳的严重程度；以临床相对计分来做病情的比较和疗效的判定。相对分数越高，说明病情变化越大，相对分数为正值，表明病情有好转，负值表明病情有恶化。

四、实验室检查及特殊检查

（一）血、尿、脑脊液常规检查

血、尿、脑脊液常规检查常正常。

（二）神经电生理检查

（1）肌电图低频重复电刺激：特征是以 3 ~ 5Hz 的低频率电流对神经进行重复刺激时，出现肌肉动作电位波幅的递减，递减的幅度至少在 10% 以上，一般对重症肌无力的检查采取 3Hz 刺激 5 ~ 6 次的方法，常用检查部位为三角肌和斜方肌，眼轮匝肌、口轮匝肌、额肌和大小鱼际肌也可以应用于检查，如果检查的神经超过 3 条，则阳性率可达 90%，活动后、加热和缺血情况下可以增加阳性率。

（2）单纤维肌电图：可以出现歧脱（jilter）增加，并出现间隙，称阻断（blocking）。单纤维肌电图的阳性率可达 90% ~ 95%，且不受应用胆碱酯酶抑制剂的影响，在高度怀疑重症肌无力而重复电刺激又正常时可以采用。

（3）常规肌电图：一般正常，严重的重症肌无力患者通过给予胆碱酯酶抑制剂也不能改善临床症状，在此情况下肌电图显示肌病改变。应当注意肌电图结果和依酚氯铵试验一样对重症肌无力无特异性。神经传导速度多正常。大部分全身型重症肌无力可以发现脑干听诱发电位的异常。

（三）免疫学检查

（1）乙酰胆碱受体抗体和酪氨酸激酶受体（MuSk-Ab）。用人骨骼肌提取的乙酰胆碱受体做抗原，采用放射免疫法或酶联免疫吸附试验，80% ~ 90% 的患者出现阳性，在缓解期仅 24% 的患者阳性，眼肌型约 50% 阳性，轻度全身型阳性率为 80%，中度严重和急性全身型 100% 阳性，慢性严重型 89% 阳性，临床表现与 AchR-Ab 阳性和抗体滴度没有相关性，但如果血清抗体滴度下降 50% 并持续一年以上多数患者的临床症状可以缓解，而且在激素、免疫抑制剂、血清置换和胸腺切除后临床症状的改善和血清抗体滴度的下降相关. 胆碱酯酶抑制剂对抗体滴度改变没有影响，临床上必须考虑到，不同的试验方法和抗原的不同其检查结果也不同。10% ~ 20% 患者 AchR-Ab 阴性。

（2）柠檬酸提取物抗体，血清中抗体的出现提示该重症肌无力患者有胸腺瘤。

（3）抗突触前膜抗体：仅部分患者阳性，提示突触前膜受累可能也参与了部分重症肌无力的发病机制。

（4）乙酰胆碱酯酶抗体：见于以眼肌麻痹为主的重症肌无力及肌无力综合征。

（5）其他非 AchR 抗体：这些抗体包括抗骨骼肌抗体、抗甲状腺抗体、titin 抗体、雷阿诺碱受体抗体（ryanodine receptor antibodies，RyR-Ab）等。

（四）X 线或 CT 检查

75% 的重症肌无力患者可发现胸腺增生，约 15% 患者具有胸腺瘤。

（五）肌肉活检

从临床角度看肌肉活检对于重症肌无力的诊断没有意义，多数患者没有必要进行肌肉活检，少部分患者出现淋巴溢现象和个别肌纤维出现变性改变，此外可见肌病改变、神经源性肌萎缩、Ⅱ型肌纤维萎缩和弥漫性肌纤维萎缩，神经末梢出现萎缩和终板加大。电镜检查和神经肌肉接头的形态计量分析显示神经末梢和突触后膜萎缩，突触后膜变短，乙酰胆碱受体抗体脱失，出现免疫复合物沉积，此外肌间神经和毛细血管也出现异常改变。

五、诊断和鉴别诊断

（一）重症肌无力的诊断

（1）起病隐袭，侵犯特定随意肌，如脑干运动神经核支配肌，以及肩胛带肌、躯干肌、呼吸肌等，受累肌肉分布因人因时而异，表现波动性肌无力或病态疲劳。

（2）肌无力呈斑片状分布，持续活动出现，休息减轻，呈晨轻暮重规律性波动，不符合某神经或神经根支配区。

（3）疲劳试验：快速眨眼 50 次，观察睑裂变化；大声朗读 3min 可诱发构音不清和鼻音；双上肢平举 3min 诱发上肢无力。

（4）用抗胆碱酯酶药的良好反应（依酚氯铵试验或新斯的明试验阳性）。① Neostigmine 试验：1 ~ 2mg 肌内注射，为防止腹痛等不良反应，常配以 0.5mg 的阿托品进行肌肉注射，20min 后肌力改善为阳性，可持续 2h。② Tensilon 试验：10mg 用注射用水稀释至 1mL，先静脉注射 2mg，再用 15s 静脉注射 3mg，再用 15s 静脉注射 5mg。30s 内观察肌力改善，可持续数分钟。

（5）特异性 EMG 异常：约 80% 的 MG 患者尺神经、腋神经或面神经低频神经重复电刺激（2 ~ 3Hz 和 5Hz）出现阳性反应（动作电位波幅递减 10% 以上）。单纤维肌电图显示颤抖（jitter）增宽或阻滞。

（6）血清中测得高于正常值的乙酰胆碱受体抗体，或其他神经肌肉接头传导相关自身抗体。血清 nAchR-Ab 滴度 >0.4mmol/L，放免法阳性率 85%，伴发胸腺瘤阳性率 93%。

（7）肌肉病理检查发现突触后膜皱褶变平，乙酰胆碱受体数目减少。

（二）确定是否合并胸腺病变

（1）70% 胸腺增生，多见于年轻女性；10% ~ 15% 合并胸腺瘤，伴胸腺瘤的 MG 的临床特征为 40 ~ 59 岁为高峰，大多为 MG 全身型，以男性略多。

（2）影像学检查，主要依靠胸部 X 线照片、CT 和 MRI 扫描等影像学检查。X 线照片不能发现

<2cm 的胸腺瘤，阳性率低。CT 阳性率约 91%。

（3）胸腺瘤相关抗体（CAEab）的测定，阳性率约 88%。

（三）有无伴发其他自身免疫性疾病

约 10% 伴发其他自身免疫性疾病，女性多见。一般可伴发甲亢、桥本甲状腺炎、类风湿关节炎、系统性红斑狼疮、干燥综合征、溶血性贫血、溃疡性结肠炎、天疱疮、Crohn 病、多发性肌炎。根据相关的病史、症状和体征，结合实验室检查可明确诊断。

（四）鉴别诊断

（1）MG 与 Lambert-Eaton 综合征鉴别（表 5-1）。

表 5-1　MG 与 Lambert-Eaton 综合征鉴别要点

分类	基本特征
遗传性肌病	
1. 肌营养不良	一组肌肉退变性疾病，肌肉再生能力缺乏；导致进行性肌肉退变、坏死。老现为肌肉无力及萎缩，最终导致生活能力丧失或早亡
2. 肌强直症	属于离子通道病。表现为肌肉不能放松和肥大。需与神经性肌强直进行鉴别
3. 先天性肌病	出生时往往有肌无力症状，还包括疲劳、身材矮小、运动不耐受及疼痛等。往往为非进行性。本不是由于炎症或肌肉坏死所致，一些光镜下可见的改变所致肌肉收缩能力下降
4. 线粒体肌病	一组由于线粒体能量代谢受损所致的细胞病，以肌肉和其他高代谢器官受累为表现（包括心能、大脑、周围神经、视神经等）
5. 家族性周期性麻痹	离子通道病。周期性发作的四肢或肌群无力，伴有 K^+ 浓度改变。可并发持续性肌无力和肌强直
6. 代谢性肌病	为糖原或脂质代谢异常所致的系统性疾病，可以并发大脑、心脏、肝脾等器官病变。肌肉无力可以为持续性或发作性。也是横纹肌溶解症的一个常见原因
7. 包涵体肌炎（病）	进行性肌肉无力、萎缩。病理学上肌纤维有镶边空泡形成及包涵体沉积
获得性肌病	
1. 外来物质所致肌病	如药物、类固醇、乙醇及毒素
2. 特发性炎症性肌病	病因不明，包括多发性肌炎和皮肌炎，属于自身免疫性疾病
3. 感染性肌炎	细菌、病毒、寄生虫等感染所致
4. 横纹肌溶解症	多种原因所致急性广泛性横纹肌坏死，表现为广泛性肌痛、无力、极度升高的肌酶和肌红蛋白。重症患者会导致肾功能不全
5. 骨化性肌炎	因外伤或遗传因素所致局部性或广泛性骨骼肌异常钙化和肌肉萎缩
6. 系统性疾病所致肌病	内分泌病、结缔组织疾病、感染、肿瘤、营养障碍或重症系统性疾病所致肌病

（2）肉毒杆菌中毒：肉毒杆菌毒素作用在突触前膜，影响了神经肌肉接头的传递功能，表现为骨骼肌瘫痪。但患者多有肉毒杆菌中毒的流行病学病史，应及时静脉输葡萄糖和生理盐水，同时应用盐酸胍治疗。

六、治疗

一经确诊，进行分型，了解肌无力的程度以便判断和提高疗效；进一步检查确定有无伴发胸腺瘤和合并其他自身免疫性疾病；注意有无感染和是否使用影响神经肌肉接头处传导的药物，有无结核、糖尿病、溃疡病、高血压、骨质疏松等干扰治疗的疾病。.

（一）一般支持治疗

主要是消除各种诱发因素和控制并发症。适当休息，保证营养，维持水电解质和酸碱平衡，降温，保持呼吸通畅，吸氧，控制感染，尤其注意不用影响神经肌接头的抗生素、镇静剂和肌肉松弛剂等药物。

（二）胆碱酯酶抑制剂

使用于除胆碱能危象以外的所有患者，通过抑制胆碱酯酶，使乙酰胆碱的降解减少，神经肌肉接头处突触间隙乙酰胆碱的量增加，利于神经冲动的传递，从而使肌力增加，仅起对症治疗的作用，不能从根本上改变自身免疫过程。长期使用疗效渐减，并促进 AchR 破坏。故应配合其他免疫抑制剂治疗，症状缓解后可以减量至停药。

最常用为溴吡斯的明（pyridostigmine bromide），对延髓支配的肌肉无力效果较好，成人起始量60mg 口服，每 4h1 次；按个体化原则调整剂量，根据患者具体情况用药，如吞咽困难可在饭前 30min服药，晨起行走无力可起床前服长效溴吡斯的明 180mg，可改善眼肌型眼睑下垂，但有些患者复视持续存在起效较慢，不良反应较小，作用时间较长。副作用为毒蕈碱样表现，如腹痛、腹泻、呕吐、流涎、支气管分泌物增多、流泪、瞳孔缩小和出汗等，预先肌内注射阿托品 0.4mg 可缓解症状。新斯的明常用于肌无力急性加重时。

（三）免疫抑制剂治疗

1. 皮质类固醇　适应证为所有年龄的中－重度 MG 患者，对 40 岁以上成年人更有效，常同时合用抗胆碱酯酶药。常用于胸腺切除术前处理或术后过渡期。值得注意的是，应用肾上腺皮质激素治疗重症肌无力在治疗开始时，有可能使病情加重，因而最好能在病房中进行，准备好病情加重时的可能抢救措施。

（1）泼尼松大剂量递减隔日疗法：60 ~ 80mg/d 或隔日开始，1 个月内症状改善，数月疗效达高峰，逐渐减量，直至隔日服 20 ~ 40mg/d 维持量。较推崇此法。

（2）泼尼松小剂量递增隔日疗法：20mg/d 开始，每周递增 10mg，直至隔日服 70 ~ 80mg/d 至疗效明显时。病情改善慢，约 5 个月疗效达高峰，病情加重的概率少，但日期推迟，风险较大。

（3）大剂量冲击疗法：甲基泼尼松龙（methyl–prednisolone）1g/d，连用 3 日；隔 2 周可重复治疗，2 ~ 3 个疗程。

2. 其他免疫抑制剂　激素治疗半年内无改善，可试用。

（1）硫唑嘌呤（azathioprine）：成人初始剂量 1 ~ 3mg/kg · d，维持量 3mg/kg · d。抑制 T 细胞，IL–2 受体，每日 50 ~ 200mg，3 个月起效，12 ~ 24 个月高峰。应常规检查血象，发现粒细胞减少，及时换药和对症处理。

（2）环磷酰胺（cyclophosphamide）：1 000mg + NS500mL，静脉滴注每 5 ~ 7 天 1 次。10 次后改为半月 1 次，再 10 次后改为每月 1 次。大剂量主要抑制体液免疫，小剂量抑制细胞免疫。冲击疗法疗效快，不良反应小。总量≥ 30g。疗程越长效果越佳，疗程达 33 个月可使 100% 的患者达完全缓解而无复发，这说明记忆 T 细胞也受到了抑制。不良反应为骨痛，对症治疗好转后不复发。若 WBC < 4×10^9/L 或 pit < 60×10^9/L 应暂停治疗 1 ~ 2 周，再查血象，若正常可继用 CTX。

（3）环孢素（cyclosporine）：影响细胞免疫，多用于对其他治疗无效者，每天 3 ~ 6mg/kg，3 ~ 6 个月为 1 个疗程。常见不良反应为高血压和肾功能损害。

（四）血浆置换

是通过清除血浆中 AchR 抗体、细胞因子和免疫复合物起作用。起效迅速，但疗效持续时间短，一般持续 6 ~ 8 周。多用于危象抢救、新生儿肌无力、难治性重症肌无力和胸腺手术前准备。每次平均置换血浆约 2 000 ~ 3 000mL，连续 5 ~ 6 次为 1 个疗程。缺点是医疗费用太高。

（五）大剂量丙种球蛋白

治疗机制尚不完全明了，可能为外源性 IgG 使 AchR 抗体结合紊乱。常用剂量为每天 400mg/kg，静脉滴注，连续 5 天。多用于胸腺切除术后改善症状、危象抢救和其他治疗无效时。起效迅速，可使大部分患者在注射后症状明显的好转，疗效持续数周至数月，不良反应少，但价格昂贵。

（六）胸腺切除

胸腺切除术能切除胸腺内肌样细胞表面上的始动抗原，切除抗体的主要来源（因胸腺是合成抗体的主要部位），胸腺切除后可见血中淋巴细胞迅速减少。适应于：①伴胸腺瘤的各型重症肌无力（包括眼型患者），应尽可能手术；② 60 岁以下全身型 MG，疗效不佳宜尽早手术，发病 3 ~ 5 年内中年女性手术疗效佳。特别对胸腺肥大和高抗体效价的年轻女性患者效果尤佳；③ 14 岁以下患者目前尚有争议。症状严重患者风险大，不宜施行。

术前用肾上腺皮质激素疗法打好基础，再行胸腺切除术，术后继续用肾上腺皮质激素疗法巩固，本手术疗效的特点：①女性优于男性；②病情越轻、病程越短越好；③胸腺内的生发中心越多，上皮细胞越明显，手术疗效越好；④术前术后并用肾上腺皮质激素和放射治疗效果好。因胸腺切除的疗效常延迟至术后数月或数年后才能产生。

胸腺手术本身死亡率极低，有的学者甚至认为是 0，胸腺手术死亡率不是由于手术本身而系术后可能出现的危象。为取得胸腺手术的疗效，手术前后的处理是十分重要的。一般来讲，希望患者能在肌无力症状较轻的状况下进行手术，以减少术后的危象发作。因而术前应使用适量的抗胆碱酯酶药或激素，把患者病情控制到较理想的程度，必要时可在术前使用血浆置换。

由于胸腺手术后的疗效一般需数月至数年才能有效，因而术后应继续给以内科药物治疗，非胸腺瘤患者，术后 5 年有效率可达 80% ~ 90%，而胸腺瘤患者亦可达 50% 左右。

胸腺瘤与重症肌无力的并存：既不是胸腺瘤引起了 MG，也不是 MG 引起了胸腺瘤，那只是并存关系，是免疫功能紊乱所导致的两个相伴疾病，30% MG 患者有胸腺肿瘤。对伴胸腺瘤的 MG 患者手术疗法的确切疗效尚未能做出结论。而对 MG 患者的胸腺的手术切除的缺点和危害性却发现了许多：①术后 MG 患者的病情恶化；②术后 MG 患者的抗乙酰胆碱受体抗体效价增高；③术后 MG 患者发生危象的机会增多；④术中死亡时有发生；⑤术后长期疗效并不理想。手术切除胸腺瘤不仅存活率较低，而且存活质量也较差。

伴有胸腺瘤的胸腺确实具有免疫调节作用，而且主要是免疫抑制作用，切除了这种具有免疫抑制作用的胸腺瘤以后使原来的 MG 症状恶化，抗体增高，甚至本来没有 MG 而术后诱发了 MG 等现象就不难理解了。对伴良性胸腺肿瘤的肌无力患者，特别是尚处于Ⅰ、Ⅱ期的良性胸腺瘤患者则应尽可能久地采用非手术的保守疗法。而对伴有浸润型（Ⅲ、Ⅳ期）胸腺瘤的 MG 患者应积极采用手术治疗，且尽可能地采用广泛的胸腺瘤和胸腺的全切手术。术前就尽快采用免疫抑制疗法，把 MG 患者的病情调整到最佳状态再进行手术，术后继续给予类固醇疗法、化学疗法和放射疗法等。

另外尚需提出的一个问题是部分原来没有重症肌无力临床症状的胸腺瘤患者，在手术切除胸腺瘤后临床上出现了重症肌无力，部分重症肌无力患者切除胸腺瘤后肌无力症状反而加重。这是一个临床事实，目前对此有多种解释，如认为胸腺瘤细胞可分泌抗肌无力因子，术后使已存在着的轻症重症肌无力（可能被临床漏诊）表现加重而被发现。也有人认为手术是促发产生重症肌无力的一种诱因等。

（七）胸腺放疗

可直接抑制胸腺增生及胸腺瘤，MG 药物疗效不明显者，最好于发病 2 ~ 3 年内及早放疗，巨大或多个胸腺，无法手术或术前准备治疗，恶性肿瘤术后追加治疗 ^{60}Co 每日 200 ~ 300cGy，总量 5 000 ~ 6 000cGy，有效率达 89.4%。大多在放疗后 1 ~ 4 年，完全缓解及显著好转率 66.5%，2 ~ 20 年随访，疗效较巩固。以往文献报告疗效欠佳多与剂量偏小有关。为预防放射性肺炎，对 60 岁左右的患者总量 ≤ 5 200cGy，在放疗的同时最好不并用化疗。

（八）伴胸腺瘤的 MG 患者的治疗

（1）伴胸腺瘤的 MG 患者的治疗：采用手术、激素、放疗和环磷酰胺化疗综合治疗，提高远期生存率。原则上应针对胸腺肿瘤手术切除治疗，并清扫纵隔周围脂肪组织。即使年老患者也可争取手术或放疗。对拒绝手术或有手术禁忌证患者，采用地塞米松治疗，病情缓解后针对胸腺进一步采用胸腺区放射治疗，经长期随访，疗效稳定。5 年和 10 年生存率分别达到 88.9% 和 57.1%。

Masaoka 分期Ⅲ期和Ⅳ期患者，2 年和 5 年生存率分别达到 81.3% 和 50%，而未放疗患者仅为 25% 和 0。2 例经活检和 3 例复发者放疗后肿瘤明显缩小。

（2）伴恶性胸腺瘤的 MG 患者：对恶性胸腺瘤手术和放疗后，仍反复出现 MG 危象，肿瘤复发转移，按细胞周期采用联合化疗治疗。MG 患者伴恶性胸腺肿瘤，虽手术切除肿瘤、放疗及激素治疗，患者仍易反复出现危象，并且 MG 症状难以控制，针对肿瘤细胞增殖周期，对手术病理证实恶性胸腺瘤，术后反复出现危象的 MG 患者，选用抗肿瘤药物组成联合化疗。

（九）危象的治疗

一旦发生危象，应立即气管切开，并进行辅助呼吸、雾化吸入和吸痰，保持呼吸道通畅，预防及控制感染，直至康复。

（1）调节抗 AchR 剂的剂量和用法：一般装上了人工呼吸器应停用抗胆碱酯酶剂 24 ~ 72h。可明显减少唾液和气管分泌物，这些分泌物与支气管痉挛和肺阻力增加有关。然后重新开始给予适量的新斯的明肌肉注射或溴吡斯的明鼻饲或口服。应从小剂量开始。

（2）对诱因治疗：积极抗感染、降温、停用能加重 MG 的药物等。链霉素、卡那霉素、新霉素、黏菌素、多黏菌素 A 及 B、巴龙霉素及奎宁、氯仿和吗啡等均有加重神经肌肉接头传递及抑制呼吸肌的作用，应当禁用。地西泮、苯巴比妥等镇静剂对症状较重、呼吸衰竭和缺氧者慎用。

（3）大剂量免疫球蛋白疗法：外源性 IgG 使 AchR 抗体结合紊乱，常用剂量为每天 400mg/kg，静脉滴注，连续 5 天。

（4）血浆交换疗法：有效率 90% ~ 94%。通常每次交换 2 000 ~ 3 000mL，隔日 1 次，3 ~ 4 次为 1 个疗程。

（5）大剂量糖皮质激素疗法：一般可用泼尼松每日 60 ~ 80mg，晨顿服，特大剂量甲基泼尼松龙（每次 2 000mg，静脉滴注，每隔 5 天 1 次，可用 2 ~ 3 次）停药过早或减量过快均有复发的危险。拔管后继续用激素（下楼法）、化疗、放疗或手术疗法。

（6）环磷酰胺：1 000mg 静脉滴注每周 1 次（15mg/kg）以促进 T、B 淋巴细胞的凋亡。不良反应：第二天呕吐。可用甲氧氯普胺 10 ~ 20mg 肌肉注射，每日 2 次。骨痛可用止痛药。

由于辅助呼吸技术的高度发展，死于呼吸困难的危象已日益减少。从总体上讲，约 10% 的重症肌无力患者可发生危象，大多有促发诱因，胸腺切除术为促发危象之最重要原因，上呼吸道感染亦是一个重要的促发原因。危象的定义是症状的突然恶化并发生呼吸困难，因而危象的最基本治疗是进行辅助呼吸，控制诱因，保持生命体征及控制可能合并的感染。由于临床上实际很难区分肌无力危象及胆碱能危象，因而在危象时，原则上主张暂停用乙酰胆碱酯酶抑制剂，但可继续使用肾上腺皮质激素。只要辅助呼吸进行得顺利，也不一定使用血浆置换或大剂量丙种球蛋白。当然治疗危象是血浆置换的重要适应证之一。危象前如已应用抗胆碱酯酶药物，则危象解除后应重新给以抗胆碱酯酶药物。

（十）选择合理治疗的原则

（1）确诊为重症肌无力后首先要合理安排活动与休息，原则上在不影响患者生活质量前提下尽量鼓励多活动，以多次小幅度活动为好。

（2）再就是防止各种肌无力危象的诱发因素。

（3）抗胆碱酯酶剂和肾上腺皮质激素两大主要治疗都是“双刃剑”。

抗胆碱酯酶剂具有两重性，治标不治本，治标疗效明显，可暂时缓解症状、改善吞咽和呼吸，勉强维持生命，为进一步进行免疫治疗争取时间。但不能从根本上改变自身免疫过程。长期使用疗效渐减，并可使神经肌接头损害加重，故应配合其他免疫抑制剂治疗。

肾上腺皮质激素治本不治表，见效慢，甚至可使病情一过性加重，免疫抑制剂的长远效果可使病情根本缓解，应是最根本的治疗措施。渐减法出现疗效快，但早期出现一过性加重者较多，适用于Ⅰ型和Ⅱ a 型；渐增法出现疗效慢，但一过性加重者较少，适用于Ⅱ b、Ⅲ和Ⅳ型患者。一过性加重的出现是由于大剂量激素可抑制 Ach 释放。可用下列措施减轻肌无力加重现象：酌情增加溴吡斯的明的剂量和次数；补充钾剂和钙剂。不良反应：胃出血；股骨头坏死（为缺血性，做“4”字试验可早发现，行手术减压）。

（4）血浆置换和丙种球蛋白疗法疗效确切，但效果为一过性，用于危重情况，以避免气管切开和上呼吸器。

（5）胸腺切除术是治疗 MG 最根本的方法。全部胸腺及周围的淋巴组织彻底清扫干净。手术有效率达 70% ~ 90%。手术前后并用激素疗法，术后 3 年缓解率达 100%，而对伴胸腺瘤的 MG 患者手术疗法的确切疗效尚未能做出结论。

七、预后

除上述力弱的波动性外，原则上讲重症肌无力并不是一个进行性发展的疾病。全身型患者，通常在第一个症状出现后数周至数月症状即会全部表现出来。眼肌型患者，如发病后 2 年仍局限于眼肌，则很少转变为全身型。自发性的缓解亦似乎主要发生在发病后的头 2 年内，因而头 2 年内对症状的观察及治疗是十分重要的。大多数 MG 患者用药物治疗可有效处理。常死于呼吸系统并发症如吸入性肺炎等。

典型病程是起病第 1 年首先影响眼肌，1 年内陆续影响其余部分的肌肉。有 20% ~ 25% 病程中自发缓解。近年来由于治疗方法和呼吸器械的改进，重症肌无力死亡率约 4%。一般说来，40 岁以上的老年患者、起病急而严重、有胸腺瘤者预后较差。

第二节 多发性肌炎

一、概述

炎症性肌病（inflammatory myopathy）是以肌肉纤维、纤维间和肌纤维内炎症细胞浸润为病理特征，表现为肌无力和肌痛的一组疾病。主要包括多发性肌炎、皮肌炎和包涵体肌炎等。人们早已认识到横纹肌和心肌是许多感染性疾病唯一攻击的靶子，但许多肌肉炎症状态无感染病灶存在，提出自身免疫机制，至今尚未完全确定。

特发性多发性肌炎（polymyositis，PM）和皮肌炎（dermatomyositis，DM）的病变主要累及横纹肌、皮肤和结缔组织。多发性肌炎是以多种病因引起骨骼肌间质性炎性改变和肌纤维变性为特征的综合征，病变局限于肌肉，累及皮肤称皮肌炎，如 PM 和 DM 均与结缔组织有关，则命名为 PM 或 DM 伴风湿性关节炎、风湿热、系统性红斑狼疮、硬皮病，或混合性结缔组织病等。本组疾病早在 19 世纪就已为人们所知，特发性 PM 和 DM 的病因及发病机制尚未明确。目前研究发现，可能的病因包括：

1. 感染　较多的研究显示，感染与 PM/DM 有关。如寄生虫、立克次体感染可造成严重的肌炎症状。目前对病毒的研究较为深入，至今已成功地用小 RNA 病毒，如柯萨其病毒 B_1，流行性腮腺炎（SAIDSD）病毒及 HTLV-1 型（人 T 淋巴瘤病毒 1 型）病毒造成多发性肌炎样动物模型。病毒可能通过分子模拟机制，诱导机体产生抗体，在一些易感人群中导致 PM/DM 的发生。有人曾在电镜下观察到本病肌纤维有病毒样颗粒，但致病作用尚未得到证实，也未发现患者病毒抗体水平持续升高。PM 和 DM 常伴许多较肯定的自身免疫性疾病，如重症肌无力、桥本甲状腺炎等，提出其与自身免疫有关。PM 被认为是细胞免疫失调的自身免疫性疾病，也可能与病毒感染骨骼肌有关。DM 可发现免疫复合物、IgG、IgM、补体等沉积在小静脉和小动脉壁，提示为免疫反应累及肌肉的小血管，典型病理表现为微血管周围 B 细胞为主的炎症浸润，伴有微血管梗死和束周肌萎缩。PM/DM 常与恶性肿瘤的发生有关。国内报道 DM 伴发恶性肿瘤的频率为 8%，国外报道其发生率高达 10% ~ 40%，PM 合并肿瘤的发病率较 DM 低，约为 2.4%。50 岁以上患者多见，肿瘤可在 PM/DM 症状出现之前、同时或其后发生。好发肿瘤类型与正常人群患发肿瘤类型基本相似。

2. 药物　研究发现肌炎的发生可与某些药物有关。如乙醇、含氟的皮质类固醇激素、氯喹及呋喃唑酮等，药物引起的肌炎发病机制尚不清楚，可能是由于免疫反应或代谢紊乱所造成。药物引起的肌炎在停药后症状可自行缓解或消失。

3. 遗传因素　Behan 等曾报道 PM/DM 有家族史。研究发现，PM/DM 中的 HLA-DR_3 和 HLA-B_8 较正常人增高。PM/DM 的自身抗体产生及临床类型与 HLA 表现型有关。包涵体肌炎 HLA-DRI 的发生率为正常对照组的 3 倍。经动物实验研究发现不同遗传敏感性小鼠患多发性肌炎的易感性明显不同。以上这些研究都说明 PM/DM 的发生有一定遗传倾向。

二、诊断步骤

（一）病史采集要点

1. 起病情况　发病率为 0.5 ~ 1.0/10 万，女性多于男性。文献报道 PM 与 DM 的男女比例分别为 1 ： 5 和 1 ： 3.75。本病可发生在任何年龄，呈双峰型，在 5 ~ 14 岁和 45 ~ 60 岁各出现一个高峰。本病在成人发病隐匿，儿童发病较急。急性感染可为其前驱表现或发病病因。呈亚急性至慢性进展，多为数周至数月内症状逐渐加重。

2. 主要临床表现　主要的临床表现包括近端肌无力和肌萎缩，伴肌痛、触痛，DM 患者还伴有皮疹的出现。

（1）多发性肌炎的首发症状依次为下肢无力（42%）、皮疹（25%）、肌痛或关节痛（15%）和上肢无力（8%）等。可出现骨盆带、肩胛带和四肢近端无力，表现为从坐或蹲位站立、上下楼梯、步行、双臂上举或梳头等困难，颈肌无力表现为抬头困难、头部歪斜。大多数学者认为 PM 合并周围神经损害是 PM 的一个罕见类型。郭玉璞等报道 43 例 PM 的神经或肌肉病理分析，发现有 8 例并发神经损伤（18.60%），提示 PM 合并神经损伤可能是变态反应性神经病对肌肉和神经两系统的损伤。最常见和最重要肌电图表现是运动和 / 或感觉神经传导速度减慢。有学者认为多发性肌炎是主要累及骨骼肌的疾病，有时除肌病外还伴随周围神经损伤的表现，如感觉损伤和 / 或肌腱反射消失等，则称为神经肌炎（NM）。至于 PM 合并周围神经损伤是一独立的疾病，还是 PM 病程中神经受损伤的表现之一，目前还没有定论。

（2）皮肌炎：①肌无力表现与 PM 相似，但病变较轻。②典型皮疹包括：向阳性紫红斑：上眼睑暗紫红色皮疹伴水肿，见于 60% ~ 80%DM 患者，是 DM 的特异性体征。Gottron 征：位于关节伸面，肘、掌指、近端指间关节多见，为斑疹或在红斑基础上高于皮面的鳞屑样紫红色丘疹，是 DM 特异性皮疹。暴露部位皮疹：位于颈前、上胸部“V”区、颈后背上部、前额、颊部、耳前、上臂伸面和背部等处。技工手：掌面和手指外侧面粗糙、鳞屑样、红斑样裂纹，尤其在抗 Jo-1 抗体阳性 PM/DM 患者中多见。③其他皮肤病变：虽非特有，但亦时而出现，包括指甲两侧呈暗紫色充血皮疹，指端溃疡、坏死，甲缘梗死灶、雷诺现象、网状青斑、多形性红斑等。皮损程度与肌肉病变程度可不平行，少数患者皮疹出现在肌无力之前，约 7% 患儿有典型皮疹，但始终无肌无力、肌病、酶谱正常，称为“无肌病皮肌炎”。④儿童 DM 皮损多为暂时性，临床要高度重视这种短时即逝的局限性皮肤症状，可为诊断提供重要线索，但常被忽略。⑤ DM 伴发结缔组织病变较 PM 多见。⑥关节炎改变通常先于肌炎，有时同时出现，血清 CK 轻度升高。

PM 和 DM 患者常有全身表现，所有系统均受累：①关节：关节痛和关节炎见于约 15% 患者，为非对称性，常波及手指关节，引起手指屈曲畸形，但 X 线无骨关节破坏。②消化道：10% ~ 30% 患儿出现吞咽困难、食物反流，造成胃反流性食管炎。③肺：约 30% 患儿有肺间质改变，急性间质性肺炎、急性肺间质纤维化临床表现，部分患者为慢性过程，临床表现隐匿。肺纤维化发展迅速是本病死亡重要原因之一。④心脏：仅 1/3 患者病程中有心肌受累，出现心律失常、心室肥厚、充血性心力衰竭，亦可出现心包炎。心电图和超声心动图检测约 30% 出现异常，其中以 ST 段和 T 波异常最常见。⑤肾脏：约 20% 患者肾脏受累。⑥钙质沉着：多见于慢性 DM 患者，尤其是儿童。钙质在软组织内沉积，若沉积在皮下，溃烂后可有石灰样物流出，并可继发感染。⑦恶性肿瘤：约 1/4 患儿，特别是 50 岁以上患者，可发生恶性肿瘤，多为实体瘤，男性多见。DM 发生肿瘤多于 PM，肌炎可先于恶性肿瘤 2 年左右，或同时或晚于肿瘤出现。⑧其他结缔组织病：约 20% 患儿可伴其他结缔组织病，如 SLE、系统性硬化、干燥综合征、结节性多动脉炎等，PM 和 DM 与其他结缔组织病并存，符合各自的诊断标准，称为重叠综合征。

3. 既往史　患者既往病史对诊断有一定意义。特别要询问有否肿瘤和其他结缔组织病史。

（二）体格检查要点

1. 一般情况　有些患者精神萎靡，乏力。有肌肉和关节疼痛患者会出现痛苦面容，可伴低热。有些晚期患者可出现呼吸功能障碍，患者气促，大汗淋漓等。

2. 淋巴结　合并有肿瘤的患者，淋巴结可肿大。

3. 皮肤黏膜　这是体格检查的重点所在。可出现不同程度的皮疹，早期为紫红色充血性皮疹，逐渐转为棕褐色，晚期可出现脱屑、色素沉着和硬结。眶周、口角、颧部、颈部、前胸、肢体外侧、指节伸侧和指甲周围可见红色皮疹和水肿，皮肤损害常累及关节（如肘、指及膝）伸侧皮肤，表现为局限性或弥漫性红斑、斑丘疹、脱屑性湿疹及剥脱性皮炎。某些病例表现为一处或多处局限性皮炎，恢复期皮肤可遗留暗红萎缩性色素沉着和扁平的带鳞屑基底，晚期皮肤可出现硬皮病样改变，称硬皮病性皮肌炎。

4. 心脏　可出现室性房性早搏等心律失常，心音减弱等改变。

5. 肺部　严重病例可出现双肺呼吸音减弱，如果合并有吸入性肺炎，双肺可布满干湿啰音。

6. 关节　合并有关节炎的患者，可发现关节肿胀，甚至畸形、肌肉挛缩等改变。

7. 神经系统体格检查　主要阳性体征集中在运动系统的检查中。一般面部的肌肉不受损，可见上肢近端、下肢近端和颈屈肌无力，以及吞咽困难、肌痛或触痛（一般以腓肠肌明显）、肢体远端无力和肌萎缩。腱反射通常不减低，无感觉障碍。

（三）门诊资料分析

1. 血清肌酶　肌肉中含有多种酶，当肌肉受损时这些酶释放入血液中，因此对肌酶的检测，不仅有助于 PM/DM 的诊断，而且定期复查是了解病情演变的良好指标，肌酸激酶（CK）是肌炎中相对特异性的酶，有一部分肌酶在疾病初期即可升高，在疾病稳定、临床症状尚未好转时降低，因此对诊断、指导治疗和估计预后具有重要意义。

其中以 CK 对 PM 的诊断及其活动性判断最敏感且特异。血清肌酶的增高常与肌肉病变的消长平行，可作为诊断、病程疗效监测及预后的评价指标。肌酶升高常早于临床表现数周，晚期患者由于肌肉萎缩肌酶不再释放。故慢性 PM 和广泛肌肉萎缩的患者，即使处于活动期，肌酶水平也可正常。

（1）CK：95% 的 PM 在其病程中出现 CK 增高，可达正常值的数十倍。CK 有 3 种同工酶：即 MM、MB、BB。CK-MM 大部分来源于横纹肌、小部分来自心肌；CK-MB 主要来源于心肌，极少来源于横纹肌；CK-BB 主要来源于脑和平滑肌。其中 CK-MM 活性占 CK 总活性的 95% ~ 98%。PM 主要是 CK-MM 升高，CK-MB 也可稍增高，多由慢性或再生的肌纤维所释放引起。晚期肌萎缩患者 CK 可以不升高。血清 CK 受下列因素的影响：长期剧烈运动、肌肉外伤或手术、肌电图操作、针刺、心肌梗死、肝炎、脑病及药物影响（吗啡、地西泮、巴比妥可以使 CK 的排出降低），因此 CK 的特异性也有一定的限度。

（2）ALD：小部分 CK 不升高的 PM 其血清 ALD 升高，但其特异性及与疾病活动性的平行性不如 CK。

（3）CA Ⅲ：为唯一存在于横纹肌的氧化酶，横纹肌病变时升高。对 PM 特异性较好，但临床应用较少。

（4）其他：AST、LDH 因在多种组织中存在，特异性较差，仅作为 PM 诊断的参考。

2. 其他常规检查　血常规通常无显著变化，可有轻度贫血和白细胞增多，约 1/3 病例有嗜酸性粒细胞增高，ESR 中度升高，血清蛋白量不变或减低，血球蛋白比值下降，白蛋白减少，α_2 和 γ 球蛋白增加。约 1/3 患者 C_4 轻度至中度降低。C_3 偶可减少。部分病例循环免疫复合物增高。多数 PM 患者的血清中肌红蛋白水平增高，且与病程呈平行关系，有时先于肌酸肌酶（CK）升高，也可出现肌红蛋白尿。

（四）进一步检查项目

1. 免疫指标　由于本病是自身免疫性疾病，故在血清中存在多种抗体，可作为诊断及病情观察的指标。

（1）抗核抗体（ANA）：PM 患者 ANA 的阳性率为 38.5%，DM 为 50%。

（2）抗合成酶抗体，其中抗 Jo-1 抗体（胞浆 tRNA 合成酶抗体）阳性率最高，临床应用最多。抗 Jo-1 抗体在 PM 的阳性率为 25%，主要见于 DM，阳性率为 8% ~ 20%。儿童型 DM 及伴恶性肿瘤的 DM 偶见抗 Jo-1 抗体阳性。

（3）抗 SRP 抗体：仅见于不到 5% 的 PM，其阳性者多起病急、病情重，伴有心悸，男性多见，对治疗反应差。

（4）抗 Mi-2 抗体为 PM 的特异性抗体。

（5）其他抗核抗体：多出现在与其他结缔组织病重叠的患者。抗 Ku、抗 PM-Scl 抗体见于与系统性硬化重叠患者。抗 RNP 抗体为混合性结缔组织病中常见抗体，抗 SSA、抗 SSB 抗体多见于与干燥综合征重叠的患者。抗 PM - 1/PM - Sul 抗体：抗原为核仁蛋白，阳性率为 8% ~ 12%，可见于与硬皮病重叠的病例。抗 PL-7 抗体：即抗苏酰 tRNA 合成酶抗体，PM 患者中阳性率为 3% ~ 4%。抗 PL-12 抗体：即抗丙氨酰 tRNA 合成酶抗体，阳性率为 3%，

2. 肌电图（EMG） 肌电图检查是一种常用的肌肉病变检查方法，它通过对骨骼肌活动时的电生理变化分析，从而断定肌肉运动障碍的原因、性质及程度，以协助诊断、判定预后。对早期表现为肌无力，而无明显肌萎缩者，肌电图检查可以做到早期发现。PM 和 DM 的异常 EMG 表现为出现纤颤电位、正锐波，运动单位时限缩短、波幅减小，短棘多相波增加，重收缩波型异常和峰值降低，但以自发电位和运动单位电位时限缩短为最重要。自发性电活动出现，提示膜的应激性增加，神经接头的变性或不稳定，或是由于肌肉节段性坏死分离终板和肌肉导致继发性失神经电位，也可能是肌纤维的变性和间质炎症所造成的电解质浓度改变，使肌纤维的兴奋性升高的结果。肌电图自发电位的出现与 PM 和 DM 患者疾病时期有关。自发电位出现量多表示病变处于活动期，自发电位出现量少则表示病变处于恢复过程或在缓慢进展中或肌肉显著纤维化等。活动期与稳定期比较，运动单位时限缩短、波幅降低和病理干扰相的出现率没有明显差异，说明运动单位时限缩短、波幅降低和病理干扰相与 PM 和 DM 疾病分期没有直接关系。在多发性肌炎的发展过程中除了由于肌肉坏死变性而使一个运动单位异步化所形成的多相波外，还有肌肉的坏变引起的肌纤维失神经的影响，在修复过程中又有芽生所造成的时限长的多相波。这些现象会在疾病的不同时期存在，它反映了疾病的不同时期神经、肌肉所处的功能状态。部分患者出现神经元损害的表现，并不代表有原发性神经源性病变，可能肌膜易激惹性增高所致，也可能是由于肌肉内神经小分支的受累或者肌纤维节段性坏死而导致部分正常的运动终板隔离而出现失神经性的改变。肌电图检查是诊断 PM/DM 的重要手段，选择合适的肌肉进行检查以获得较高的 EMG 阳性率。

3. 病理检查 皮肤和肌肉活检是诊断此病的关键，光镜下可见 PM 的病理表现为：肌纤维膜有炎细胞浸润，且有特异性的退行性表现；DM 特征性的病理表现为：肌束周围萎缩和微小血管改变。有人认为，肌束周围萎缩是诊断 DM 的主要表现。肌束周围萎缩即肌束周边区肌纤维处于同一程度的萎缩，束周萎缩区包括变性坏死纤维、再生纤维和萎缩纤维。可能是由于一些损伤因素的持续存在造成了束周区肌纤维的反复坏死和不完全再生所致。电镜下的超微结构主要表现为：激活的淋巴细胞浸润，肌丝坏死溶解，吞噬现象，肌纤维内线粒体、糖原颗粒、脂滴明显增多。PM 的毛细血管改变轻微，而 DM 毛细血管改变较明显，主要有微血管网状结构病变、内皮细胞浆膜消失、胞浆内异常细胞器等。

4. 影像学检查 - 核磁共振（MRI） 作为一种非创伤性技术，MRI 已用于许多神经肌肉疾病的诊断，国内研究 PM/DM 的 MRI 的表现为在常规自旋回波序列上，受累肌肉在 T_2W_1 上呈片状或斑片状高信号。T_1W_1 上呈等信号。提示肌肉的炎性水肿样改变。同时还发现 DM 的异常多发生在股四头肌，肌肉的 MRI 表现与肌肉的力弱，肌酶的升高，EMG 的表现，病理表现无必然相关性。

5. ^{31}p 磁共振波谱分析 ^{31}p 磁共振波谱分析（^{31}PMRs）技术是唯一可测定人体化学物质无机磷（Pi）、三磷酸腺苷（ATP）、磷酸肌酸（Pcr）的非创伤性技术。Pi 和 Pcr 的比值是检测肌肉生化状态和能量储备的有效指标。Pi 和 Pcr 的升高常提示肌组织产生和利用高能磷酸化合物障碍。Park 等用该技术测得肌肉感染的患者发现，休息状态下 ATP、Pi、Pcr 均低于正常人。而运动时更低，而 ADP 增高。说明

其与肌肉力弱程度和疲劳程度相关，本技术对肌肉力弱，而对肌酶正常的患者有重要意义。肌肉的 MRI 和 ^{31}PMRS 技术应用于临床诊断，对确定活检部位、观察病情演变及指导临床用药有重要意义。

三、诊断对策

（一）诊断要点

Bohan 和 Peter（1975）提出的诊断标准：①对称的四肢近端肌无力，面肌和颈肌均可累及；②血清肌酶升高；③肌电图提示为肌源性损害；④肌活检提示肌纤维变性、坏死和再生，间质内炎性细胞浸润；⑤典型的皮疹。具备上述 1 ～ 4 项者可确诊 PM；具备上述 1 ～ 4 项中的 3 项可能为 PM；只具备 2 项为疑诊 PM。具备第 5 条，再加上 3 项或 4 项可确诊为 DM；第 5 条加上 2 项可能为 DM；第 5 条加上 1 条，为可疑 DM。应注意有否合并其他结缔组织病的可能。对 40 岁以上的男性患者，需除外恶性肿瘤的可能。

血清酶是一种较客观、敏感的指标，它能较准确地反映出肌肉病变的程度，是诊断 PM 和 DM 较重要的化验指标。大多数活动期 PM 和 DM 患者 CK 明显增高，治疗后在疾病开始稳定、临床症状尚未好转时，稳定期 PM 和 DM 患者 CK 明显降低，CK-MB、AST、LDH、HBDH 均与 CK 有一致性，但升高幅度和动态变化均不及 CK 明显，说明 CK 的升高是 PM/DM 中最常见且是所有血清酶中最敏感的指标，可以作为监测疾病活动性的一个指标，CK 的检测对诊断、指导治疗和估计预后具有重要意义。

（二）鉴别诊断要点

1. 进行性肌营养不良症　此病患者学龄前起病，表现为近端肌无力，病程较缓，有家族史，既往无结缔组织病史，血清 CK 增高明显，肌电图提示肌源性受损，肌活检发现抗肌萎缩蛋白缺如，皮质类固醇治疗后可使患者的血清肌酶下降，但病情改善不明显。

2. 慢性吉兰－巴雷综合征　患者表现为四肢乏力，以远端为主，可伴有末梢型浅感觉障碍，肌电图提示周围神经受损，脑脊液提示蛋白细胞分离现象，患者无肌肉酸痛，血清肌酶不高等可与多发性肌炎鉴别。

3. 重症肌无力　患者表现为四肢无力，眼肌麻痹很常见. 受累肌肉呈无力或病态疲劳，症状常局限于某组肌肉，肌群重复或持续运动后肌力减弱，呈晨轻暮重规律性波动，活动后症状加重，休息后不同程度缓解。肌疲劳试验（Joily 试验），新斯的明和依酚氯铵试验阳性，血清 AChR-Ab 测定，肌电图等可确诊。

4. 线粒体肌病　线粒体肌病属于遗传性疾病，患者以轻度活动后的肌肉病态疲劳为主要临床表现，休息可缓解。血清肌酶可增高，血乳酸和丙酮酸值增高。鉴别有困难者可分析运动前后乳酸与丙酮酸的浓度，运动前乳酸，丙酮酸浓度高于正常值，或运动后 5 分钟以上不能恢复正常水平为异常。肌肉活检可见破碎红纤维为其特征性改变，运用分子生物学方法检测线粒体 DNA 是确诊本病的金标准。

5. 脂质沉积性肌病　脂质沉积性肌病为常染色体隐性遗传，有家族史，是由于遗传因素致卡尼汀或卡尼汀棕榈转移酶缺乏引起肌纤维内脂肪代谢障碍，致使肌细胞内脂肪堆积而引起的肌病。临床表现与多发性肌炎相似，确诊主要根据肌肉病理和生化测定。肌肉活检的重要依据就是脂肪染色阳性，脂滴聚集以 I 型纤维为重，但需要鉴别线粒体肌病和炎性肌病中肌纤维增多的问题。陈琳等认为，与原发性脂质沉积性肌病相比，肌炎患者肌纤维内脂滴增多的程度比较轻，或为散在单根纤维内脂滴堆积. 或为普遍轻度到中度增多。

6. 肌糖原累积病　这是一种遗传性疾病，由于糖酵解的关键酶突变引起糖原的合成与分解障碍，大量异常或正常的糖原累积在肝脏、心脏与肌肉而引起多种临床表现。临床主要表现为肌无力运动后肌肉酸痛和痉挛，又是伴有腓肠肌肥大，易误诊为多发性肌炎。确诊主要依靠糖原代谢酶的生化检查和肌肉活检。活检提示主要以空泡纤维为主，PAS 染色阳性，多累及 I 型纤维，纤维坏死再生及淋巴细胞浸润少见，电镜下可见大量糖原沉积。与多发性肌炎的肌纤维坏死和炎症细胞浸润不同。

7. 甲状腺功能低下　性肌病最早的甲低性肌肉病是在 1880 年报道，之后陆续有相关报道。该病主要表现为不同程度的近端肌无力，肌痉挛，肌痛，肌肥大，反射延迟等。同时可以有甲状腺功能低下的表现，如黏液水肿，怕冷，行动迟缓，反应迟钝，心率减慢，腹胀厌食，大便秘结。但是甲状腺功能低下所致的全身性症状不能作为甲低性肌肉病的主要诊断依据，因为有的甲低患者并无明显的系统性症状，而以肌肉的症状为主。肌肉活检可见肌纤维形态和大小的改变，以及肌细胞坏死，中心核沉积，炎细胞浸润，核心样结构，Ⅰ型、Ⅱ型肌纤维的萎缩或肥大等。这些改变与多发性肌炎有很多相似之处，甲状腺功能的实验室检查及甲状腺素替代治疗有效（骨骼肌症状缓解，血清学指标恢复正常或趋于正常等）可予以鉴别。

（三）临床类型

（1）Walton 和 Adams 最早指出，多发性肌炎和皮肌炎可表现为多种形式，根据患者的病因范围，年龄分布及伴发的疾病，可分为 5 型。

Ⅰ型：单纯多性肌炎，炎症病变局限于横纹肌。

Ⅱ型：单纯皮肌炎，单纯多发性肌炎合并皮肤受累。

Ⅲ型：儿童多发性肌炎或皮肌炎。

儿童型 DM 和儿童型 PM：儿童型临床特征与成人 DM/PM 类似，均可表现对称性近端肌无力、肌痛，血清肌酶增高，肌电图呈肌源性损害，但儿童型也有其自身的特点，如肌萎缩、胃肠道受累、钙质沉着等较常见，而并发恶性肿瘤者少见，另外大部分患儿有发热，对称性大、小关节炎，腓肠肌疼痛，除皮疹与成人型相同外，还可有单纯性眼睑红斑；30% ~ 70% 患者出肌肉钙化，多见于肘、臀部的皮下筋膜内；可伴有关节挛缩。儿童型的肌组织与成人基本相同，但最典型的改变是在病程的早期出现微血管病变或血管炎症，且其后可发展成为钙化灶。儿童型 PM 也具有自身的特征和转归：学龄儿童发病，呼吸道感染后出现肌肉症状，腓肠肌疼痛，步态异常，后逐渐波及大腿，伴肌肉肿胀。CK 升高，对激素反应较好，预后比成人好，大部分患者在 1 ~ 5 天，少数在 4 ~ 7 周内完全恢复，本型因其症状轻易被忽视。

Ⅳ型：多发性肌炎（或皮肌炎）重叠综合征，约 1/3 的 PM 或 DM 合并 SLE、RA、风湿热、硬皮病、Sjogren 综合征或几种病变构成的混合性结缔组织病等。重叠综合征的发病率不清，据报道仅 8% 的 SLE 病例伴真正的坏死性炎症性肌病，硬皮病、风湿性关节炎等，接受 D- 青霉胺治疗的风湿性关节炎患者 PM 和 DM 的发病率增加。重叠综合征肌无力和肌萎缩不能单用肌肉病变解释，因关节炎引起疼痛可限制肢体活动，导致失用性肌萎缩。有些结缔组织病可伴发肌炎或多年后出现肌炎，疾病早期仅有肌肉不适、酸痛及疼痛，诊断有时依靠血清肌酶、EMG 及肌肉活检。PM 或 DM 可与风湿性关节炎、风湿热、系统性红斑狼疮、硬皮病及其他混合性结缔组织病并存。

Ⅴ型：伴发恶性肿瘤的多发性肌炎或皮肌炎。1916 年 Stertz 首次报道了 PM/DM 与恶性肿瘤的相关性，并存率为 5% ~ 25%，大部分出现在 DM，小部分在 PM，其后不断有相关文献报道，但各报道之间恶性肿瘤的发生率（13% ~ 42.8%）以及肿瘤分型差别较大。目前认为男性患者肿瘤综合征与肺癌和结肠癌、前列腺癌的关系最密切，女性患者与乳腺癌和卵巢癌关系密切。肿瘤可发生在所有的器官，但此型患者肌肉和皮肤均未见肿瘤细胞。约半数患者 PM 或 DM 症状先于恶性病变有时早 1 ~ 2 年或更多年。40 岁以上发生者尤其要高度警惕潜在的恶性肿瘤可能，应积极寻找病灶，定期随访，有时需数月至数年才能发现病灶。PM 或 DM 伴发症的发生率和病死率通常取决于潜在恶性肿瘤的性质及对治疗的反应，有时肿瘤切除可避免发生肌炎。PM/DM 易合并恶性肿瘤，且恶性肿瘤的发生可出现在 PM/DM 的任何时期。因此对于年龄较大（40 岁以上）的 PM/DM 患者应提高警惕，尤其是对于男性、合并系统损害、肿瘤血清学检测阳性的患者，应积极寻找肿瘤的证据，以避免延误病情。

（2）以上的分类标准对本病的诊断、治疗和预后有一定的指导作用，但由于患者起病方式、临床表现、实验室检查等方面变化很大，这些方法区分的各类型肌炎患者在临床、实验室、遗传学方面的差别不显著。而肌炎特异性抗体（MSAs）与某些临床表现密切相关，有更好的分类作用。以 MSAs 来区分 PM/DM，按阳性率高低主要分为三大类：抗合成酶抗体，以抗 Jo-1 抗体为主，临床表现为抗合成酶综合征，预后中等。抗 SRP 抗体易发生心肌受累，对免疫抑制剂反应差，有很高的病死率，预后差。抗 Mi-2 抗体主要见于 DM 对免疫抑制剂有很好的反应，一般预后良好。不同的 MSAs 分别与各自的临床类型相联系，对预后有判断价值。

其中抗 Jo-1 抗体阳性者常有特征性临床表现：间质性肺病、关节炎、雷诺现象、技工手等，合称为抗 Jo-1 抗体综合征。由于其临床表现多样化，容易延误诊治。其中以间质性肺炎为首发症状者最多见。由于在整个病程中以间质性肺炎为主要表现，且可出现在肌炎之前，临床甚至无肌炎表现，常被诊为“特发性肺间质病变”、“肺感染”、“类风湿性关节炎”，因此联合检测抗 Jo-1 抗体、肌酶及免疫学指标有利于诊断。患者在间质性肺炎的基础上，加之呼吸肌无力易致分泌物潴留和肺换气不足，吞咽困难增加了吸入性肺炎机会，激素、免疫抑制剂的应用也增加感染的机会，故抗 Jo-1 抗体阳性的 PM/DM 患者易发生肺部感染，也是主要的死亡原因之一。

四、治疗对策

（一）治疗原则

抑制免疫反应，改善临床症状，治疗原发病。

（二）治疗计划

1. 一般治疗　急性期卧床休息，病情活动期可适当进行肢体被动运动和体疗，有助于预防肢体挛缩，每天 2 次，症状控制后的恢复期可酌情进行主动运动，还可采用按摩、推拿、水疗和透热疗法等。予高热量、高蛋白饮食，避免感染。

2. 皮质类固醇　皮质类固醇是 PM 和 DM 的一线治疗药物，泼尼松成人 0.5 ~ 10mg/（kg · d），儿童剂量为 1 ~ 2mg/（kg · d），多数患者于治疗 6 ~ 12 周肌酶下降，接近正常，待肌力明显恢复、肌酶趋于正常 4 ~ 8 周开始缓慢减量（一般 1 年左右），减量至维持量 5 ~ 10mg/d 后继续用药 2 年以上；对病情发展迅速或有呼吸肌无力、呼吸困难、吞咽困难者，可选用甲泼尼龙成人 0.5 ~ 1.0g/d，儿童 30mg/（kg · d），静脉冲击治疗，连用 3 天，之后改为 60mg/d 口服，根据症状及肌酶水平逐渐减量。在服用激素过程中应密切观察感染情况，必要时加用抗感染药物。激素使用疗程要足，减量要慢，可根据肌力情况和 CK 的变化来调整剂量，治疗有效者 CK 先降低，然后肌力收善，无效者 CK 继续升高。

应注意长期应用皮质类固醇减量停药后的不良反应和防治：①反跳现象：皮质类固醇减量乃至停药过程中出现原有疾病加重。防止或减轻“反跳现象”的方法：“下台阶”阶梯减量的方法逐渐撤减皮质类固醇。②虚弱征群：长期、连续服用皮质类固醇而停用后会出现乏力、食欲缺乏、情绪消沉，甚至发热、呕吐、关节肌肉酸痛等。患者对皮质类固醇产生依赖性，对停用有恐惧感。主观感觉周身不适和疾病复发。此时须鉴别确实是“疾病复发”还是“虚弱征群”。防治方法：在疾病处于稳定期后或在停用前隔日服用皮质类固醇，以减少对垂体的抑制。③应激危象：长期用皮质类固醇后 HPA 轴功能被抑制，停用后该轴功能需要 9 ~ 12 个月或更长时间恢复。因此，各种应激状态时均应加大皮质类固醇用量，已停用者可再次应用。

3. 硫唑嘌呤（AZA）　除激素外，硫唑嘌呤是临床上使用最悠久自身免疫性疾病的药物。AZA 的活性产物 ^{6}²MP，能抑制嘌呤生物合成而抑制 DNA、RNA 及蛋白合成。对细胞和体液免疫均有明显的抑制作用，但并不干扰细胞吞噬和干扰素的产生，为一种非特异性的细胞毒药物。对激素治疗无效或不能耐受的患者，可予口服硫唑嘌呤 2 ~ 3mg/（kg · d），初始剂量 25 ~ 50mg/d，渐增加至 150mg/d，待病情控制后逐渐减量，维持量为 25 ~ 50mg/d。无类固醇激素不良反应，适于需长期应用免疫抑制剂的患者。

在人类 AZA 不良反应发生率为 15%。主要不良反应为骨髓抑制，增加感染机会，肝脏毒性，脱发，胃肠道毒性，胰腺炎以及具有诱发肿瘤危险。①骨髓抑制：最常见为剂量依赖性，常发生在治疗后的 7 ~ 14 天。表现为白细胞减少，血小板减少导致凝血时间延长而引起出血和巨幼红细胞性贫血。AZA 所致造血系统损害是可逆性的，及时减量或停用，大部分患者造血功能可恢复正常。②肝脏毒性：主要表现为黄疸。实验室检查异常：血清碱性磷酸酶，胆红素增高，和 / 或血清转氨酶升高。罕见的但严重危及生命的肝毒性为静脉闭塞性病。③胃肠道毒性：主要发生在接受大剂量 AZA 患者，表现为恶心呕吐，食欲减退和腹泻。分次服用和 / 或餐后服药可减轻胃肠道不良反应。呕吐伴腹痛也可发生在少见的过敏性胰腺炎。其他包括口腔，食道黏膜溃疡以及脂肪泻。④致癌性和致畸性：对人类具有致癌性已经被公认。

AZA 能致膀胱肿瘤和白血病。关于对人类的致畸性尚未见报道，但对动物（大鼠、小鼠、兔子、仓鼠）的致畸性已经得到证实（四肢、眼、手指、骨骼、中枢神经系统）。⑤过敏：不可预知，罕见并具有潜在致命危险的不良反应是超敏反应，AZA 药物过敏反应表现多样，可从单一的皮疹到过敏性休克（如发热，低血压和少尿）。胃肠道过敏反应的特点为严重恶心呕吐。这一反应也可以同时伴发腹泻、皮疹、发热、不适、肌痛、肝酶增高，以及偶尔发生低血压。⑥增加感染机会。

AZA 为一种毒性药物，应该在严密监护下合理使用。AZA 与其他免疫抑制药物合用将明显增加其毒性作用，应注意监测外周血细胞计数和肝脏功能。

4. 甲氨蝶呤（MTA） MTA 剂量由 5mg 开始，每周增加 5 ~ 25mg，每周 1 次静脉注射，口服时由 5 ~ 7.5mg 起始，每周增加 2.5 ~ 25mg，至每周总量 20 ~ 30mg 为止，待病情稳定后渐减量，维持治疗数月或数年。儿童剂量为 1mg/kg。甲氨蝶呤可与小剂量泼尼松（15 ~ 20mg/d）合用，一般主张开始从小剂量泼尼松治疗时就与一种免疫抑制剂合用，DM 并发全身性血管炎或间质性肺炎时须采用此方案。

5. 环磷酰胺（CTX） 对 MTX 不能耐受或不满意者可选用，50 ~ 100mg/d 口服，静脉注射重症者可 0.8 ~ 1.0g 静脉冲击治疗。用药期间应注意白细胞减少、肝肾功能及胃肠道反应。

6. 环孢素 A（CsA） 环孢素 2.5 ~ 5.0mg/（kg·d），使血液浓度维持在 200 ~ 300mg/mL，可能对 DM 患者更有益。主要不良反应为肾功能异常，震颤，多毛症，高血压，高脂血症，牙龈增生。尽管其肾脏毒性是有限的，但为必须调整或停药的指征。①牙龈增生：常见的不良反应，常发生在使用后的第 1 个月，服用 CsA 后 3 个月内就会出现明显牙龈增生。15 岁以下儿童更常见。钙离子通道阻滞剂硝苯地平（心痛定）能够加剧 CsA 所致的牙龈增生。②肾脏毒性：CsA 所致肾毒性为最常见但同时也是最严重的不良反应。表现为 BUN 和 Scr 升高。临床上也可表现为水潴留，水肿，但常常不易被察觉。其肾毒性与药物剂量相关且停药或减量后可恢复正常。血浆浓度 >250ng/ml 肾毒性明显增加。CsA 的肾毒性分急性和慢性肾性两种。急性肾脏毒性发生在用药的开始 7 天内；亚急性毒性 7 ~ 60 天，CsA 的慢性毒性出现在 30 天以后。表现为不可逆肾脏功能异常。其临床特征为进行性的肾功能减退，影响患者的长期存活。一旦发生无有效的治疗方法。③肝脏毒性：发生在用药的第 1 个月并与药物剂量呈正相关。表现为肝功能异常（GOT，GPT，γ_2GT 增高）以及血胆红素增高。肝脏毒性可在 CsA 减量或停药后逆转。④对水电解质的影响：高钾血症（常伴高氯性代谢性酸中毒），低镁血症以及碳酸氢盐浓度下降。高尿血症也较常见，尤其是同时给予利尿剂治疗时更易发生而可能导致痛风。⑤神经系统不良反应：震颤，手掌烧灼感，跖肌感觉异常，头痛，感觉异常，抑郁和嗜睡，视觉障碍（包括视神经盘水肿、幻视）等。偶尔发生抽搐或癫痫发作等副作用。有报道，CsA 与大剂量甲基泼尼松龙同时使用，可发生抽搐或癫痫发作。中毒剂量表现醉酒感，手足感觉过敏和头痛等。⑥胃肠道不良反应：腹泻，恶心呕吐，食欲减退和腹部不适等常见。其次可发生胃炎，打嗝和消化性溃疡。也有报道可出现便秘，吞咽困难和上消化道出血。⑦皮肤：多毛症（分布于脸、上肢和背部）。⑧内分泌不良反应：高血糖，催乳素增高，睾酮下降，以及男子女性化乳房，糖尿病等 CsA 能增加早产发生率，CsA 能通过胎盘并可分泌入乳汁。至今尚未见有关正在哺乳的妇女使用该药的报道。⑨其他：例如肌病，可逆性肌损害伴肌电图异常。

CsA 肾毒性的防治：①严格注意用药适应证和禁忌证，肝肾功能异常或肾组织病理检查有明显小管间质病变者慎用或禁用；②选择合适剂量，疗程并监测血药浓度调整用量。剂量一般每日 4 ~ 6mg/kg，分 12 小时口服给药，3 天后以血药浓度调整 CsA 剂量，总疗程一般不超过 2 年（足量 6 ~ 9 个月后开始减量）；③严密监测临床不良反应，血压，肝肾功能，如 BUN、Scr、血清胆红素、电解质（尤其是钾和镁）、监测尿酶、微量蛋白等；④中药：冬虫夏草、丹参、人参总皂苷和粉防已碱对 CsA 引起的急性肾毒性有保护作用。

7. 免疫球蛋白 免疫球蛋白对 PM 的治疗有益，0.4g/（kg·d），静脉滴注，连用 5 天，每月 1 次，根据病情可适用数月。可减少免疫抑制剂的用量，但缺乏临床对照试验证实。血浆置换疗法可在免疫抑制剂无效时采用，去除血液中细胞因子和循环抗体，改善症状。

8. 全身放疗或淋巴结照射 抑制 T 细胞免疫活性，对药物治疗无效的难治性 PM 病例可能有效，不良反应较大。

9. 支持疗法和对症治疗　此疗法包括注意休息、高蛋白及高纤维素饮食、适当体育锻炼和理疗等。重症卧床患者肢体可被动活动，以防关节挛缩及失用性肌萎缩，恢复期患者应加强康复治疗。

10. 中西医结合治疗　雷公藤兼有免疫抑制及糖皮质激素二者的作用特点，故可应用。某些中药替代激素治疗或联合使用时，可减少激素用量，从而降低其副作用。雷公藤为卫茅科雷公藤属长年生藤本植物，具有清热解毒、消肿、消积、杀虫、止血等功效。是迄今为止免疫抑制作用最可靠的中药之一。因其毒副作用较大，又有断肠草之称。目前，临床上雷公藤有多种剂型，如汤剂、糖浆剂、颗粒剂、片剂、流浸膏剂、酊剂、擦剂、软膏剂等。

雷公藤多甙片为临床最常用的剂型，对免疫系统呈双向调节作用。在体外低浓度时促进 T、B 细胞增殖，高浓度时则呈抑制作用；在体内，低浓度时促进 B 细胞功能，但对 T 细胞功能无明显影响；高浓度则对 T、B 细胞功能均有抑制作用。对 NK 细胞的作用也是如此。

其毒副作用包括生殖系统毒性，肝脏损害、粒细胞减少和肾脏损害等，长期应用可导致肾间质纤维化，其中较为突出的是对生殖系统的影响。①生殖系统：对生殖系统有明显影响，不仅影响女性卵巢功能，也影响男性睾丸精子发育。因此，此药疗程不宜过长，一般用药疗程小于 6 个月，长期使用也可能引起生殖器官的难逆性损害。一般停药后，生殖系统功能有望恢复。②血液系统和骨髓抑制作用：白细胞及血小板减少，严重者可发生粒细胞缺乏、贫血和再生障碍性贫血。多在用药后 1 周出现，常同时伴有腹泻，停用本品后常于 1 周后可逐渐恢复正常。③肝肾功能的不良反应：本品可出现肝脏酶谱升高和肾肌酐清除率下降，这种作用一般是可逆的，但也有严重者发生急性肾功能衰竭而导致死亡。④皮肤黏膜改变：可达 40%，表现皮肤色素沉着，皮疹、口腔溃疡、痤疮、指甲变软、皮肤瘙痒等。⑤其他不良反应：可致胃肠道反应，纵隔淋巴瘤，不宁腿综合征，听力减退，复视等。

为了减少雷公藤多甙的毒副作用，在临床用药过程中要严格掌握适应证和禁忌证，防止滥用本品；尤其青春期儿童慎用。肝、肾功能异常及造血功能低下者慎用；掌握好用药剂量和疗程：不超过每日 1mg/kg，最大不超过 30mg/d，疗程一般不超过 6 个月。对生殖系统不良反应的防止：青春发育期慎用。对哺乳期妇女，雷公藤能通过乳汁影响婴儿，此阶段应禁止使用。控制用药剂量，适量联合用药，可提高疗效，减少不良反应。可与 CsA 等药物联用，增加药物疗效，降低用药剂量，减轻单独用药的不良反应。在疾病的活动期，不宜单独使用雷公藤制剂。用药期间严密监测血常规，肝肾功能等。出现不良反应立即停药，并积极对症处理以达到安全、有效、合理的应用。

（三）治疗方案的选择

（1）本病的治疗通常联合应用免疫抑制剂和细胞毒性药物。一般说来，对激素反应好的 PM、DM，应选择激素 + 细胞毒性药物治疗；对激素抵抗的 PM、DM，应选择细胞毒性药物 IVIG 治疗；对激素依赖的 PM、DM，应选择细胞毒性药物；对激素、细胞毒性药物均抵抗的 DM、PM，应选用甲基泼尼松龙 + 细胞毒性药物，如 MTX + CSA、IVIG 治疗。陈洁等认为在免疫抑制剂的使用中，MTX 的疗效优于 CTX 和硫唑嘌呤，故以 MTX 为首选。

难治性 PM、DM 可首选 IVIG、激素 +CSA、CSA +IVIG，儿童型 DM 选用甲基泼尼松龙，合并有肺间质病变时选用环磷酰胺，皮炎治疗选用羟基氯喹、MTX、IVIG，钙盐沉着时加用阿仑磷酸钠、丙磺舒。激素、细胞毒性药物及丙种球蛋白推荐逐级、逐步经验治疗，前二者可一开始即联合应用。

（2）部分难治性 PM/DM 的治疗：现有许多研究者采用静脉注入大量人体免疫球蛋白（IVIG）进行治疗，其机制是抑制 B 细胞产生有交叉反应基因型的自身抗体，抑制 T 细胞介导的细胞毒作用，对有血管病变的 DM 患者可改善血管壁病变。静脉注射 IVIG 的剂量为 0.4g/kg，连用 5 天后，可每月应用 1 次，Dalakas 等研究认为，应用大剂量的 IVIG1g/kg，连续 2 天，每月 1 次，使用 4 ～ 6 个月，可使难治性 PM/DM 获得明显的疗效。免疫抑制剂无效时，也有学者提出使用血浆交换及白细胞去除方法，去除血液中的细胞因子和循环抗体，是治疗难治性 PM/DM 的有效方法。对于难治性或危及生命的 PM/DM 患者，有学者提出使用全身放疗（TBI）。其作用机制是通过抑制周围淋巴细胞数量，从而影响其功能，Hengstman 等应用抗肿瘤坏死因子 α 的单克隆抗体治疗 PM/DM 患者，取得了较好的疗效，认为是一种安全起效快的治疗方法。但这一方面只处于初步研究阶段，尚缺大样本的病例研究。

五、病程观察及处理

（一）病情观察要点

（1）注意生命体征，特别是呼吸功能，必要时予呼吸机辅助呼吸。

（2）四肢的肌力和肌张力情况，注意腱反射等的改变。

（3）心脏的功能，有否颈静脉怒张，下肢水肿等情况。

（4）监测药物的不良反应，皮质类固醇激素引起的高血压，血糖增高等，细胞毒性药物引起的骨髓抑制等。

（5）定期复查血常规，肝肾功能等。

（6）对于进行血浆置换的患者，需观察其血压、神志等情况，注意低钾、低钙、过敏等并发症。

（二）疗效判断与处理

治疗的理想标准应该是主要临床症状肌肉力弱及皮疹消失，CK 水平恢复正常，激素完全撤除。但不是每个患者都能达到这一标准，因此需要一个现实的实际标准，即临床症状明显减轻，使用最小的激素维持量，CK 正常或下降，皮疹减轻。但有时临床症状减轻与 CK 下降不平行，或力弱有恢复而皮疹不减轻，因此如何确定治疗标准以评定疗效和正确选择治疗还需要进一步研究，是否不以临床改善作为主要判断，是否监测 CK 变化而不以 CK 正常作为治疗标准，是否不以皮疹消失作为用药标准。

六、预后评估

PM 和 DM 一般预后尚好，伴恶性肿瘤例外。成人及儿童的病程明显不同，大多数病例经皮质类固醇治疗后症状改善，也有许多患者遗留不同程度的肩部、臀部肌无力。20% 的患者完全恢复，20% 长期不复发。急性或亚急性 PM 起病即开始治疗预后最好，合并恶性肿瘤者用皮质类固醇治疗可减轻肌无力和降低血清酶水平，但数月后可复发，继续用药无效，如成功切除肿瘤可不再复发。发病数年后病死率约 15%，儿童型 DM、PM 合并结缔组织病及恶性肿瘤病死率高。由于本病合并恶性肿瘤概率为 9% ~ 52%。对于中、老年患者，应每 3 ~ 6 个月随访 1 次，详细地检查有无肿瘤伴发。

七、出院随诊

患者出院后每 2 周复诊 1 次，出院以带口服药为主，注意肝肾功能、血常规等。出院后要注意休息，避免劳累，预防感冒，避免参加剧烈体育活动。

第三节　进行性肌营养不良

一、概述

进行性肌营养不良是一组缓慢进行性加重的以对称性肌无力和肌萎缩为特点的遗传性肌肉疾病。临床上病变主要累及四肢肌、躯干肌和头面肌，少数累及心肌。大部分患者有明确的家族史，约 1/3 的患者为散发病例。根据遗传方式、发病年龄、受累肌肉分布、有无肌肉假肥大、病程及预后等分为不同的临床类型，包括假肥大型肌营养不良、面肩肱型肌营养不良、肢带型肌营养不良、眼咽型肌营养不良、远端型肌营养不良、眼肌型肌营养不良、埃 - 德型肌营养不良、脊旁肌营养不良等。以假肥大型肌营养不良最为常见，其又分为 Duchenne 型和 Becker 型肌营养不良。Duchenne 型肌营养不良（DMD），发病率为 1/3 500 男婴，无明显地理和种族差异。

二、诊断步骤

（一）病史采集要点

1. 起病情况　慢性起病，缓慢进行性加重。耐心询问病史，尽量掌握比较确切的起病时间，了解病程和疾病进展情况，对于疾病分型有一定帮助。DMD 起病年龄约 3 ~ 5 岁，12 岁不能走路，25 岁死亡。BMD 平均发病年龄为 11 岁，病程可达 25 年以上，40 岁后仍可行走，死亡年龄较晚。面肩肱型肌营养不良自儿童至中年发病，多在青春期发病。肢带型肌营养不良在儿童晚期、青少年或成人早期发病。眼咽型肌营养不良常见于 30 ~ 50 岁患者。远端型肌营养不良多在 40 岁以后起病。眼肌型肌营养不良通常在 30 岁以前发病。埃 – 德型肌营养不良在儿童期发病。脊旁肌营养不良 40 岁以后发病。

2. 主要临床表现　DMD 主要表现为四肢近端和躯干肌无力和萎缩。下肢重于上肢，上楼及坐位站起困难，抬臂困难。1/3 患儿有精神发育迟缓和心脏受累。BMD 临床表现与 DMD 相似，只是症状较轻，通常不伴有心肌受累和认知功能缺损。面肩肱型肌营养不良肌无力典型的局限于面、肩和臂肌，翼状肩胛常见，心肌不受累，临床严重程度差异很大。肢带型肌营养不良与 DMD 相比，肩带肌与骨盆带肌几乎同时受累。眼咽型肌营养不良表现为上睑下垂、眼球活动障碍和吞咽困难。远端型肌营养不良主要表现为四肢远端肌肉萎缩和无力。眼肌型肌营养不良表现为眼睑下垂和眼外肌瘫痪。埃 – 德型肌营养不良主要表现为肌萎缩、无力和挛缩。脊旁肌营养不良表现为脊旁肌无力、背部疼痛和脊柱后凸。

3. 家族史　DMD 和 BMD 均是 X 连锁隐性遗传，只有男性患者，女性为基因携带者，有些携带者可有肢体无力、腓肠肌假肥大和血清肌酶升高。面肩肱型肌营养不良为常染色体显性遗传，但是临床严重程度差别大，有的患者家属需要医师检查、判断才发现自己有问题。肢带型肌营养不良为常染色体显性或隐性遗传，也有散发病例。眼咽型肌营养不良为常染色体显性遗传，也有散发病例。远端型肌营养不良有常染色体显性变异型和隐性遗传或散发病例。眼肌型肌营养不良为常染色体显性遗传，也有散发病例。埃 – 德型肌营养不良多为 X 连锁隐性遗传。脊旁肌营养不良可有家族史。

（二）体格检查要点

1. 一般情况　约 1/3 DMD 患者有智能障碍，大多数患者有心肌损害和胃肠平滑肌有功能异常，表现急性胃扩张和假性肠梗阻。BMD 患者通常不伴有心肌受累和认知功能障碍。埃 – 德型肌营养不良可出现心脏传导异常和心肌病。其余类型一般心脏不受累。

2. 神经系统检查　DMD 和 BMD 可见鸭步（骨盆带肌无力则走路左右摇摆）、Gower 征（腹肌和髂腰肌无力使患者从仰卧位站起时必须先转为俯卧位，再用双手臂攀附身体方能直立）、腰椎前凸和腓肠肌假肥大（脂肪浸润，体积增大，但无力。有时臂肌、三角肌和冈下肌也可见肥大）。面肩肱型肌营养不良查体可见面部表情肌无力（眼睑闭合不全，鼓腮和吹哨困难），斧头脸（面肌萎缩引起），翼状肩胛（肩胛带肌受累），口唇变厚而微噘（口轮匝肌假肥大）。肢带型肌营养不良见鸭步、Gower 征、腰椎前凸和翼状肩胛，但无腓肠肌假肥大。眼咽型肌营养不良可发现眼睑下垂和眼球活动障碍（瞳孔对光反射正常），咀嚼无力和吞咽困难。远端型肌营养不良可见手足小肌肉、腕伸肌、足背屈肌等萎缩和肌力减退。眼肌型肌营养不良可发现眼睑下垂和眼球活动障碍（瞳孔对光反射正常）。埃 – 德型肌营养不良常见于肱三头肌、肱二头肌、腓骨肌、胫前肌和肢带肌萎缩和挛缩。脊旁肌营养不良可触及背部疼痛，脊柱后凸。

（三）门诊资料分析

1. 心酶检查　DMD 患者血清肌酸肌酶（CK）、乳酸脱氢酶、谷草转氨酶和谷丙转氨酶均增高，尤其 CK 水平异常增高，可达正常 50 倍以上。BMD 血清肌酸肌酶水平也增高，但不如 DMD 明显。面肩肱型肌营养不良血清肌酸肌酶正常或轻度增高。肢带型肌营养不良、眼咽型肌营养不良、远端型肌营养不良、眼肌型肌营养不良、埃 – 德型肌营养不良、脊旁肌营养不良血清肌酸肌酶正常或轻度增高。

2. 肌电图　各类型均为典型的肌源性损害，受累肌肉主动收缩时，动作电位的幅度减低，间歇期缩短，单个运动单位的范围和纤维密度减少，多相电位中度增加。

3. 从病史和体格检查　可见患者一般以四肢近端无力和萎缩，不伴感觉障碍，符合肌源性损害，心酶和肌电图帮助确诊。根据临床特点、起病年龄和检查结果，可以初步判断各个类型肌营养不良。

（四）进一步检查项目

1. 心脏检查　包括X线、心电图、超声心电图等。DMD和埃－德型肌营养不良患者可发现心肌损害和心功能不全。

2. 视网膜电图　DMD患者存在视网膜电图异常。

3. 肌肉MR　可见变性肌肉不同程度的蚕食现象，探查变性肌肉的程度和范围，为肌肉活检提供优选部位。

4. 肌肉活检　基本病理改变为肌纤维坏死和再生，肌膜核内移，细胞间质可见大量脂肪和结缔组织增生。DMD组化检查可见Dys缺失和异常。

5. 基因检测　略。

三、诊断对策

（一）诊断要点

本病根据临床表现和遗传方式，特别是基因检测，配合心酶、肌电图以及肌肉活检，一般均能确诊。

（二）鉴别诊断要点

1. 少年近端型脊髓性肌萎缩　本病为常染色体显性和隐性遗传，青少年起病，主要表现四肢近端对称性肌萎缩，有肌束震颤，肌电图可见巨大电位，为神经源性损害，肌肉病理符合神经性肌萎缩。基因检测显示染色体$5_q11–13$的SMN基因缺失或突变等。

2. 良性先天性肌张力不全症　本病应与婴儿期肌营养不良鉴别，特点为没有明显肌萎缩，CK含量正常，肌电图和肌肉活检无特殊发现，预后良好。

3. 慢性多发性肌炎　病情进展较急性多发性肌炎缓慢，无遗传史，血清CK水平正常或轻度升高，肌肉病理符合肌炎改变，激素治疗有效。

（三）临床类型

根据遗传方式、发病年龄、受累肌肉分布、有无肌肉假肥大、病程及预后等分为不同的临床类型，包括假肥大型肌营养不良、面肩肱型肌营养不良、肢带型肌营养不良、眼咽型肌营养不良、远端型肌营养不良、眼肌型肌营养不良、埃－德型肌营养不良、脊旁肌营养不良等。以假肥大型肌营养不良最为常见，其又分为Duchenne型和Becker型肌营养不良。

四、治疗对策

（一）治疗原则

（1）对症支持治疗。

（2）康复锻炼。

（3）无特异性治疗。

（二）治疗计划

1. 基础治疗　如下所述。

（1）日常生活注意事项：鼓励患者尽可能从事社会活动，避免长期卧床，防止病情加重或残疾；尽可能提供辅助步行的设备，防止脊柱侧弯和呼吸衰竭。增加营养，避免过劳和防止感染。

（2）康复锻炼：物理治疗可预防或改善畸形和痉挛，对维持活动功能非常重要。严重者，可行矫形治疗。

2. 特异性治疗　如下所述。

（1）泼尼松：可以改善患者的肌力和功能，但是长期使用会出现激素不良反应，包括体重增加、类Cushing综合征表现和多毛等。而且其对本病的远期效果尚不明确。

（2）别嘌呤醇：治疗DMD可不同程度的改善临床症状，CK值也有下降。其机理是防止一种供肌肉收缩和生长的高能化合物“腺苷三磷”的分解，从而缓解其病情的进展。效果以年龄小者为好，治疗过程应定期检查血白细胞，如低于 $3\ 000 \times 10^6$/L 则停用。

（3）肌酸：可能有效。

（4）神经肌肉营养药物：ATP、维生素 B、维生素 E、肌生注射液、肌苷、核苷酸、甘氨酸、苯丙酸诺龙以及中药等。

（5）成肌细胞移植治疗有局限性，效果短暂。基因取代治疗正在研究当中，尚无明确结论。

五、病程观察及处理

根据疾病严重程度和研究的需要，Swinyard 等将肌营养不良症的运动障碍分为 10 级：1 级为正常。2 级为平地行走正常，扶住栏杆上楼。3 级为平地行走正常，扶住栏杆上楼 8 级需 25 秒以上。4 级为平地能行走，但不能上楼梯。5 级为能独立平地行走，但不能上楼，坐椅子上不能起立。6 级为搀扶才能在平地行走。7 级为坐轮椅活动，能坐直并自己转动轮子，能在床上翻身。8 级为坐轮椅活动，能坐直，但不能自己滚动轮子前进。9 级为坐轮椅上不能坐直，生活基本不能自理。10 级为生活完全依赖别人。

六、DMD 预防措施

此措施主要包括携带者的检出和产前诊断。

1. 携带者检出　如下所述。

（1）家系分析：DMD 患者的女性亲属可能为携带者，可分为：①肯定携带者，有一名或一名以上男患者的母亲，同时患者的姨表兄弟或舅父也患同样病者。②很可能携带者，有两名以上患者的母亲，母系亲属中无先证者。③可能携带者，指散发病例的母亲或患者的同胞姐妹。

（2）血清酶学检测：部分携带者血清酶学水平升高，但由于血清酶学在正常女性和女性携带者之间有一定的重叠，易造成误诊，故目前血清酶学水平的检测多作为携带者诊断的参考指标。

（3）肌肉活检：携带者的肌肉活检结果与患者相类同，只是程度较轻。肌活检进行抗肌萎缩蛋白的免疫荧光检测、红细胞膜的磷酸化、肌肉核糖体蛋白合成、淋巴细胞帽形凝集现象等均对女性携带者的检测有一定的帮助。

（4）分子生物学方法：可以采用不同的方法进行携带者的检测。

2. 产前诊断　对已经怀孕的携带者进行产前诊断。首先区别胎儿的性别，若是男胎，只有一半是正常，必须采用分子生物学方法进行检测，避免产出患儿。可在妊娠早期或中期取绒毛或羊水来检查，发现胎儿为患者，应行人工流产处理。

七、预后评估

DMD 患者一般在青春期出现严重残疾，长期用脚尖走路使跟腱挛缩，通常到 9 ~ 12 岁时患儿不能行走。功能废用可使肘、膝关节挛缩，多数患儿心肌受累，少数患儿严重受损发生充血性心力衰竭；约 20 岁时出现呼吸困难，晚期需要辅助呼吸。患者多在 25 ~ 30 岁前死于呼吸道感染、心力衰竭或消耗性疾病。BMD 预后较好，病程可达 25 年以上，40 岁以后仍可行走。面肩肱型肌营养不良病情进展缓慢，病后约 20 年失去行动能力。

八、出院随访

（1）出院时带药。

（2）定期复诊和门诊取药。

（3）出院时应注意问题。

第六章

癫痫

第一节　概述

癫痫是多种原因引起的慢性脑部疾病，是神经科的常见病和多发病。国际范围内的患病率为5‰ ~ 10‰，发病率为每年（20 ~ 70）/1 000 000，而根据我国近年来的大规模流行病学调查，癫痫患病率为7‰，5年活动性的患病率为4.6‰，发病率为每年28.8/100 000。癫痫的病程长，致残率高，死亡危险性为一般人群的2 ~ 3倍。临床反复出现的癫痫发作给患者造成巨大的生理和心理痛苦，也严重影响了患者的教育、就业、婚姻生育等，导致生活质量低下，同时，也对家庭和社会带来严重而深远的影响。

癫痫发作和癫痫综合征：不同大脑区域神经元的过度同步异常兴奋以及这种兴奋循着复杂的神经网络途径进行扩散和传播，导致了癫痫发作症状的多样性，而癫痫综合征则是基于病因、临床症状、脑电特征以及治疗和预后反应等的概念。癫痫的临床表现是如此复杂，需要寻找规律去认识，并区分不同的类型。目前癫痫领域存在的问题很大一部分是诊断和分类诊断的问题，对于癫痫发作和非癫痫发作的识别不清，对于癫痫的类型区分不清，以及对于癫痫综合征的认识不足，导致了治疗效果差，甚至是错误的治疗。统一的分类不仅便于临床掌握和交流，也便于对于癫痫进行深入的基础和临床研究。从最初20世纪70年代Castaut提出系统化的癫痫分类方案之至2010年的最新国际抗癫痫联盟（ILAE）分类建议，对于癫痫发作和癫痫综合征的分类就在不停地发展之中，不断有新的发作类型和综合征类型被描述，体现了人们认识的不断深入。

脑电生理：电生理异常是癫痫的核心问题，能够记录这种脑电生理异常的脑电图是癫痫最重要的检查手段。自1935年失神发作的特征性脑电图被发现以来，人们对于癫痫的认识由于脑电图的帮助进入了崭新的时代。通过癫痫性放电的出现方式、出现部位，以及异常放电模式等的细致分析，脑电生理不仅有助于判别是否癫痫，而且提供了分类的信息，并且能够加深我们对于不同临床发作类型和综合征类型的理解。目前，脑电图的理论已经发展的比较成熟，而脑电图的数字化、录像脑电图检测等技术方面的问题已经使临床的应用更为便利。常规的头皮电极能够满足于临床的一般需要，针对需要外科治疗的病例，颅内电极的临床应用一方面有助于更好地发现放电起源，放电特征以及记录和研究放电的异常传播，探讨癫痫发作电生理异常的机制，同时能够精确进行脑功能定位，近年来也有了快速进展。

神经影像学：神经影像学的出现和发展为癫痫的诊疗带来了另外一个突破性的进展。特别是高分辨率的头颅MRI检查，有助于发现癫痫相关病理灶，为病因的诊断和治疗提供了重要的帮助。目前，在体发现常见的癫痫病理灶，包括海马硬化、脑发育异常、脑肿瘤以及多种因素造成的脑损伤等，已经成为可能。但是，由于部分患者的病变部位轻微，如局灶性皮质发育不良，需要借助特殊序列以及参数调整，以突出病变特征。另一方面，癫痫本质上反映了脑功能的异常，因此，除了了解结构影像学之外，功能影像学也有很大的价值，在近年来研究和应用也较为活跃。但是，功能学的检查尚不具有诊断癫痫的特异性，但有助于了解在癫痫诊断以后的功能变化，在癫痫术前评估中，能够有助于癫痫源和功能区的定位。

癫痫的药物治疗：除了少数已经很好地被认识，并且预后良好的年龄相关性特发性癫痫类型，如果发作稀少，可以不采取治疗而随诊观察，绝大多数癫痫患者，需要积极而适宜的正规治疗。尽管现在有多种治疗手段出现，但药物治疗是癫痫治疗的主流。习惯上将20世纪90年代后上市的药物称为抗癫痫新药。目前临床可以应用的抗癫痫药物有10余种，越来越多的抗癫痫药物对全面控制癫痫提供了更多的机会。在追求疗效的同时，药物不良反应也是一个需要重视的问题，患者面临着种种可能的不良作用威胁，极为罕见的是，有些不良作用甚至有致命性。总体来说，70% ~ 80%的患者经过适宜的抗癫痫药物能够达到长期完全缓解。根据发作类型和根据综合征类型选择药物，单药治疗目前依然是开始癫痫治疗的标准，40% ~ 50%的病例通过单药治疗能够缓解，但很多时候我们不得不采用具有不同机制的2种甚至2种以上的药物联合，使另外大约30%的患者能够获得良好的控制，但多药联合治疗易于产生更多的不良反应。大量的随机对照双盲试验（RCT）有助于我们选择更适宜的治疗，但是，应该强调的是，由于多种原因，RCT试验所得的证据并非完美，同时，同一发作类型或者同种综合征类型的不同患者，对于相同药物的反应也有个体差异性。因此，对于RCT的结论，既不能刻板遵照，也不能不予重视，客观评价现有的证据，在循证医学的基础上进行个体化的治疗。

癫痫的外科手术治疗：近年来，癫痫外科手术已经在我国蓬勃发展起来。根据国际的研究，癫痫外科的治疗并不仅仅限于药物难治的类型，对于某些有很好手术效果的类型，即适合于手术治疗的类型，经过适当的时间观察，也主张采取积极的手术态度，对此也有循证医学的证据。手术成败的关键在于术前全面而准确的癫痫源和功能区定位。目前运用的定位手段包括对于发作症状学的细致分析，寻找定侧和定位的线索；对于发作期和发作间歇期脑电变化细致分析，了解发作起源和扩散的信息；对于结构影像学和功能影像学的细致分析，寻找即使是细微的异常改变等。癫痫源是一个理论的概念，在临床实践中，人们已经观察到：发作间歇期的电生理异常与发作期的电生理异常的差别，提示发作间歇期的癫痫样放电区域（激动区）与发作期异常放电的起源部位（发作起始区）并不完全一致；产生发作症状的区域（发作症状区）并不一定等同于发作起始区；在原发的癫痫源之外，部分病例还存在可能的继发性癫痫源等。内外科以及多科充分协作，对于癫痫源理论认识的深入，无疑能够有效提高手术的成功率，并且有效地扩大手术适应证的范围。

癫痫发作的异常放电的出现和传播并非孤立，临床电生理和功能影像学研究提示癫痫涉及了复杂的神经网络结构参与，其中，不同的结构之间存在互相影响，通过对于其中一部分进行干预，进而调节癫痫源的兴奋性和抑制癫痫发作，是目前刺激治疗的理论基础。作为一种姑息手段，尽管难以全面控制发作，但对于不适合手术或者不能接受手术治疗的药物抵抗性癫痫患者，有机会通过刺激治疗手段而获得较好的发作减少和减轻的效果。其中，迷走神经刺激术已经用于临床，有一定的疗效。

癫痫的社会心理影响：癫痫患者的生活质量下降，特别是具有长期病程的成年癫痫患者，面临生活窘迫的困境，这在东西方社会都是一个普遍存在的问题。对此，既存在疾病本身生物学的因素，也存在治疗所带来不良因素影响，而更多的因素来自于患者在日常生活、学习和就业以及工作中长期所遭受的挫折感。尽管有效地控制发作是改善癫痫患者生活质量的根源，也是我们临床工作者的目标，但是，然要重视患者的认知功能、社会心理问题，并积极地去改善。

癫痫发作（epileptic seizure）：是因脑部神经元异常过度超同步化放电所造成的一过性症状和（或）体征。由于异常放电大脑中的起源部位不同以及传播通路不同，癫痫发作的临床表现多种多样，可以是运动、感觉、认知、精神或自主神经，并伴有或不伴有意识或者警觉程度的变化。癫痫发作有以下本质特征：①癫痫发作是一过性的临床现象，绝大多数的癫痫发作持续时间短于5min；②尽管癫痫发作症状多种多样，但是在个体患者，发作呈现相对的刻板性；③癫痫发作总是伴有脑电的发作性异常放电，尽管有时不能从头皮电极可靠地记录。

癫痫（epilepsy）：是一种慢性脑部疾病，其特点是持续存在能够产生癫痫发作的脑部持久性改变，并出现相应的神经生物、认知、心理及社会等方面的后果。尽管ILAE的新的定义建议，诊断癫痫至少需要有1次癫痫发作，但目前普遍观点倾向于，诊断癫痫以出现1次以上的癫痫发作为宜，能更好地反映反复癫痫发作的倾向。癫痫的具体特征包括：①癫痫的电生理基础是脑部神经元异常过度超同步化放电。②癫痫是脑部慢性的功能障碍，表现为反复出现的癫痫发作。单次/单簇的癫痫发作，因为不能证实存在反复发作特征，诊断为癫痫发作，而不诊断为癫痫。有病理性诱因，如发热、酒精戒断、低血糖或者高血糖等原因造成的癫痫发作，去除以上诱因后，发作也随之消失，不诊断为癫痫。③慢性脑功能障碍是癫痫的发病基础，除了会造成反复的癫痫发作以外，还会对大脑的其他功能产生不良影响，同时长期的癫痫发作也会对患者的躯体、认知、精神心理和社会功能等多方面的产生不良影响。

一、发病率

在发达国家，初次诊断原发性癫痫的全人群年发病率为20/10万～70/10万。其中主要的癫痫年发病率研究结果为：芬兰24/10万，瑞典34/10万，美国48/10万，英国48/10万，冰岛44/10万。而在发展中国家，智利农村地区、坦桑尼亚和厄瓜多尔的癫痫年发病率分别为114/10万、77/10万和190/10万，洪都拉斯、印度分别为92. 7/10万和49. 3/10万。尽管各研究所采用的癫痫的定义不尽相同，各研究之间的发病率无法比较，但发展中国家癫痫的发病率大约是发达国家的2～3倍。

我国大规模人群调查的资料显示，癫痫的年发病率农村和城市分别为25/10万和35/10万，处于中等水平。在我国农村和少数民族地区进行的调查，显示了地区之间发病率的差异，高发地区有新疆、陕西、云南等地，年发病率在60/10万左右；发病率较低的是福建、浙江、贵州等地，年发病率在10/10万以下。

许多研究报道的是特定年龄段人群的发病率，包括儿童、成人或老年人。年龄段发病率数据往往是整个人群发病率的重要组成部分。一些调查显示癫痫的年龄发病率从婴儿到青年有明显的下降，在此之后新发病例逐渐减少。而其他疾病发病率自婴儿后基本不变，或者是随着年龄的增长而增加。在发达国家，癫痫发生的高峰在生命的两端。复旦大学附属华山医院神经内科在浙江天台的癫痫流调中也发现了“双峰”的现象。各地发病率在年轻人群中一致性较高，在刚出生的几个月中最高。1岁以后发病率急剧下降，到10岁这段时间内相对稳定，并在青春期再次下降。儿童发生热性惊厥的危险性为2%，在美国和欧洲有较大差异，表现在1%～4%。在日本、马里亚纳群岛和巴拿马印第安人的调查显示该危险性分别为7%、11%和14%。从总体上看发热惊厥发病率男性与女性比为1.2：1。在绝大多数的研究中，发热惊厥中有三分之一为周期性发热惊厥，而2%～4%的单纯性发热惊厥和11%的复杂性发热惊厥将转变为癫痫。

发达国家的成人期年龄别癫痫发病率是最低的。大部分西方国家的研究发现癫痫发病率在老年人中有一个高峰，且高于成人数倍之多。图6－1显示在美国明尼苏达州按年龄分组的癫痫的发病情况。癫痫在一岁内高发，在儿童期和青春期发病率逐渐下降，到55岁又呈上升趋势。癫痫的累积发病率在24岁前为1.2%，并逐渐增至4.4%（85岁）。75岁以上人群中将近有1.5%的人有癫痫频繁发作。在西有，约50%的癫痫病例起病于儿童或青少年，而70岁以上人群的癫痫发病率明显高于10岁以下者。一项英国的普查提示约25%新发症状性癫痫（非癫痫病）病例发生于60岁以上的人群。但发展中国家的情况却有所不同，在非洲和南美的调查中，癫痫的发病率高峰出现在青年人，且第二个高峰并不出现，提示其发病模式和危险因素不同于西方国家。

大部分研究发现，对大多数类型的癫痫，在所有年龄段男性发病率比女性高15%。可能是因为男性易患脑外伤、脑卒中及中枢神经感染等危险因素。男女差异在多个研究中的一致性表明男性患原发性癫痫发作和癫痫病的危险性高于女性。但失神发作在女孩中的发病率是男孩的两倍。

大多数人群发病率研究的对象是欧洲世系的白色人种，在亚洲和非洲的研究人种也较单纯。种族差异仅发现于儿童发病率或队列研究。在国家围产期合作研究中，小于7岁者非热性惊厥的发病情况无种族差异。在针对日本东京儿童及罗彻斯特的高加索儿童研究中，年龄别发病率和各发作类型发病率在小于14岁者中基本是确定的。这两个研究尽管其方法学不同，癫痫的定义却相似。一个对康涅狄格州纽黑文镇儿童的研究尽管使用的定义与上述其他研究不同，仍显示15岁以下黑人癫痫的发病率是白人的1.7倍。这项研究还根据周围社会平均经济状况进行了生态学比较，控制人种因素后，显示较低社会经济阶层发病率明显增高。

明尼苏达州的罗彻斯特、非洛群岛及智利等地的研究表明，新发病例中部分性发作病例略高于

50%。在瑞典对成人和儿童的调查数据汇总后发现部分性发作是主要的发作类型。明尼苏达研究发现：肌阵挛发作是 1 岁内最主要的发作类型，也是 1 ~ 4 岁年龄组最常见的类型，但是 5 岁后就罕见了。失神发作常见于 1 ~ 4 岁年龄组，并且不出现在 20 岁以上的患者中。复杂部分性发作（精神运动性发作）和全身强直阵挛发作在 5 ~ 65 岁间发病情况无明显差异，为 5/10 万 ~ 15/10 万，同样 1 ~ 4 岁为高发年龄，而 70 岁以上发病率又急剧上升。全身强直阵挛发作的发病率曲线在原发性和继发性癫痫中大致相同。简单部分发作的发病率随年龄略有上升（图 6 –2）。

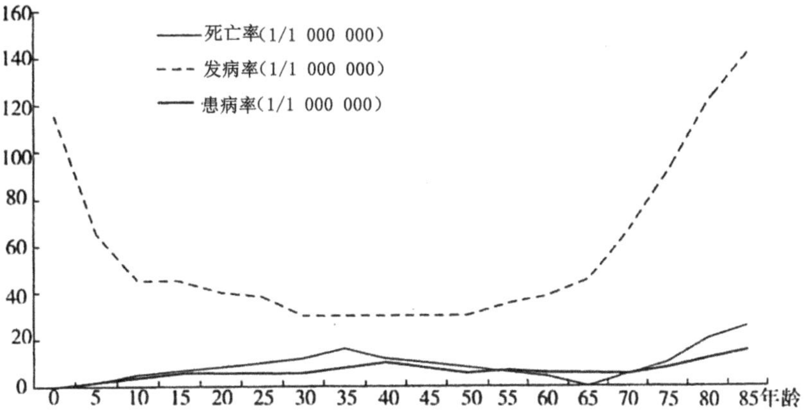

图 6–1　癫痫的年龄别患病率、发病率和死亡率（美国. Rochester. 1935 ~ 1984 年）

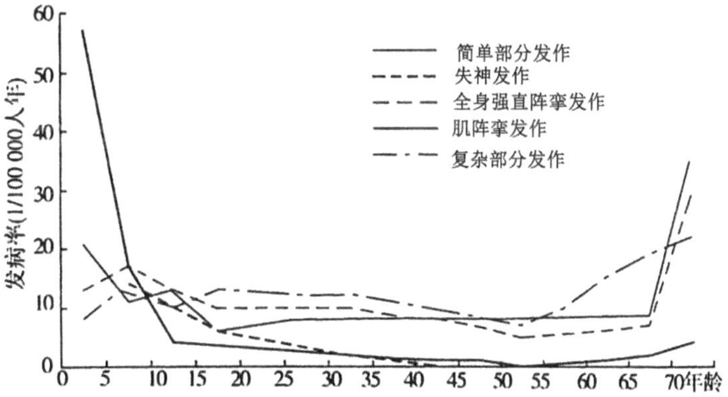

图 6–2　不同发作类型的痫病年龄别发病率

有关癫痫综合征的发病率数据并不多见。一项来自 Bordeaux 的研究表明：特发性局灶性癫痫和症状性局灶性癫痫的发病率分别是 1.7/10 万和 13.6/10 万，分别占所有病例的 7% 和 56%。如果使用目前绝大多数发病率研究标准的话，约 60% 的病例能归入部分性发作。青少年肌阵挛癫痫，觉醒期的全身强直阵挛性发作和 West 综合征各占新发病例的 1%，其中约 2% 合并有失神发作。这些数据与罗彻斯特及其他全人群研究中所显示的癫痫综合征发病率的数据基本一致。在法国和美国罗彻斯特的研究中，非热性相关癫痫的发病率分别为 30/10 万和 40/10 万。单次的癫痫发作在上述两地的研究中发病率相近，为 18/10 万。West 综合征在几个不同地区的研究显示，出生存活者发病率在 2/10 万 ~ 4/10 万。良性枕叶中央颞癫痫是多发生于儿童期的一种癫痫综合征。意大利的一项研究表明这种癫痫占 4 ~ 15 岁儿童癫痫的 24%。在瑞典，良性枕叶中央颞癫痫在 15 岁以下儿童中的发病率为 10.7/10 万，占儿童期癫痫的 14%。青少年肌阵挛的年发病率在 Faeroe 岛、瑞典和罗彻斯特分别为 1.1/10 万、6/10 万和 1/10 万。

累计发病率随着年龄的增长逐渐上升，是年龄别发病率的总和。在丹麦，80 岁以下癫痫的累积发病率是 1.3%，低于罗彻斯特的同年龄组累计发病率（癫痫为 4%，所有原发性癫痫发作大于 5%）。罗切斯特的资料表明癫痫发生的风险从出生至20岁的1%上升到75岁的3%。因此，大约3%的人在其一生中有可能罹患癫痫。累计发病率可揭示暴露在特定病因下发生癫痫的风险。如严重的颅脑外伤后，5年内发生癫痫的风险是15%。

二、患病率

美国、欧洲和亚洲的大多数研究报告癫痫的人群患病率为5/1 000 ~ 9/1 000，而一些热带国家则较高，如巴拿马的印第安美国人社区的患病率为57/1 000。男性和黑人比女性和白人患病率更高。痉挛发作的患病率为3/1 000 ~ 9/1 000，在哥伦比亚的波哥大，患病率高达19.5/1 000。1979 ~ 1987年间，发作性癫痫的患病率在意大利的Vecchiano为5.1/1 000，法国的Beziers为6.48/1 000，芬兰的库奥皮奥为6.3/1 000，美国的罗彻斯特为6.8/1 000，厄瓜多尔北部为8/1 000。英国出生队列的随访研究显示10年内癫痫的患病率为4.3/1 000。

我国癫痫流行病学调查结果显示，癫痫的患病率为0. 9/1 000 ~ 4.8/1 000，与发展中国家相比处于较低水平。不同地区之间也存在明显差异，如在最近的一次农村六地区癫痫患病率调查显示，终身患病率为4.7/1 000 ~ 8.5/1 000，宁夏、黑龙江、江苏的活动性癫痫患病率分别为6.40/1 000、5.32/1 000和5.22/1 000，而上海郊区、河南、山西分别为3.84/1 000、3.50/1 000和3.65/1 000。回、汉民流行病学对比分析结果表明，回族的患病率国际调整率为8.48/1 000，明显高于汉族3.03/1 000。

考虑到人群年龄结构的不同以至患病率有较大的变异度，因此必须应用年龄标化才能比较不同的研究结果。癫痫的年龄校正患病率变动范围从2.7/1 000到40/1 000以上，而大多数研究为4/1000到8/1 000。即使相同的研究者运用相同的癫痫定义和研究方法，活动性癫痫的患病率还是波动于3.6/1 000 ~ 41.3/1 000。在台湾，30 ~ 39岁活动性癫痫的患病率为2.77/1 000，40 ~ 49岁为4.0/1 000;在香港，活动性癫痫的患病率是3.94/1 000；在巴拿马、厄瓜多尔、哥伦比亚和委内瑞拉使用标准的WHO方案进行的试验研究，报道了较高的患病（14/1 000 ~ 57/1 000）。在中美洲、南美洲运用WHO方案得到的较高的癫痫患病率与方法学有关。在Ecuador农村运用国际人群癫痫研究组（ICBERG）方案的一项研究发现患病率（8.0/1 000）明显低于同一地区运用WHO方案的试验研究所报告的患病率（18. 5/1 000）。这个差别可能与在ICBERG研究中病例入选更严格有关。墨西哥农村的一个人群调查显示，按照1980年美国人口进行年龄校正后，活动性癫痫的患病率为5.9/1 000，巴基斯坦的患病率约为10/1 000，在埃塞俄比亚农村约为5/1 000。

癫痫是一生都可能得的疾病。来自罗彻斯特和冰岛的患病率研究指出，随着年龄的增长，各年龄组中活动性癫痫患病率不断增加，老年人患病率最高。来自其他欧洲国家和Faeroe岛的研究报道了在成人的患病率相对稳定。在法国Beziers，发病的第一个高峰是20 ~ 50岁，第二个高峰是70 ~ 74岁。在许多情况下，由于各年龄组的患病例数较少，年龄别患病率估计并不准确。大多数研究，尤其来自发展中国家的研究，报道了最高患病率发生在一生中的第二、第三个十年，在老年中患病率相对较低。而我国1998年在浙江的一个10万人群的流行病学调查发现癫痫的终身患病率存在“双峰”现象，主要表现在10 ~ 40岁和90岁以上两个患病高峰。

和发病率研究一样，大多数患病率研究报道男性患病率高于女性。几乎没有研究可以直接比较种族的差异。城市中黑人社区研究的初步报告的患病率为10/1 000 ~ 14/1 000。在这些研究中，儿童年龄别患病率与美国其他社区相同。在20 ~ 59岁的人群中，黑人的年龄别患病率明显高于白人或西班牙人。

较小人群的患病率研究不可避免地受到了社会经济状况的影响。在厄瓜多尔，患病率与社区等级呈负相关。据报道，巴基斯坦农村癫痫患病率大于城市。癫痫在发展中国家特别是不发达国家中较发达国家更为常见。WHO报告，发达国家、经济转轨国家、发展中国家和不发达国家癫痫的患病率分别为5. 0/1 000、6.1/1 000、7.2/1 000和11.2/1 000。

三、死亡率

癫痫的死亡率据国外报告为1/10万 ~ 4.5/10万，我国报告为3/10万 ~ 7.9/10万。每年有0.1%的癫痫患者因癫痫而死亡，死亡率在不同年龄组中几乎相同。英美两国关于癫痫人群死亡趋势的调查表明，1950 ~ 1994 年两国癫痫死亡率变化总趋势很相似：20 岁以下年轻人的死亡率大幅下降，但中年组下降幅度不大，老年人口中死亡率开始有所下降但后来又升高了，可能与医疗技术水平提高及期望寿命延长有关。

美国每年有 10.5 ~ 15.2 万患者发生癫痫持续状态。癫痫持续状态是神经科的急症，虽然治疗手段有了提高，但目前死亡率依然很高，30d 内死亡的约占 20%。癫痫持续状态后短期内死亡是由于潜在的急性病因。1965 ~ 1984 年在明尼苏达州的人群病例一对照研究显示，40% 的研究对象在癫痫持续状态后的 30d 内存活，却在 10 年内死亡。对于肌阵挛性癫痫持续状态，癫痫持续状态超过 24h 和有症状的癫痫持续状态的患者，远期死亡率就更高了。远期死亡率在先天性癫痫持续状态或隐性癫痫持续状态患者中并不增高。这些结果表明癫痫持续状态本身并不影响远期死亡率。

许多疾病的死亡率可以反映疾病的严重程度，但癫痫则不完全如此。癫痫的死亡原因有多种：第一，癫痫的病因，尤其像脑肿瘤和脑血管疾病等直接导致了死亡；第二，发作时的意外事故，如溺水以及少数的婴儿癫痫持续状态导致了死亡。最近，在一些难治性癫痫病例、手术病例、接受新抗癫痫药物（anti – epilepsy drug，AED）或迷走神经刺激治疗病例的队列研究中发现一个难以预料和解释的死亡现象。这些死亡通常发生在睡眠时或其他正常活动时，不能用窒息或冠心病等原因来解释，推测可能是由于一次发作所引起。有严重癫痫病的成人，这种癫痫的不明原因的突然死亡（sudden unexpected deathin epilepsy，SUDEP）的年发生率是 0.2% ~ 1%，比无发作性疾病的人群高出好几倍。Walczak 等通过 3 个中心 4 578 个患者的研究得出：强直一阵挛性发作可能是突然不明原因死亡的一个重要原因，其中大多是癫痫持续状态者，但更多的癫痫持续状态是由脑出血、外伤、脑肿瘤引起，而这些疾病本身可导致死亡。国外有作者分析突然死亡有下列因素引起：GTCS、频繁发作、癫痫的初始年龄早、癫痫发作持续时间长、多药治疗 / 多药大剂量、频繁改变 AED 药物的剂量、死亡前的发作、低于治疗的剂量、青少年、拟行癫痫外科手术治疗、伴有其他神经科疾病、男性、依从性差、颅脑外伤史、酗酒、在家、卧床、严重的发作、有病因的发作、起始于部分性发作者等。

由于癫痫不作为单独的疾病列入死亡登记表的“死因”，有关癫痫的死亡率数据并不可靠。近年来采用标化死亡比（standard mortality ratio，SMR）来比较癫痫人群与一般人群死亡的情况，能更加准确地反映癫痫的严重程度。1896 ~ 1965 年间英国癫痫的 SMR 是 2.3，在整个时期变化不显著。斯德哥尔摩市的 1980 ~ 1989 年住院的癫痫患者随访的 SMR 是 3.6。各类死因包括癫痫相关疾病（如颅内肿瘤、卒中和痴呆）、癫痫并发症（如肺炎和坠落伤）和其他原因。欧洲其他地区的研究经随访 6.5 ~ 45 年，所得的 SMR 为 1.6 ~ 9.3，而美国的研究分别随访 17 ~ 29 年，SMR 为 1.8 ~ 8.0。在冰岛原发性癫痫发作的患者中发现所有原因导致的死亡在男性中增高（SMR 2.25），而女性中却没有（SMR 0.79）。这些男性增加的死亡部分是由于车祸和自杀。在其他的研究中也显示癫痫患者的自杀率是一般人群的 5 ~ 6 倍。欧美的另一些重要的有关癫痫死亡原因的 SMR：恶性肿瘤 1.47 ~ 5.2，循环系统疾病 1.3 ~ 4.0，呼吸系统疾病 1.7 ~ 4.0，消化系统疾病 5.1，外伤和中毒 2.7 ~ 5.6，自杀 1.8 ~ 3.5，SUDEP 0.5 ~ 6.0。

我国近期完成的癫痫管理示范项目中发现，癫痫患者的主要死因是伤害（30%）和卒中（30%），而恶性肿瘤、肺炎和心肌梗死分别占 15%、6% 和 5%。肺炎、伤害、卒中和恶性肿瘤的 SMR 分别为 21.3、12.2、7.0 和 1.60 以 2004 年中国人口年龄构成进行标化后得出总的 SMR 为 3.85，其中 15 ~ 19 岁、20 ~ 24 岁和 25 ~ 29 岁年龄组的 SMR 分别是 23.3、40.2 和 33.3，说明癫痫死亡在青年中非常严重（图 6–3）。

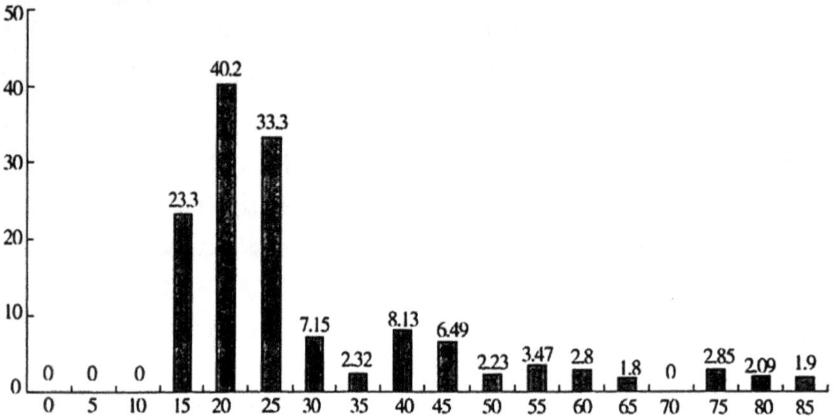

图 6-3　中国农村地区癫痫的标化死亡比（SMR）（以中国 2004 年人口构成标化）

四、危险因素

绝大多数人群发病率研究提供了关于病因假设的信息，其中新诊断的病例仅有约 1/3 有明确的病因。在儿童，先天性神经系统缺陷，如脑性瘫痪可能与癫痫有重要的病因关联，而脑血管疾病是发达国家成人中最常见的明确病因，大约占新发病例的 12%（图 6 –4）。

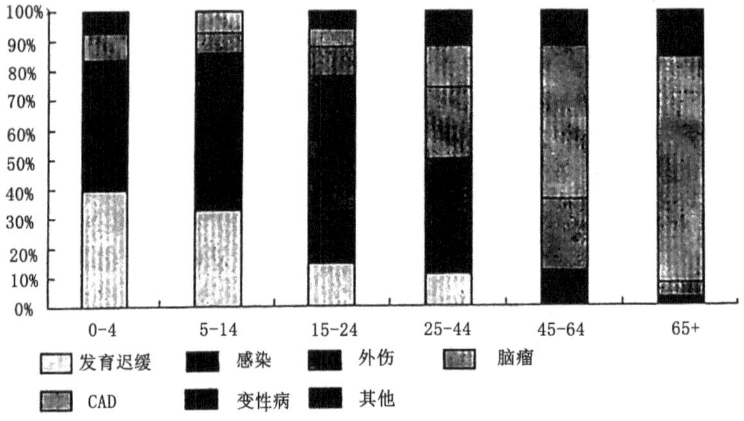

图 6–4　不同年龄癫痫病因的构成（美国．Rochester．1935 ~ 1984 年）

（一）遗传因素

像其他慢性疾病一样，癫痫发作也呈现出家庭聚集的倾向，普通人群的癫痫患病率为 0.3% ~ 0.9%，原发性癫痫的家属中癫痫患病率为 19.8% ~ 35%，个别高达 69%，继发性癫痫的阳性家族史为 1% ~ 4.5%。家庭聚集现象在热性惊厥中最为明显，患病个体的一级亲属中大约有 4 倍的相对危险度和 10% 的绝对危险度。原发性癫痫，尤其是儿童时期就起病的全身强直 – 阵挛性发作，家庭聚集程度的总体水平的危险性在小于 20 岁的一级亲属中约为 3 倍或者 5%。老年人或者部分性发作癫痫患者的家庭聚集水平呈下降趋势，推测其相对危险度接近 1.0。通过对双胞胎的脑电图和家系染色体研究为癫痫的遗传倾向提供了一定的证据。Miller 对 16 634 个双胞胎和他们的亲属研究显示，单卵双生子同时患癫痫的概率比双卵双生子的要大，且有统计学差异，但关于癫痫的遗传方式，至今尚无统一意见。近年来有多基因遗传的观点，认为致病基因无显隐区别，需在许多基因积累效应共同作用的基础上发病。也有明确定位的相关基因，如 Fletcher 等证实了定位于 19 号染色体长臂上的 CACNLIA4 基因是与失神发作有关的基因，Escayg 等报道在一些家族性癫痫和共济失调的小家系中发现钙离子通道 34 亚基基因 CAC–NB4 存在突变，其癫痫发作类型包括青少年肌阵挛性癫痫、全面性癫痫、运动诱发的癫痫和周期性共济失调。调节神经元正常迁移的基因，如 FLNl 基因的突变可引起一种 X- 连锁遗传的室周灰质异位综合征可导致癫痫发作。20q、1q 和 15q 上极少的多型性基因与夜间发作的额叶癫痫有关。γ-氨基丁酸受体和钙通道上的基因突变对儿童失神发作起作用。国内有研究观察颞叶癫痫患者和脑外伤对照患者编码内向整流钾通道蛋白的 KCNJ4 基因表达的差异，阐明内向整流钾通道编码基因下调可能是难治性颞叶癫痫发生发展的基础。癫痫表现型的家庭多样性和全身发作型癫痫较多地表现在热性惊厥患者中，提示有多种不同的具有癫痫发作素质的等位基因的存在。国内有研究探讨 CABRG2 基因的突变及多态性与全身性癫痫发作伴高热惊厥叠加综合征（$GEFs^+$）之间的关系。该研究发现外显子 8 的 K289M 基因突变及外显子 5 的单核苷酸多态性（SNP）C540T 在研究人群中突变率比较低。外显子 5 的 SNPC588T 在 $GEFS^+$ 病例组与正常对照之间有明显差异，可能与 mRNA 二级结构变化影响其稳定性导致功能的异常有关。由此推测，该构象的改变可能会引起相关蛋白表达水平的变化从而影响功能，并且可能为 $GEFS^+$ 的病因学研究提供依据。临床上也观察到许多常见的癫痫合并有先天遗传性疾病，如：结节性硬化、神经纤维瘤病、家族性黑矇性痴呆、异染性脑白质营养不良等多基因遗传性疾病。

（二）产前及产时损伤

产前损伤主要包括：物理因素如 X 线照射，有毒物质如吸毒、吸烟、饮酒和摄入致畸药等。孕妇营养不良、高血压、心脏病、贫血和感染性疾病等都可引起胎儿发育障碍。此外风疹、疱疹、巨细胞病毒和其他可通过胎盘的病原微生物感染都可能导致胎儿出生后癫痫发作。产时损伤如：产钳助产、吸引产、产后窒息、胎位不正、产伤、早破水、过期产和吸入性肺炎等均可增加癫痫的危险性。以上因素是否与癫痫发作有直接因果关系尚需进一步证实。

（三）发育缺陷

5.5% 的初发癫痫病例和 18% 的有原因的癫痫病例都和发育缺陷有关，是儿童中最重要的继发性因素（图 6-4）。每 1 000 个存活的出生婴儿中有 3 ~ 6 个是脑瘫或（和）中重度精神发育迟滞，其中有 1/3 会发生癫痫。所以，脑瘫和精神发育迟滞应该被考虑为导致神经性残疾和癫痫的重要因素。具有脑瘫和精神发育迟滞的儿童在进入成年阶段后癫痫发生率呈现出增长的趋势。成人中的 DOWN 综合征，同样也可以被认为是一种退行性改变的病因，这类患者中的癫痫患病率随年龄增长迅速，从 18 ~ 29 岁人群中的大约 5% 上升到 50 ~ 60 岁人群中的 50%。一项最新研究表明癫痫母亲的自发性的流产会导致其后代癫痫发生危险性上升 4 ~ 5 倍。

（四）高热惊厥史

许多研究显示了高热惊厥与癫痫之间的关系。印度的一项研究证实了高热惊厥史是癫痫的独立危险因素（OR=6.45；95%CI：1.45 ~ 28.66）。Slovitor 和 Pedley 提出，由遗传因素决定的隐匿型海马畸形是许多高热惊厥患儿继发海马硬化及难治性颞叶癫痫的共同病因。另有研究表明每次高热惊厥的发生都会使再发率提高 18%，体温每升高一摄氏度，再发的危险增加一倍，而年龄、性别、首发类型、首发体温、家族史都与再发率无关。

（五）脑外伤、脑瘤和颅脑手术

脑外伤和脑瘤是青壮年时期癫痫的主要病因（图 6 -4）。有研究表明脑外伤后癫痫平均发病率约为 30%（根据四次世界及地区战争的统计）。通常颅脑损伤程度越重，癫痫发生率越高。在军队服役期间头部受穿通伤者患癫痫的危险性是一般人群的 500 倍。相反，脑损伤后意识或记忆丧失在 30 分钟以下者并不增加患癫痫的危险性。据统计，闭合性颅脑损伤中轻度外伤、脑震荡及伴有神经症状者癫痫发生率为 8.5%、11.9% 和 26.6%，而开放者颅脑损伤中有硬脑膜穿通而无神经症状、脑膜穿通有神经症状和脑膜穿通没有显著并发症的癫痫发生率分别为 17.4%、34.2% 和 50.5%。此外与外伤部位也有关系，Cox 模型显示脑外伤早期有癫痫并有单纯的颞叶或额叶病灶者，其癫痫的发生率为 8.58%，是无上述部位病灶的 3.43 倍。1 个月内有脑电图改变的患者其危险度是无变化者的 3.49 倍。在脑瘤患者中，癫痫发病率为 18% ~ 30%，其中以癫痫为首发症状的约占 10% 左右。癫痫的发病率高低与肿瘤的部位有关，一般认为幕上肿瘤比幕下肿瘤的癫痫发病率高。癫痫是颅脑手术后的一种常见的并发症，其发生率根据病变的性质、部位、术前病情的轻重、手术入路及术后是否有后遗症等情况而异。

（六）脑血管病

脑血管病是老年人癫痫发作的主要原因。在 Roehester 和 Minnesota 的研究中发现大于 65 岁的所有的新近诊断为癫痫发作的患者中，有 55% 与急性发作的脑血管疾病或其后遗症有关（图 6 –4）。脑血管疾病的发生率随着年龄的增长而增加。75 岁以后脑血管病的年发病率高于 1%，这也是老年期癫痫发生率陡增的主要原因。我国国内 1985 ~ 2003 年广州、河南、北京和江苏的病例报道卒中后癫痫的发生率为 7.2% ~ 8.9%。

据统计，各型脑血管病的癫痫发生率为：脑出血 4.5% ~ 17.6%，蛛网膜下腔出血 6.2% ~ 19.2%，脑血栓 3.9% ~ 15.6%，脑栓塞 9.3% ~ 18.2%，短暂性脑缺血发作为 4.5% ~ 5.5%。出血性脑血管病发病后一日内出现癫痫发作者占 80%，缺血性者占 50% 以上。卒中后发生迟发性发作的比例是 3% ~ 8%。卒中后一年内癫痫的累积发生率是 3%，五年是 5 %。香港的一项研究报道了卒中后癫痫的发作类型。在早发性（1 个月）痫性发作中，以全身强直 – 阵挛性发作（43.8%）和简单部分性发作（37.5%）为主，而在迟发性痫性发作（>1 个月）中，以全身强直 – 阵挛性发作（72.2%）和简单部分性发作继发全身发作（22.2%）为主。

癫痫的发生与脑卒中引起的皮质损害关系密切，且以多灶多叶损害者癫痫发生率高。CT 或尸检发现的脑皮质损害是迟发性发作的预兆。在 1987 年，Olsen 报道了卒中后两年的癫痫发作发生率是 9%。23 个有皮质损害的患者中，有 6 个发生了癫痫，42 个皮质下损害的患者中只有 1 个发生迟发性发作，而 12 个没有损害的人都没有发生迟发性发作。

（七）神经系统感染

以前认为有 1% ~ 5% 的癫痫病例与中枢神经系统感染有关，如脑囊虫、疟疾、脑炎、脑膜炎、脑脓肿等。在南美，中枢神经系统感染是癫痫最常见的病因。尽管感染经常发生在孩童时期，但也是 15 ~ 64 岁年龄组发生癫痫的主要因素（图 6 –4）。中枢神经系统感染后的存活者发生癫痫的危险性是一般人群的 3 倍，并且与发生感染的年龄无关，但是危险性却因感染类型和早期临床表现的不同而有较大的变化。

无论在发展中国家还是发达国家，在拉美、亚洲和非洲，目前普遍认为脑囊虫病是癫痫的最主要的原因。这一疾病同样也频繁出现在有大量移民的发达国家。一项美国的研究显示，有 2.1% 癫痫患者是由于脑囊虫病所致。在疟疾和病毒性脑炎患者中常见惊厥性发作和癫痫持续状态，病死率较高。病毒性脑炎使癫痫发作的危险性增加 10 倍，而且在感染后至少持续 15 年。对于有脑炎和早期癫痫发作的患者，在感染后的前 5 年发生癫痫的危险性是 10%，前 20 年是 22%。在没有早期癫痫发作的脑炎患者中，20 年内的非诱发性癫痫发作的危险性是 10%。国内一项对流行性乙型脑炎的长期随访研究表明，2.6% 的患者在感染后有早发的癫痫发作，而 10.3% 的患者在患病后 3 ~ 17 年间出现了迟发的癫痫发作。无菌性脑膜炎后发生癫痫的危险性并没有明显增加，细菌性脑膜炎后癫痫发作的危险性大约增加 5 倍，而且大部分是感染后的前两年发生的。在有癫痫早期发作和没有早期发作的病例中，细菌性脑膜炎后 20 年内迟发癫痫发作的危险性分别是 13% 和 2%。

（八）神经系统退行性疾病

神经系统退行性疾病的发生率随年龄的增加而增加。癫痫患者中，与退行性疾病有关的约占 2%，与其他原因相关的约占 6%。在 70 ~ 79 岁和大于 80 岁的人群中，每年分别有 0.5% 和 2% 的人患 AD。这个疾病使癫痫发生的危险性增加了 10 倍，而且估计 10% 晚期患有 AD 的患者最终会发生癫痫。尽管通常认为癫痫与神经元有关，但是脱髓鞘病变的患者癫痫发作的危险性较高。近年来许多报道及临床资料表明，多发性硬化也是癫痫的危险因素。5% 的多发性硬化患者有癫痫发作，其发生率是正常人群的 3 倍。

（九）中毒

许多外来或内生物质中毒均可以导致癫痫，如乙醇、高浓度氧、士的宁、尼可刹米过量及某些抗精神病药使用过量。此外有报道青霉素刺激大脑皮质可以引起癫痫，使用西司他丁（泰能）等也可以致癫痫发作。内生毒物如肾功能衰竭和子痫时容易出现癫痫持续状态。此外，锗、锂中毒也可诱发癫痫，人静脉注射 600mg/m² 的锗即可引起癫痫全身性发作。

（十）其他

有研究表明高血压可增加癫痫的危险性，有学者认为地理环境、季节差异、社会经济因素都可成为癫痫的危险因素。癫痫还有很多诱发因素，如发热、过量饮水、过度换气、饮酒、睡眠剥夺、过度疲劳、饥饿、低血糖、使用某些药物（如贝美格、戊四氮、米帕明、可卡因及某些抗癫痫药物等），各种感觉因素如：视、听、嗅、味、前庭和躯体的受到特定的刺激可引起反射性癫痫，此外，精神因素也可以引起癫痫的发作。体内激素水平如雌、孕激素可分别增强及降低皮层海马神经细胞的兴奋性，N-甲基-D-天冬氨酸受体1（NMDAR1）亚单位的 mRNA 水平使惊厥易感性增加。Timst 等在海仁酸诱发的大鼠癫痫模型中，发现海马 CA3 区 Cyclin D1 mRNA 表达增多，认为 Cyclin D1 可能是癫痫发作后神经细胞凋亡的调节因子。有人发现有 11 种可诱发癫痫的植物，以桉树、茴香、牛膝革和迷迭香等有特殊气味的植物为代表。以上这些诱因都可使身体内环境发生暂时性变化造成致痫阈值的一过性降低而导致癫痫发作。

第二节　癫痫的病因

对癫痫病因的寻找是癫痫诊断中的重要步骤和重要内容，特别是对于新出现的癫痫发作和具有部分性发作的病例。寻找癫痫病因对于选择治疗、判断预后都有帮助。

对于癫痫的病因，一方面，病史、家族史等都能提供帮助。例如，家族的遗传背景可以提供遗传倾向，有头颅外伤的病史、有中枢神经系统感染的病史可以提供明确的病因。另外一方面，现代高分辨率的影像学对于病因也有很好的提示，能够发现结构性异常。例如，对于皮质发育畸形的发现、对于新生肿物的发现等。

一、癫痫病因的分类

传统上，从病因的角度，癫痫可以分为特发性癫痫、症状性癫痫以及隐源性癫痫。

1. 特发性（idiopathic）癫痫　此病是指除了存在或者可疑的遗传因素意外，缺乏其他的病因。多在青春期前起病，预后良好，但并不是临床查不到病因的就是特发性癫痫。现在的研究显示，特发性癫痫多为中枢神经系统的离子通道病。

2. 症状性（symptomatic）癫痫　由于各种原因造成的中枢神经系统病变或者异常，包括脑结构异常或者影响脑功能的各种因素。在这一类，癫痫发作是其中的一个症状或者主要症状。值得注意的是，少部分遗传性疾病，但是造成了发育的异常、代谢的异常或者其他的进行性病程，仍然为症状性癫痫的范畴。随着医学的进步和检查手段的不断发展和丰富，能够寻找到病因的癫痫病例越来越多。

3. 隐源性（cryptogenic）癫痫　此病可能为症状性。尽管临床的某些特征提示为症状性的，但是，目前的手段难以寻找到病因。

在 2010 年 ILAE 的建议中，对于癫痫病因，进一步划分为遗传性（Genetic）、结构/代谢性（Structural Metablic）和未知病因（Unknown causes）型。

二、与癫痫发作或癫痫综合征相关的疾病分类

与癫痫发作或癫痫综合征相关的疾病分类，见表 6-1。

表 6 -1　与癫痫发作或者癫痫综合征相关的常见疾病分类

疾病分组	具体的疾病	疾病分组	具体的疾病
进行性肌阵挛癫痫	蜡样褐脂质积症 Sialidosis（涎酸沉积症） Lafora 病 Univerricht -Lundborg 病神经轴素营养不良 肌阵挛癫痫伴破碎红纤维（MER-RF）	遗传性代谢性疾病	非酮性高甘氨败血症 甘氨酸败血症 丙酸血症 亚硫酸盐氧化酶缺乏症 果酸，二磷酸酶缺乏症 其他有机酸尿症 吡哆醇依赖症 氨基酸病（枫糖尿症，苯丙酮尿症，其他） 尿素循环障碍 糖类代谢异常 生物素代谢异常 叶酸和维生素代谢异常 葡萄糖转运蛋白缺乏病 糖原贮积症病 延胡索酸酶缺乏 过氧化物体病 综合征 线粒体病（丙酮酸脱氢酶缺乏症，呼吸链缺陷）
神经皮肤病变	齿状核红核苍白球路易体萎缩 结节性硬化 神经纤维瘤病 伊藤（Ito）黑色素减少症 表皮痣综合征 Sturge-Weber 综合征		

续 表

疾病分组	具体的疾病	疾病分组	具体的疾病
皮质发育异常所致的畸形	孤立的无脑回畸形 Miller -Dieker 综合征 X- 连锁无脑网畸形 皮质下带状灰质异位 局灶性灰质异位 半侧巨脑回 双侧大脑外侧裂周围综合征 单侧多处小脑回畸形 裂脑畸形 局灶或多灶性皮质发育不良		
其他大脑畸形	Aicardi 综合征 PEHO 综合征 肢端胖胀体综合征 其他	出生前或图生期缺血或缺氧性损伤或大脑感染造成的非进行性脑病	脑穿通畸形 脑室周围白质软化 小头畸形 弓形虫原虫病、脑血管意外、HIV 等造成大脑钙化和其他损伤
肿瘤	胚胎发育不良神经上皮肿瘤（DNET） 神经节细胞瘤 神经胶质瘤 海绵状血管瘤 星形细胞瘤 丘脑下部错构瘤（伴有痴笑发作） 其他	出生后感染	脑囊虫病 疱疹性脑炎 细菌性脑膜炎 其他 头部外伤 乙醇或其他药物造用 卒中 其他
染色体异常	部分性 4P 单体或 Wolf-Hirschhorn 综合征 12P 三体征 15 染色体倒位复制综合征 环状 20 染色体	其他	腹部疾病（癫痫伴有枕叶钙化和腹部疾病） Northern 癫将综合征 Coffin -Iowry 综合征 Alzheimer 病 Alper 病
伴复杂发病机制的单基因孟德尔遗传病	Angelman 综合征 Ret 综合征 其他		

三、常见病因

（一）遗传因素

遗传因素是导致癫痫，特别是经典的特发性癫痫的重要原因。分子遗传学研究发现，大部分遗传性癫痫的分子机制为离子通道或相关分子的结构或功能改变。已经发现的主要遗传性癫痫的致病基因见表

6-2。鉴于癫痫遗传学的快速发展，癫痫的诊断将有可能由表型逐步向表型 + 基因型诊断方向发展，癫痫的基因型诊断不仅可以进行遗传咨询，而且有可能指导临床治疗。

表 6-2 部分单基因和多基因遗传性癫痫的致病基因

癫痫类型	致病基因	基因产物
单基因遗传性癫痫		
良性家族性新生儿癫痫	KCNQ2，3	M 型仰通道 $Q_{2,3}$ 亚单位
良性家族性新生儿婴儿癫痫	SCN2A	Ⅱ型钠离子通道 α 亚单位
全面性癫痫伴热性惊厥附加症	SCNIB，SCNIA，SCNZA，AGBAG2	钠通道 β 至单位，Ⅰ、Ⅱ型的通道 α 亚单位，CABAa 是体亚单位
婴儿重症肌阵挛癫痫	SCNLA	Ⅰ型的通道 α 亚单位
常染色体显性遗传夜发性额叶癫痫	CHRNA4，CHRNB2	烟碱型乙酰胆碱受体 α_4、β_2 亚单位
青少年肌阵挛癫痫	CABRA1	GABAa 亚单位
常染色体遗传性伴听觉特征的部分性癫痫	LCI1	富亮氨基酸胶质瘤失活蛋白
多基因性全面性癫痫		
特发性全面性癫痫	CLCN2，CABRD	氯离子通道
		GABA δ 亚单位
		T 型钙通道
儿童失神癫痫	CACNAIH	转录调控因子
青少年肌阵挛癫痫	BRD2	EFHC1，2
钙感受器等		

（二）主要的癫痫结构性异常病因

1. 海马硬化（hippocampal sclerosis，HS） 尽管对于海马硬化是病因还是疾病的结果还存在争议，但海马硬化是最常见的癫痫性异常病理改变之一。目前通过高分辨率的头颅 MRI，已经能够在体诊断。在影像学上，表现为海马萎缩，内部细微结构丧失，在 FLAIR 相海马信号增高，脑室颞角扩大等(图 6-5)。

组织学上，海马硬化特征表现为 CA1、CA3、CA4 区神经元脱失和胶质细胞增生，而 CA2 区神经元相对保留。对于海马硬化，可以根据神经元的脱失程度和胶质细胞增生分类（wyler），或者根据内部区域神经元脱失和胶质细胞增生的差异性分类，如可以分为 CA1 为主型（神经元脱失主要局限于 CA1 区）；经典硬化型（A1、CA3、CA4 区神经元脱失，而 CA2 区相对保留）；end folium 型（神经元脱失主要限于 CA3，CA4 区）以及全面硬化型（CA1 ~ 4 神经元均脱失）。

2. 大脑皮质发育不良（malformation of cortical development，MCD） MCD 是在宫内大脑皮质形成过程中障碍而导致的皮质异常。遗传因素以及非遗传性因素干扰了神经干细胞增殖、迁移和分化的不同阶段过程，导致了不同类型的皮质异常，形成了非常广泛的疾病谱，如小头畸形、脑室周围灰质异位结节、偏侧巨脑症、脑穿通畸形、皮质下灰质异位带以及无脑回畸形等（图 6-6）。

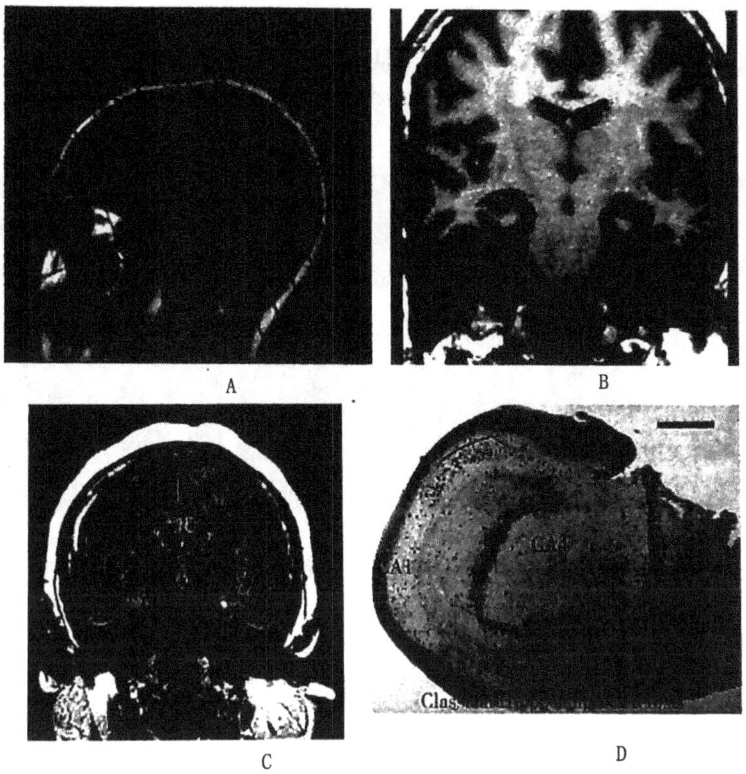

图 6-5　海马萎缩的磁共振和病理表现

注：A. 垂直于海马长轴的定位相；B. T_1 显示左侧海马萎缩；C. FLAIR 显示左侧海马萎缩伴信号增强；D. 海马硬化的组织病理学表现，经典性海马硬化显示 CA1 区和 CA3 和 CA4 区神经元脱失（neun 染色）

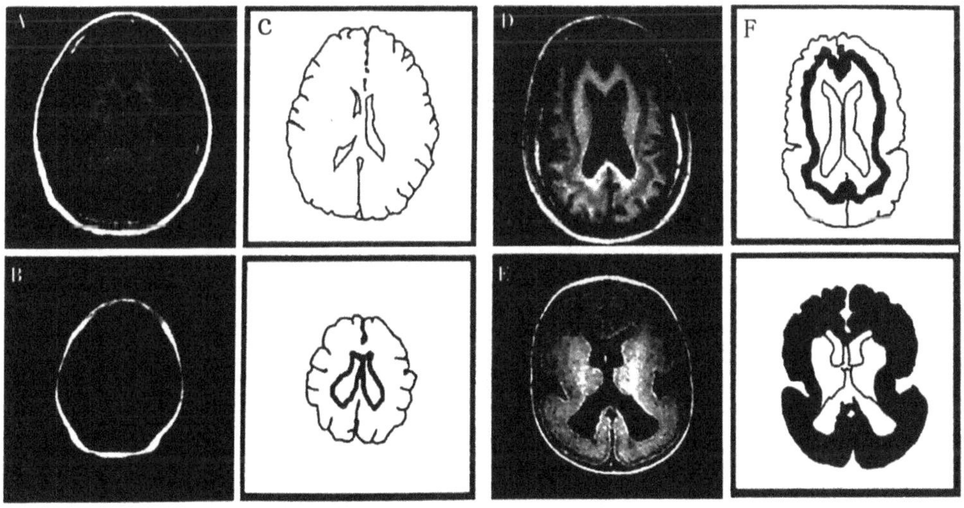

图 6-6　大脑皮质的各种表现

注：A. 正常大脑；B. 小头畸形；C. 脑室周围灰质异位结节；D. 皮质下带状灰质异位；E. 经典型无脑回畸形（无脑回畸形 1 型）；F. 卵石样无脑回畸形（无脑回畸形 2 型）

大脑皮质发育异常患儿，多伴有体格发育迟缓、智能发育迟缓和癫痫发作。其中，癫痫发作往往趋于难治性，也是婴幼儿期、儿童期难治性癫痫的主要病因之一。

局灶性皮质发育不良（FCD）是 MCD 中的一种类型，与癫痫关系密切。80% ~ 90% 在 10 岁以前发病，表现为趋于药物难治的局灶性发作，病变局灶的病例手术治疗有较好的效果，是儿童难治性癫痫手术治疗最常见的组织病理发现之一。病变发生于新皮质，中央沟附近多见。影像学，可以观察到局部皮质增厚、信号增高，灰白质边界模糊以及 transtmental 征（从皮质到脑室的逐渐减少的异常信号，为神经元在发育期迁移过程中遗留所致）等（图 6-7）。有时病变轻微，影像学难以发现。而脑电图可以呈现发作间歇期阵发性或者节律 / 半节律性放电。

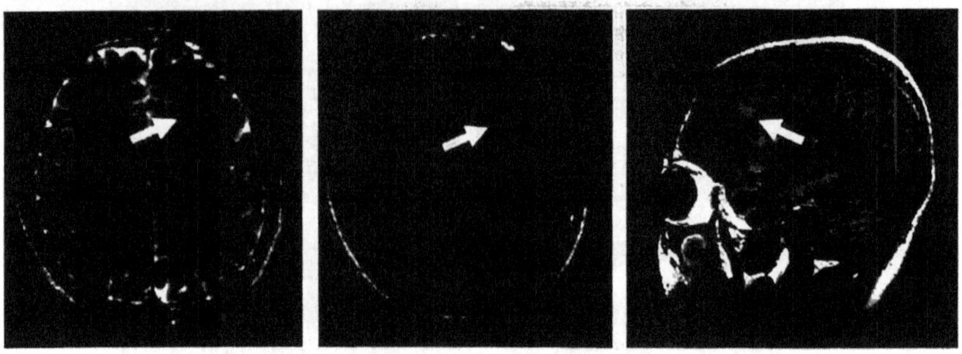

A　　B　　C

图 6-7　局灶性皮质发育不良（FCD）

注：A. 额叶局灶皮质增宽，灰白质信号不清；B. FLAIR 轴位；C. FLAIR 矢状位示

相同部位局灶性皮质信号增强组织学上，FCD 表现为皮质构层异常和细胞异常（图 6-8）。皮质构层异常为皮质Ⅰ～Ⅵ呈排列紊乱，锥体神经元散在于Ⅱ～Ⅵ层或者呈现异常线性排列，Ⅰ层即分子层细胞增多。细胞异常表现出现非成熟细胞、异形细胞、巨细胞以及气球样细胞。根据 2011 年的国际分类，FCD 划分为 3 型：①Ⅰa 为皮质的垂直构层异常（神经元异常的垂直于皮质表面的线状排列），Ⅰb 型为皮质的水平构层异常，Ⅰc 型兼有上述两种特征；②Ⅱ a 为伴有异形细胞，Ⅱ b 为伴有异形细胞和气球样细胞；③Ⅲ a 型为伴有海马硬化的颞叶皮质构层异常，Ⅲ b 为胶质肿瘤或者神经胶质细胞混合瘤附近的皮质构层异常，Ⅲ c 型为血管畸形附近的皮质构层异常，Ⅲ d 型为其他在早期获得性病变，如外伤、缺血性损害以及脑炎等附近的皮质构层异常。

3. 肿瘤　生长缓慢的低级别脑肿瘤更容易导致癫痫。而神经胶质混合细胞肿瘤，主要包括神经上皮发育不良肿瘤（DNT）、神经节细胞肿瘤等，属于发育性肿瘤，尽管从肿瘤分级的角度属于Ⅰ～Ⅱ级，但是造成药物难治的一个重要原因。特别是青少年、儿童和婴幼儿难治性患者中最常见的肿瘤类型。在影像学上，神经胶质混合细胞肿瘤多位于皮质，可有囊性改变、钙化，有轻度增强。

其他常见病因包括血管发育异常、各种原因造成的损伤等。

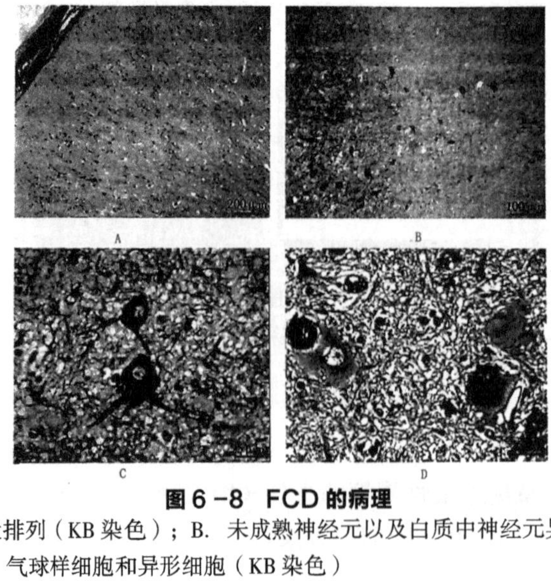

图 6-8　FCD 的病理

注：A. 神经元呈现异常柱状排列（KB 染色）；B. 未成熟神经元以及白质中神经元异位（neuroma-ment 染色）；C. 异形细胞（neurofilament 染色）；D. 气球样细胞和异形细胞（KB 染色）

第三节 癫痫发作

一、大脑的功能解剖与发作症状

由于癫痫发作症状与大脑功能密切相关，一方面，对于功能解剖的属性，能够有助于解释和理解癫痫发作症状；另一方面，对于癫痫发作的研究和分析，也有助于加深对于大脑功能解剖的认识。特别是在局灶性发作的癫痫源定位中，更强调对神经功能解剖知识的掌握。

通过观察由于多种原因造成特定部位脑损伤而导致的神经功能缺损、神经心理学检查，以及电生理手段和功能影像学检查是研究脑功能的主要手段。Broca 和 Wernical 根据对于脑损伤患者的观察，定位了相关的语言区，而 20 世纪初，Broadman 通过病理手段，描绘了大脑皮质的细胞构层分区（图 6 -9A、B），为进一步研究脑功能提供了指导。20 世纪 40 年代，以 Penfield 为代表的癫痫病学家，开始运用皮质脑刺激技术对脑功能定位，对于深化脑功能解剖认识有很大帮助（图 6 -9C）。目前已经识别了部分脑功能区，而仍然存在所谓的静区（图 6-9D、E）。相信，随着研究的深入，既往所认为的静区所负载的功能，主要是参与了高级皮质功能的过程，也逐步被认识。

癫痫发作症状即癫痫发作的具体表现。对于癫痫发作症状的全面细致的观察和描述，是深入认识癫痫、鉴别癫痫发作与非癫痫发作和分类癫痫发作的基础，特别是在定位局灶性癫痫发作的起源部位中，能够提供重要的价值。目前，随着录像脑电图记录技术的广泛应用，人们有更多的机会去观察和分析发作症状。癫痫发作涉及了大脑皮质、皮质下结构，以及局灶性或者双侧性神经网络。由于过度异常放电可以起源于不同的大脑区域，并循着复杂的神经网络途径进行扩散和传播，临床发作症状也异常复杂。癫痫发作症状既可能代表了发作起源区的异常功能表现，也可能代表了异常放电传播的结果，并反映了不同脑区通过神经网络共同作用的结果。因此，即使相同部位起源的癫痫发作，由于不同的传导，也可能出现不同的发作症状，而不同部位起源的发作，也可能传播到相同的功能区，而出现相似的症状。同时，随着发作中的时间进程，症状也往往发生改变。

在部分性发作中，产生癫痫发作症状的脑功能区域，也称之为发作症状区。但是，发作症状区，并不等同于发作起源区域。癫痫发作的起源既可以起源于脑功能区，也可能来自附近的区域，由于异常放电的传导所致。目前，主要借助于对于发作症状的观察和皮质电刺激的结果，人们已经认识到某些功能区受累出现的常见表现。

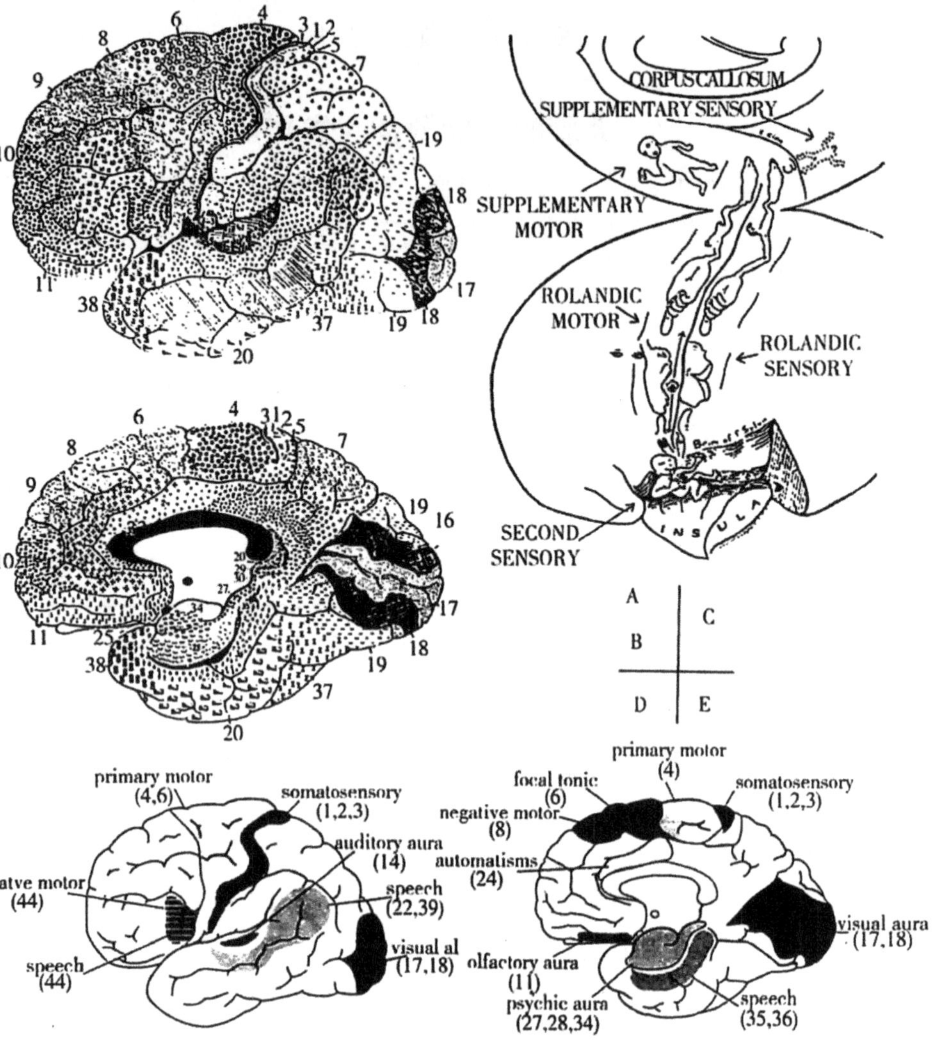

图 6-9　A. B. Broadman 描绘的脑皮质细胞构层分区（Broadman. 1909）；C.Penfield 描绘的原发性运动区和原发性躯体感觉区的功能分布（Penfield. 1954）；D. E. 主要的脑功能区

二、癫痫发作的分类

由国际抗癫痫联盟（ILAE）发布的癫痫发作、癫痫综合征的分类，将繁杂的癫痫发作症状，依照某种规律标准进行分类，为临床实践和研究提供了框架。癫痫发作多年来经历了多次修订，目前世界范围内广泛应用的癫痫发作分类方案仍是 1981 年由 ILAE 发布，在我国也已经普遍应用至今。

近年来，近来随着临床电生理、功能和结构影像学、遗传学等方面的发展，在 2001 年 ILAE 分别对癫痫发作和癫痫综合征的分类提出了新的建议，并在 2006 年进行修订。2010 年 ILAE 提出了新的方案，但是癫痫发作和癫痫的分类还没有最终完善，仍然是在不断发展和完善之中。相对于 2001 年和 2006 年的建议，2010 年发作方案的组织逻辑性较好，并保持了与 1981 年分类的延续性。

（一）1981 年 ILAE 分类中的癫痫发作

根据发作的临床—脑电图改变特征，原则性采用二分法，即发作起源症状和 EEC 改变提示由于“大脑半球部分神经元首先受累”的发作为部分性（partial seizure）或局灶性发作；而由于“双侧大脑半球同时受累”的发作，则称之为全面性发作（generalized seizure）。

全面性发作：临床的发作表现提示全面性放电，脑电图的本质特征在于无论是发作间歇期或者发作期，异常放电均是以双侧半球同步对称的方式出现。意识障碍出现并且可能是最初的表现，运动症状为全身性或者双侧性。全面性发作既可以为单纯的发作性意识障碍，如失神发作；也可以以突出运动症状为主要表现（强直、阵挛、肌阵挛、失张力）。

1. 全面性发作　见表 6–3。

表 6 –3　全面性发作分类（1981，ILAE）

临床发作类型	发作期脑电图类型	发作两载期热电翻类型
A1. 失神发作 a）仅有意识障碍 b）有轻微的阵挛成分 c）有失张力成分 d）有强直成分 e）有自动症 f）有自主神经发作成分 （b ~ f 可以单独或者联合出现）	为规则和双侧对称的 3Hz 棘慢复合波，但也可以见多棘慢波复合波	背景漏物往往正常。降发性 3Hz 棘慢复合波电活动往往规则和对称
A2. 不典型失神发作 可以有 a）肌张力的变化比典型失神更为突出 b）发作起始和终止并不突然	主要为不规则棘慢复合波节律，<3Hz	背最活动往往不正常。阵发性电活动往往不规则和不对称
B. 肌阵挛发作	多棘慢波或者为棘慢波，或者尖慢波	同发作期
C. 阵挛发作	快活动（10Hz 或者频率更高），慢波活动，偶尔为棘慢波模式	棘慢或者多棘慢波放电
D. 强直发作	低电压快活动或者 9~10Hz 的快节律放电频率逐渐下降而波幅逐渐升高	或多或少的尖慢波节律性放电，有时不对称，并且背景活动相对于年龄段为异常
E. 强直 – 阵挛发作	节律性 10Hz 或者以上的电活动，在强直发作期频率逐渐降低而波幅逐渐升高。在阵挛期出现慢波节律	多棘慢波或者棘慢波，或者偶尔出现尖慢波放电
F. 失张力发作	多棘慢波或者电抑制或者低电压快活动	多棘慢波，低波幅活动或电抑制

（1）失神发作（absence seizure）：典型失神表现为动作突然中止，凝视，呼之不应，可有眨眼，不伴有或者仅伴有轻微的运动症状，结束也突然，持续 5 ~ 20s 多见，易为过度换气诱发。发作时 EEG 伴规律性的双侧半球的 3Hz 的棘慢波复合波节律。多发生于儿童和青少年，见于儿童失神癫痫、青少年失神以及青少年失神肌阵挛等。非典型失神的意识障碍发生与结束较缓慢，发作持续时间较典型失神发作长，可伴有轻度的运动症状或者自动症表现，发作时 EEC 提示为慢（1.0 ~ 2.5Hz）的棘慢波复合波节律。它主要见于 L–G 综合征，也可见于其他多种儿童癫痫综合征。

（2）强直发作（tonic seizure）：表现为发作性躯体以及肢体双侧性肌肉的强直性持续收缩，躯体通常轴性伸展前屈或者背屈，持续时间在 2 ~ 60s，多持续 10 余秒，强直发作可以导致跌倒。发作时 EEC 显示双侧的低波幅快活动或者爆发性高波幅棘波节律。主要见于 L–G 综合征、大田原综合征等。

（3）阵挛发作（clonic seizure）：为发作性全身或者双侧肢体肌肉规律的交替性收缩与松弛，导致肢体表现为节律性抽动。发作期 EEG 为快波活动或者棘慢 / 多棘慢波复合波节律。单纯的阵挛发作婴儿期多见。

（4）全面性强直 – 阵挛发作（generalized tonic – clonic seizure，GTCS）：以突发意识丧失，并序贯

出现全身强直、阵挛为特征，典型的发作过程可分为“强直期 - 阵挛期 - 痉挛后期”。一次发作持续时间一般小于 5min，常伴有舌咬伤、大小便失禁等，并容易因窒息而造成伤害。发作期脑电活动多以全面的低波幅棘波节律或者电抑制（强直期）起始，棘波节律波幅逐渐增高，频率逐渐减慢，并出现棘慢复合波等（阵挛期）。发作后呈现电抑制现象。

（5）肌阵挛发作（myoclonic seizure）：表现为快速、短暂、触电样肌肉收缩，持续时间短于 400 ~ 500ms，可累及全身肌肉，也可以肌群受累为主，常成簇发生，节律不规则。发作期 EEG 表现为爆发新出现的全面性多棘慢复合波，与发作具有锁时关系。肌阵挛发作既可以见于预后良好的癫痫患者，如青少年肌阵挛癫痫，也可见于预后差、有弥散性脑损害的患者，如进行性肌阵挛癫痫等。

（6）失张力发作（atonic seizure）：是由于双侧性身体肌肉张力突然丧失，导致不能维持原有的姿势，出现跌倒、肢体下坠等表现，发作时间相对短，持续时间多在 1s 以内。EEC 表现为全面性爆发出现的多棘慢复合波节律、低波幅电活动或者电抑制。同时记录的肌电图有助于诊断和与其他发作类型鉴别诊断。

2. 部分性 / 局灶性（partial/focal）发作　部分性发作（表 6 -4）：是指开始的临床症状和脑电图改变提示局限于一侧大脑半球的部分神经元最早受到激活而出现的发作。进一步，部分性发作依据在发作中是否有意识障碍划分简单部分性发作和复杂部分性发作，以及简单和复杂部分性发作进展为继发性全面强直 - 阵挛发作。

（1）简单部分性发作（simple partial seizure，SPS）：发作时意识保留。简单部分发作的持续时间往往为数秒至数十秒。脑电图变化为局灶起源的异常电活动，短暂的简单部分性发作通过头皮电极有时记录不到异常放电。简单部分发作内容丰富多样，根据发作起源的部分不同，包括运动性、感觉性、自主神经性和精神性发作。

表 6-4　部分性发作的分类（1981. ILAE）

临床发作类型	发作期 EEG 类型	发作间歇期 EEG 表现
临床发作类型 A. 简单部分性发作（意识无障碍） 1. 具有运动症状 a）局灶性运动（不扩散） b）局灶性运动（杰克逊扩散） c）偏转性 d）姿势性 e）语音性（出声或者语言剥夺） 2. 具有躯体感觉或者特殊感觉症状（简单幻觉，如针刺感、闪光、蜂鸣声等） a）躯体感觉 b）视觉 c）听觉 d）嗅觉 e）味觉 f）眩晕感 临床发作类型	起始于对侧相对应皮质区的局灶性放电（并不总是能被头皮脑电图记录到）	主要为发作症状对侧局灶性异常放电

续　表

临床发作类型	发作期 EEG 类型	发作间歇期 EEG 表现
3. 具有自主神经症状或者体征（包括上腹部感觉、苍白、出汗、面红、立毛和瞳孔扩大等） 4. 具有精神症状（高级皮质功能障碍）。这些症状很少在没有意识障碍的情况下发生，更多见于复杂部分性发作中 a）言语障碍 b）记忆障碍（例如，似曾相识感） c）认知障碍（例如，做梦样状态） d）时间感觉的扭曲 e）情感障碍（恐惧、发怒等） f）错觉（例如视物变大症） g）结构性幻觉（例如音乐、风景）		
B. 复杂部分性发作（具有意识障碍） 1. 简单部分性发作后出现意识障碍 a）具有简单局灶特征（A1~A4）然后出现意识障碍 b）具有自动症 2. 开始即有意识障碍 a）仅有意识障碍 b）具有自动症	单侧或者常常为双侧性放电，弥散性或者局灶性，多位于颞叶或者颞颗区	单侧或者为双侧全面性不同步、局灶常常 位于颞区或者额区
C. 部分性发作进展为继发性全面性发作（主要是 SGTCS，或者强直发作、阵挛发作。异常放电也快速或者继发全面化） 1. 简单部分性发作（A）进展为全面性发作 2. 复杂部分性发作（B）进展为全面性发作 3. 简单部分性发作进展为复杂部分性发作再进展为全面性发作		

1）运动性发作：发作累及躯体的某一部位，相对局限或伴有不同程度的扩散。

A. 仅为局灶性运动性发作：指局限于身体某一部位的发作，其性质多为阵挛性，即局灶性抽搐。身体任何部位均可见到局灶性抽搐，但多见于面部或者手部，因其在皮质相应的功能区面积较大。

B. 杰克逊发作：开始为身体某一部分抽搐，随后按照一定车次序逐渐向周围扩散。其扩散的顺序与大脑皮质运动区所支配的部位有关。如异常放电在原发性运动区由上至下传播，临床发作表现为从拇指向躯体、面部扩散。

C. 偏转性发作：眼、头甚至躯干向一侧偏转，有时身体可旋转一圈。发作往往累及了额叶的眼区。

D. 姿势性发作：也称为不对称强直发作。发作呈现特殊的姿势，如击剑样姿势，表现为一侧上肢外展，一侧上肢屈曲，头眼偏转注视外展的上肢。发作往往累及了上肢外展对侧的辅助运动区。

E. 发音性发作：可表现为重复语言、发出声音或者言语中断。其发作可以起源于额叶或者颞叶区。

2）感觉性发作：发作起源于相应的感觉皮质，其性质为躯体感觉性或者特殊感觉性发作。

A. 躯体感觉性发作：其性质为体表感觉异常，如麻木感、针刺感、电击感以及烧灼感等。发作可以局限于身体某一部位，也可以逐渐向周围部位扩散（感觉性杰克逊发作）。放电起源于对侧中央后回皮质。

B. 视觉性发作：可以表现为简单视觉症状，如视野中暗点、黑朦、闪光等症状，发作起源于枕叶皮质。

C. 听觉性发作：多表现为重复的噪声或者单调声音，如蝉鸣、嚷嚷以及嗞嗞声等。发作起源于颞上回。

D. 嗅觉性发作：常表现为不愉快的嗅幻觉，如烧橡胶的气味等。放电起源于钩回的前上部。

E. 味觉性发作：以苦味或金属味常见。单纯的味觉性发作少见，放电起源于岛叶或者周边。

F. 眩晕性发作：常表现为坠入空间的感觉或者空间漂浮的感觉。放电多起源于颞顶叶交界皮质区。因单纯的眩晕性发作临床较少见，而眩晕的原因众多，对于诊断眩晕性发作必须谨慎。

3）自主神经性发作：症状复杂多样，常表现为上腹部不适感或者压迫感、气往上涌感、肠鸣、恶心、呕吐、口角流涎、面色或者口唇苍白或潮红、出汗以及竖毛等。其放电起源于岛叶以及边缘系统多见。

4）精神性发作：主要表现为高级皮质功能障碍，很少单独出现，多为继发或者作为复杂部分性发作的一部分。

A. 情感性发作：常表现为愉悦或者不愉悦的感觉，如欣快感、恐惧感、愤怒感等。恐惧感是最多见的症状，发生突然，患者突然表情惊恐，甚至因为恐惧而逃离。发作常伴有自主神经症状，如瞳孔散大，面色苍白等。放电多起源于边缘系统以及颞叶基底以及外侧。

B. 记忆障碍性发作：是一种记忆失真，主要表现为似曾相识感、似曾不相识感、记忆性幻觉等，放电起源于颞叶、海马等。

C. 认知障碍性发作：常表现为梦样状态、时间失真感、非真实感等。

D. 发作性错觉：由于知觉歪曲而使客观事物变形。如视物变大或者变小，变远或者变近，物体形态变化；声音变大或者变小，变远或者变近等。放电多起源于颞叶以及颞顶枕交界处。

E. 结构性幻觉发作：表现为一定程度整合的认知经历，为复杂性幻觉。幻觉可以是躯体感觉性、视觉性、听觉性等，发作内容复杂，包括风景、任务以及音乐等。

（2）复杂部分性发作（complex partial seizure，CPS）：发作时伴有不同程度的意识障碍，意识障碍可以是最早的临床症状，也可能是简单部分发作进展为复杂部分性发作（出现意识障碍）。尽管大多数的复杂部分性发作均起源于颞叶内侧或者边缘系统结构，但是复杂部分发作并不等同于颞叶发作，也可以起源于其他部位，如额叶等。发作期的脑电图变化为脑局部的异常放电，并可以扩散到附近脑区以及对侧大脑。

复杂部分性发作可以仅表现为简单部分性发作后出现意识障碍，或者突发的意识障碍。复杂部分性临床表现类似失神发作，但是，成年人的“失神样发作”往往均为复杂部分性发作，EEG 可提供鉴别。

自动症（automatism）：是一种癫痫发作的特殊的临床表现，是在意识障碍的状态下，出现的不自主、无目的的动作或行为，多出现在复杂部分性发作中或者发作后，也可以出现于其他的状态，例如，全面性强直阵挛发作后、非典型失神发作。常见的自动症包括①口咽自动症：最为常见，表现为不自主的舔唇、咂嘴、咀嚼、吞咽或者进食样动作，有时伴有流涎、清喉等动作；②姿势自动症：表现为躯体和四肢的大幅度扭动，常伴有恐惧面容和喊叫，容易出现于睡眠中，多见于额叶癫痫；③手部自动症：简单重复的手部动作，如摸索、擦脸、拍手、解衣扣等；④行走自动症：无目的地走动、奔跑等；⑤言语自动症：表现为自言自语，语言多为重复简单，或者单个词语或者不完整句子，语义不清。

（3）继发性全面强直阵挛发作（secondary general tonic－clonic seizure，SGTCS）：简单或者复杂部分性发作均可以继发全面性发作。最常见的为继发全面性强直－阵挛性发作。发作时 EEG 可见局灶性异常放电迅速泛化为双侧半球全面性放电。SGTCS 本质上是部分性发作的全面化，患者发作前多有先兆或其他形式的发作。

3. 不能分类的癫痫发作　由于资料的缺乏或者不完整而不能分类，或者发作表现不符合现有的分类方案的癫痫发作，考虑为不能分类的癫痫发作，包括许多新生儿发作，如节律性眼球运动、咀嚼和游泳样运动。

4. 反射性发作　反射性发作是指癫痫发作具有特殊的触发因素。每次发作均可以由某种特定感觉刺激所诱发，诱发因素包括视觉、思考、音乐等非病理性因素。可以是单纯的感觉刺激，也可以是复杂的智能活动刺激，如我国特有的麻将性癫痫。而病理性因素，如发热、酒精戒断等因素诱发的发作则不属于反射性发作。类似于自发性发作，反射性发作可以表现为全面性或者部分性。

（二）2010 年 ILAE 分类中的癫痫发作

癫痫的分类（表 6 –5）很大程度上取决于临床观察和专家意见。而随着录像脑电图监测的普遍应用、现代影像学进展、基因技术和分子生物学的进展，分类的变迁也反映了这种趋势。目前，一个固定的分类并不现实，而随着研究的进一步深入，2010 年 ILAE 的分类在今后也会进一步的修订。

表 6–5　癫痫发作分类（ILAE，2010）

全面性发作
强直 – 阵挛发作（多种联合出现形式）
失神
典型
不典型
失神伴有特异性表现
肌阵失神
眼脸肌阵挛
肌阵挛
肌阵挛 – 失张力
肌阵挛强直
阵挛
强直
失张力
局灶性发作
未确定全面性或局灶性发作
癫痫性痉挛

注：不能明确诊断为以上分类的发作，在获得进一步充分的信息之前，应考虑为不能分类。

在新的分类建议中，引入了神经网络的概念，重新阐述了全面性和局灶性发作：①全面性发作定义为发作起源于双侧分布网络中的某一点，并快速扩散至双侧神经网络。这种双侧性的网络可以包括皮质和皮质下结构，但并非意味着包括整个脑皮质。尽管个体发作可以表现为局灶或者偏侧特征，但在发作与发作之间，并不固定。全面性发作可以不对称。②局灶性发作定义为发作起源于一侧半球的网络。这种网络可以是明确的局灶性或者弥散性，局灶性发作也可以起源于皮质下结构。对于每一种发作类型，发作起源在发作之间保持固定，并存在可以累及对侧半球的优先传导模式。然而，部分患者可以有多于一种发作类型和神经网络，但每一发作类型都有一个固定起始点。

与 1981 年发作分类方案相比，主要有以下变化：①新生儿发作不再作为一个单独的实体。新生儿发作也应在目前的框架中分类诊断。②对既往失神发作的亚分类做了简化和改动。肌阵挛失神和眼睑肌阵挛类型现在得到公认。③这次分类包括了痉挛，由于痉挛可以延续到或者在婴儿期以后发生，“癫痫性痉挛”的概念代替了“婴儿痉挛”，但是，目前的知识并不能将“婴儿痉挛”明确划分为局灶性或者全面性。癫痫性痉挛（spasm）：表现为突然、短暂的躯干肌和双侧肢体强直性屈性或伸展性收缩，多表现为发作性点头，偶有发作性后仰，肌肉收缩在 0.5 ~ 2s 松弛，常成簇发作。常见于婴儿痉挛，偶见于其他癫痫综合征。④取消了局灶性发作的不同亚型之间的区分。但是，对个体患者以及特殊的目的（如癫痫性和非癫痫发作的鉴别、随机临床试验以及手术治疗等），认识到意识或警觉性障碍以及其他特征，仍然非常重要（表 6 –6）。⑤肌阵挛 – 失张力发作类型被认可。

表 6–6　根据发作中意识障碍的程度描述的局灶性发作（ILAE 2010）

不伴有意识或者警觉性障碍
伴有可以观察到的运动或者自主神经成分（与“简单部分性发作”的概念大体相一致，如根据发作表现而描述的局灶运动性、自主神经性能够精确地反映这个概念）T
仅累及主官感觉或者精神现象（与“先兆”的概念大体一致）
伴有意识或者警觉性障碍（与“复杂部分性发作”的概念大体一致）
累及双侧的惊厥性发作（包括强直、阵挛或强直和阵挛成分）这种表达可以替换“继发全面性发作”的概念

三、癫痫持续状态

癫痫持续状态（ status epilepticus，SE）是一种以持续的癫痫发作为特征的病理状态，是神经科的常见急症，持续的癫痫发作不仅可导致脑部神经元死亡，还可由于合并感染、电解质紊乱、酸碱平衡失调、呼吸循环衰竭、肝肾功能障碍等因素导致患者死亡。幸存者也常常遗留严重的神经功能障碍。根据是否有惊厥，可以分为惊厥性癫痫持续状态(convulsive status epiteplicus，CSE)和非惊厥性癫痫持续状态(non – convulsive status epilepticus，NCSE）。其中，CSE 的死亡率和致残率更高。

既往国内沿用的定义为出现两次以上的癫痫发作，而在发作间歇期意识未完全恢复；或者一次癫痫发作持续 30min 以上。ILAE 在 2001 年建议，癫痫持续状态是“超过这种发作类型大多数患者发作持续时间后，发作仍然没有停止的临床征象或反复的癫痫发作在发作间期中枢神经系统的功能没有恢复到正常基线”。而基于癫痫持续状态的临床控制和对脑的保护，对于发作持续时间也有较多的争议，发作持续 5 min 以上可以考虑为癫痫持续状态是较为积极的观点。

四、局灶性发作中的定位体征

癫痫发作是发作性脑功能异常的结果，而局灶性发作的症状能够提示相对应的脑功能异常区域。因此，在局灶性发作中，对于发作症状的仔细分析，能够获得发作症状的脑皮质功能区域定位信息（发作症状区）。目前，在长期的临床实践中，人们已经陆续识别了较多发作症状的定侧、定位价值，这对于难治性癫痫手术治疗的癫痫源定位有很大帮助。

下列表格列出了部分先兆（表 6 –7）、发作期症状（表 6–8）、发作后症状（表 6–9）提示的定位定侧价值。

表 6 –7　先兆的定侧定位

类型	癫痫灶定侧	可能的定位
一侧体感先兆	对侧	初级体感中枢
一侧听觉先兆	对侧	颞上回
一侧视野初级视觉先兆	对侧	距状回
复杂视觉先兆	不提示定侧	颞顶枕交界
发作性尿意 / 勃起	非优势半球	岛叶 / 内侧额、颞叶
发作性立毛	同侧，右侧多见	扣带回，杏仁核

表 6–8　发作期症状的定侧定位

类型	癫痫灶定侧	可能的定位
强迫性偏转	偏转对侧	额叶眼区
一侧阵挛	对侧	原发性运动区
一侧强直	对侧	辅助运动区，原发性运动区

续　表

类型	癫痫灶定侧	可能的定位
4字征（SGTC前）	（伸直肢体）对侧	辅助运动区或额叶前部（不对称传播）
一侧肌张力障碍性姿势 SGTC不对称结束	对侧 （末次阵挛肢体）同侧	基底节 可能为发作侧运动区功能耗竭
发作时一侧眨眼	同侧 > 对侧	不明
一侧运动不能	对侧	负性运动区
发作时吐痰	非优势半球	岛叶受累可能
发作时呕吐	非优势半球	岛叶受累可能
一侧肢体自动症对侧肌张力障碍姿势	（MTLE）自动症同侧	扣带回前部/基底节区
自动症伴反应保留	（MTLE）非优势侧	不明
情感性面部不对称	（强直侧）对侧	不明
发作性发声	右侧半球	额叶Broca区
发作性失语/语言障碍	优势半球	语言区

表6-9　发作后症状的定侧定位

类型	癫痫灶定侧	可能的定位
发作后一侧Todd，麻痹	对侧	初级运动区（功能耗竭？）
发作后偏盲	对侧	初级视皮质区（功能耗竭？）
发作后失语/语言障碍	优势半球	语言区（功能耗竭？）
发作后定向力障碍	非优势半球	不明
发作后情感淡漠	非优势半球	不明
发作后饮水	非优势半球	边缘系统，下丘脑？
发作后擦鼻子	（MTLE）同侧	不明
发作性眼震	快相对侧	扫视区受累可能？

第四节　癫痫的诊断与鉴别诊断

癫痫的诊断对临床表现典型者来说一般并不困难，但发作表现复杂或不典型者，确定诊断也非易事。癫痫的诊断方法和其他疾病一样，主要是通过病史、体格检查与神经系统检查、实验室检查等几个方面收集资料，进行综合分析。癫痫诊断的思维程序，包括是否是癫痫，是何类型或综合征的癫痫和由何病因导致的癫痫。癫痫的诊断需要解决或回答下列问题：①其发作性症状是癫痫性的，还是非癫痫性的？②如为癫痫性的，是什么类型的发作？是否为一特殊的癫痫综合征？③是否有癫痫性病灶的证据，病因或病理变化是什么？④是否有特殊的诱发因素？

一、癫痫的诊断步骤

确定癫痫的诊断，主要依靠临床表现，脑电图波形和抗癫痫药物的效应。对一位患者来说，初步的诊断并非要求三项条件必备，但在诊断过程中，对不同的患者，三者都是重要的尤其是最后诊断的确立，对多数患者来说，三项条件都是必不可少的

1. 病史采集与体检　当前虽然有了良好的实验室条件，但病史采集和临床检查仍无可替代。癫痫患者就诊时均在发作以后而且体检大多数无异常所见。因此病史十分重要。因为患者发作时多数有意识障碍，所以叙述不清发作中的情况，甚至根本不知道自己有发作（如夜间入睡中的发作）。所以，必须详细询问患者的亲属或目击其发作的人，常需要很长时间了解患者的过去和现在。应该包括详细的发作

中及发作后的表现，有否先兆，发作次数及时间，发作有什么诱因与生理变化，如月经和睡眠的关系如何，患者智力、生活能力及社会适应性如何，患者性格有否变化等。但目击者往往由于缺乏医学专业培训，或是在目睹患者发作时由于惊慌等原因而不能提供充分、详尽、可靠的发作细节，甚至于对患者的发病情况描述错误，最终导致临床医生误诊，将痫性发作与非痫性发作相混淆；因此，对初诊断为癫痫的患者使用带录像的脑电图作较长时程的视频脑电图（V -EEG）就变得十分必要。国外还有建议对癫痫患者设立家庭录像，用以了解患者的发作情况。对病史搜集应注意的是：癫痫通常是一个慢性病的过程，患者的发作常不确定，因此在就诊时对每次发作的描述常有很大变异。因此对专科医师而言，每次与患者交谈时都应反复地询问患者及其家属对发作的描述，以便不断地修正诊断。由于移动电话的普及，可要求患者家属在发作时用其携带的摄影功能记录其发作情况，在就诊时交给医生不失为简便有效的方法。

还应了解过去患过什么病、有否脑外伤史，母亲在怀孕期间及围产期有否异常，以及患者的习惯、工作、营养状态等。家族史也同样重要，父母亲双方有否癫痫或其他遗传病史。对上述细节的询问有助于临床医生进一步判断引起癫痫发作的可能病因。临床体检除可发现有无神经系统阳性体征外，还须注意患者的智能情况、心脏情况、皮肤和皮下结节，有无畸形、有无运动与协调功能障碍等。必须强调癫痫是临床诊断，如实验室报告与观察到的临床现象不符，则以后者为主。

2. 抗癫痫药物治疗反应　抗癫痫药物的治疗效应是癫痫最后诊断的一项根据。当然，不能认为一次药物治疗效果不好就否定癫痫的诊断。因为选药不当、药物剂量不足、代谢障碍以及患者对药物敏感性的差异等均可影响疗效。经验证明，正确的药物治疗可使 90% 以上的患者获得满意的效果。临床怀疑癫痫，但发作表现不典型，而脑电图检查又为阴性的病例，抗癫痫药物效应，往往成为确定诊断的主要依据。

二、鉴别诊断

临床上癫痫发作应与以下多种发作性疾病相鉴别，判断某种发作性疾病是否为癫痫，这是诊断中的重要问题，临床上要鉴别患者出现的发作性事件是否为癫痫，应注意与以下疾病相鉴别。

1. 假性发作　它又称为心因性发作（pseudo epileptic seizures），亦曾被称为癔病、癔病性癫痫、转换发作、精神性发作、模拟性发作、非器质性发作等。其临床表现类似癫痫发作，但发病由于心理功能障碍所致，与脑部电生理紊乱无关。在临床上，假性发作与癫痫发作容易混淆。将假性发作诊为癫痫，会导致不恰当的用药以及医疗负担，将癫痫诊为假性发作，则会延误治疗。现将假性发作的病因、临床表现、诊断、治疗等作一概述如下。假性发作的确切发病率尚不清楚。根据国外一些研究的报道，每年的发病率是 1.5/10 万 ~ 3/10 万，好发年龄为 20 ~ 30 岁，但亦曾见于 4 岁的儿童和 70 岁以上的老人。3/4 的患者是女性。假性发作可以与癫痫共存。据估计，癫痫患者中有 4% 的伴假性发作。

假性发作属于精神医学的范畴。ICD -10 把其归于神经症性、应激相关的及躯体形式障碍。在遭遇无法解决的问题和冲突时产生不快心情，以转化成躯体症状的方式出现。这些症状没有可证实的器质性病变基础。

其病因与精神因素关系密切，各种不愉快的心境、愤怒、惊恐、委屈等精神创伤常是初次发病的诱因，此后因联想或重新体验初次发作的情感可再发病，且多由于暗示或自我暗示引起。许多患者有癔症性人格（或称表演性人格）基础，遇较轻刺激即易发病。一些患者存在脑功能障碍，以癫痫和学习障碍最多见。受虐待亦是假性发作的危险因素之一，许多患者在幼儿期有遭受身体或性虐待的历史。另外，社会文化环境，如风俗习惯、宗教信仰、生活习惯等，对本症的发生也有一定影响。

假性发作临床表现：①通常与一定的诱因如情绪的变化、环境的刺激等有关，紧张、焦虑、恐惧、生气，或突然的听觉或视觉刺激都有可能诱发假性发作。部分慢性病程、反复发作的患者可以没有明显的精神刺激因素。②假性发作的起始较癫痫发作缓慢，通常在几分钟内逐渐启动。持续时间长短不一，但一般较癫痫发作长，癫痫发作一般小于 2min，而假性发作则一般超过此时间。终止可以是逐渐停止，亦可是突然中止。③假性发作在半夜至早上 6 点少见，睡眠中从未出现假性发作，即使患者发作前似在睡眠（全身不动、闭眼），但当时脑电图提示患者实际上是清醒的（α 节律），这称为发作前假睡状态（preictal pseudo sleep，PIPS）。④假性发作的临床表现多种多样。运动性发作可类似于强直阵挛发作，表现为肢体的强直或重复动作。强直表现为四肢肌张力增高甚至“角弓反张”状，但癫痫发作时在强直阶段多双眼睁开、瞳孔对光反应消失，而假性发作常为闭眼且对被动睁眼有抵抗、瞳孔对光反应存在。重复动作可以表现为有规律的或无规律的、协调的或不协调的，类似于阵挛，但假性发作的阵挛往往不具备真正阵挛的特征：从快速而小幅度逐渐变慢而幅度增大，快速收缩与缓慢松弛。并且，假性发作的这种运动发作通常缺少真正的强直－阵挛过程。⑤假性发作也可表现为类似失张力发作，突然的肢体无力、跌倒，或失神发作，呆愣、对外界无反应。有一些表现为行为异常，口唇动作、摸索、脱衣，甚至咬、抓、掷东西等看似半目的或有目的的行为。这种发作可以被言语或外界所干扰。假性发作还可出现自主神经功能症状，如咳嗽、呼吸困难、过度换气、心悸、心动过速、胸痛、头痛，皮肤潮红、苍白或发绀。

自伤、舌咬伤、大小便失禁过去认为是假性发作与癫痫的鉴别要点之一，但有调查发现，66 例假性发作的患者，37.8% 出现自体损伤，43.6% 有舌咬伤，42.4% 有尿失禁，烧伤则很罕见。发音在假性发作也较常见，不同于癫痫发作时由于喉肌痉挛造成的短促尖叫，多为较丰富的表现如叫嚷、哭喊、啜泣等，一般认为哭泣是假性发作的强有力证据。假性发作时患者无意识丧失，常述发作时能听到呼唤、知道周围发生的事情。部分患者会诉不能回忆当时情况，但脑电图显示发作时患者实际上是清醒的。

假性发作目前尚无可以确诊的检查：①脑电图：是重要的辅助手段。癫痫发作时脑电图可见痫样放电并以此作为诊断依据，而假性发作脑电图则无异常或仅为肌肉收缩所致的肌电伪迹。发作期间存在 α 节律常提示假性发作的诊断，特别是表现为有“意识障碍”的患者。但常规脑电图检查时间较短，且多于癫痫发作间歇期行此检查，故往往不易捕捉。可采取延长记录时间、同步录像的方法，必要时停用抗癫痫药。长程视频脑电监测还可以用于部分合并假性发作的难治性癫痫患者，判断癫痫发作与假性发作的相对频率，从而采取更有针对性的治疗。但是，并非所有的癫痫发作均能记录到脑电的异常改变（特别是额叶癫痫），需注意假阴性的发生。②诱发试验：暗示性是假性发作的重要特点。临床上经常不能亲眼看见患者的发作，而患者及家属的描述又可能不确切或有一定的倾向性，故采取诱发试验（谈话暗示、过度换气、闪光刺激、注射生理盐水等），特别是配合视频脑电监测可以有助于诊断。有研究对门诊印象为假性发作的患者进行诱发试验，18 例病例中有 17 例诱发出临床发作，同步脑电描记未见有别于背景脑电波的改变。此外，诱发试验提示对此类患者进行心理治疗是必要的和有效的。③催乳素：癫痫发作特别是在强直阵挛发作后，血清 PRL 的水平明显升高，在发作后 20 ~ 30min 达到高峰，随后的 1h 内逐渐降低回到基线。而假性发作则无明显变化。但单纯部分性发作、轻度的复杂部分性发作及没有累及边缘系统的发作，可没有明显的 PRL 水平改变。另外，垂体病变、药物使用、外伤、中毒等都可能影响 PRL 水平，须注意假阳性可能。④神经元特异性烯醇化酶：NSE 特异定位于神经元和神经内分泌细胞，主要参与糖酵解，在神经元坏死或损伤时进入脑脊液和血液。在癫痫发作后 NSE 明显升高，而假性发作则不升高。⑤神经心理测定：本身没有诊断或治疗作用。但是，通过判断患者是否存在一定的精神心理障碍，有助于了解其是否存在假性发作的疾病基础，并采取相应的心理治疗。

假性发作目前尚没有明确的诊断标准。有以下表现提示假性发作：①病前有一定的性格心理特征，与症状的发生和恶化有一定联系的精神刺激；②发作时的临床症状多样化，持续时间长，“大发作”时闭眼，瞳孔对光反射保存，事后能够回忆，PIPS，发作时哭泣；③发作时脑电图正常；④具有一定的暗示性，诱发试验可以诱发或中止发作；⑤抗癫痫药物治疗无效。

应用长程视频脑电监测加诱发试验，PRL 或 NSE 水平测定可以帮助假性发作的诊断。但是这些辅助检查并不是诊断的金标准，对检查的结果需慎重分析。而且，对许多癫痫合并假性发作的患者，诊断假性发作后并不能自动排除另一个诊断。

对于精神性发作的假性发作患者主要采用心理治疗，一般对患者予精神安慰、支持、劝解、保证、疏导和环境调整等，并对他们进行诱导、启发、教育，帮助患者认识疾病的本质，了解发病的原因及症状，促使疾病的恢复。现代心理治疗方法很多，可根据不同情况分别或联合应用。如有必要，可请专业人员根据患者需要制订一套完整的心理协调咨询计划，依据计划来完成心理辅导。给患者以心理治疗时，需取得其家属配合，应与患者及家属进行良好的沟通，不能简单告知其未患癫痫（尤其是对于已按照癫痫治疗多年的患者）。

当癫痫患者合并假性发作时，是否给予 AED 治疗的判断很重要。必须让患者理解其存在两种发作类型并能够很好地区分它们。如果癫痫诊断不肯定，则应尽量避免首先使用 AED，必须衡量可能发生的癫痫发作和 AED 的不良反应哪一个危害更大。

如有焦虑或抑郁症状严重者，可给抗焦虑、抗抑郁药物。有时药物暗示也可取得一定效果。

2. 晕厥（syncope） 由于一时性广泛性脑供血不足，导致大脑皮质高度抑制而突然引起短暂的意识丧失称为晕厥。

晕厥的原因很多，临床较多见者有以下四种。

（1）心源性：引起心源性晕厥的原因有心律失常、病态窦房结综合征、主动脉狭窄、先天性心脏病、原发性肺动脉高压症、心绞痛、急性心肌梗死、左心房黏液瘤及血栓形成等。这类晕厥是由于心脏停搏、严重心律失常、心肌缺血、心脏排血受阻等引起血流动力学紊乱，导致脑缺血而发生。

（2）延髓性：由于脑干病变或药物影响延髓的血管运动中枢引起者。前者如脑干的血管病变、肿瘤、脱髓鞘病及变性疾病等；后者如安定药、镇静药、安眠药、抗抑郁剂和麻醉剂等对血管运动中枢的直接抑制作用。

（3）反射性：反射性晕厥最常见，约占各型晕厥的 90%。大多是通过血管迷走反射，导致心脏抑制和全身血管扩张，使心输出量降低引起晕厥。如：①血管减压性晕厥（单纯性晕厥）：本病多见于青春期体质较弱的女性，常有家族史。其诱因多为疼痛、情绪紧张、恐惧、抽血、注射、拔牙、外伤、各种穿刺及小手术、焦虑、闷热、脱水、站立、疲劳、愤怒等。有短暂的前驱症状，如头晕、恶心、上腹部闷涨、视力模糊、出冷汗、面色苍白、无力等。继则意识丧失，倒地，血压迅速下降，脉搏缓。患者可很快恢复知觉，常无严重后果。②体位性（直立性）低血压：常发生于由卧位或蹲位突然站立或持续站立时。其特点是血压急骤下降，心率加速，晕厥持续时间较短，有反复发作倾向，一般无前驱症状。③颈动脉窦综合征：多发生于中年以上动脉硬化的患者。发作时常有眼花、眩晕、感觉异常，闪光性中心盲点等。压迫颈动脉窦常可诱发，这是由于颈动脉窦压力感受器对直接刺激压迫敏感所致。④排尿性晕厥：多见于老年和中年男性患者，发病多在醒后起床排尿时或排尿后。多无前驱症状，或仅有极短暂的头晕、眼花及下肢发软等。发作时患者突然意识丧失、晕倒，约持续 1 ~ 2min 自行缓解。本病的发病机制为综合性，如膀胱收缩产生强烈的迷走性反射导致心脏抑制和节律失常，血管迷走或血管减压反射，体位骤然转变及自主神经不稳定等，其他还有舌咽神经痛所致晕厥及舌咽性晕厥、咳嗽性晕厥和仰卧位低血压综合征等。

（4）脑源性：由于广泛性脑血管闭塞，一过性脑缺血发作，蛛网膜下腔出血，慢性铅中毒性脑病，主动脉弓综合征等脑缺氧所致的晕厥。此外，小儿窒息性缺氧也可引起晕厥。

晕厥的临床表现：①发作前期：患者常感头部及全身不适，视力模糊、耳鸣、面色苍白、出汗，预示即将发生晕厥。此时如患者取头低位卧姿势常可防止发作。②发作期：轻者眩晕恶心、肢体发软、摇摆。重者常突然意识丧失，全身肌紧张度消失、跌倒地上、两眼上翻。少数惊厥性晕厥患者甚至出现角弓反张、阵挛动作、瞳孔极度散大、流涎、咬舌、尿失禁。脑电图检查出现持续 3 ~ 10s 的广泛性、对称性 2 ~ 3 次 / 秒的慢波，枕区较明显。③发作后期：患者苏醒后，可有一段时间意识混浊状态，感腹部不适、恶心、有便意，甚至大小便失禁。苍白和出汗可持续一段时间，有极度疲劳感或嗜睡。发作后期延续时间取决于晕厥发作的程度，轻度发作仅延续数秒钟，惊厥性晕厥发作可长达半小时之久。

晕厥病例被漏诊或被误诊为癫痫发作。某些轻度的晕厥发作与失神发作、颞叶癫痫相混。在另一些病例中，把惊厥性晕厥误诊为癫痫强直阵挛发作，尤多见于婴儿和儿童。晕厥与癫痫之所以易于混淆，主要是由于两者之间具有共同的症状学特点所造成的，如意识丧失、全身痉挛、瞳孔散大、流涎、尿失禁、发作后疲倦等，因此，对癫痫或晕厥的诊断不能单凭有无这些症状或分类之中的一项或几项来判别，应仔细分析癫痫与晕厥的全面临床表现。有时需要脑电图与心电图监测来与癫痫鉴别。

3. 偏头痛（migraine） 偏头痛（migraine）亦是发作性疾病之一，多为单侧，每次发作的性质及过程相似，间歇期正常。以女性多见，约为男性的3.5倍。偏头痛按症状可分下列数型。

（1）典型偏头痛；约占偏头痛的10%。多有家族史，有明显的前驱期，亦称“先兆”，此期最常见的是眼症状，有闪光、冒金星、各种形状的暗点、黑矇、偏盲等。其他前驱期症状有精神不振、嗜睡、肢体感觉异常、轻瘫、失语。前驱期症状持续数分钟至半小时，随之出现剧烈头痛，多在一侧，有时双侧，或左右侧交替。头痛部位多在前额、颞、眼眶，或向半侧头部扩散。呈跳痛、胀痛、敲击痛。同侧颞浅动脉可怒张及搏动增强，压迫可使疼痛稍轻。患者面色青白、恶心、出汗、畏光、怕声，少数有腹痛、腹泻，往往有呕吐，呕吐后头痛缓解。如未用止痛剂，发作持续数小时或长达1 ~ 2d，多在上午或日间发作，频度不定，可每日发作，或数周，甚至数年发作一次，如每日均有发作时称为偏头痛持续状态。

（2）普通偏头痛：约占偏头痛的60%。前驱期症状常不明显，有的在头痛前数小时或数日出现胃肠道症状或轻度情绪改变。头痛的部位、性质与典型偏头痛相似。头痛持续时间可达数日。家族史多不明显。

（3）特殊型偏头痛：比较少见，约占偏头痛的1% ~ 2%。眼肌麻痹型偏头痛和偏瘫型偏头痛，多为青年人，发作开始或发作后在头痛侧出现眼肌麻痹或头痛对侧出现轻偏瘫或偏身麻木、失语，可短暂消失或持续较长时间。阳性家族史较多。基底动脉型偏头痛多为女性，发作与月经有明显关系，多有家族史。典型发作是在开始时出现以视觉障碍和脑干功能紊乱的前驱症状，持续数分钟后发生短暂晕厥，待意识恢复后出现枕部或一侧头部剧烈搏动性疼痛，伴恶心呕吐，发作持续数小时。腹型偏头痛，以腹痛为主，头痛很轻，常伴恶心、呕吐、寒战、出汗、苍白、腹泻等，持续数小时或1 ~ 2d。

偏头痛与癫痫为两种机制不同而临床上有交叉的疾病，两者可以合并出现。偏头痛的视觉先兆与偶然出现的肢体感觉异常要与部部分性癫痫发作相鉴别。部分偏头痛患者可出现脑电图的异常，5% ~ 9%的患者在偏头痛发作间歇期脑电图有棘波或尖波发放。但偏头痛的先兆症状与持续时程均较长，随后往往都有头痛发作，常伴有恶心、呕吐，患者多有头痛发作史和偏头痛家族史。

4. 短暂性脑缺血 发作TIA为脑局部血流灌注不足所致的功能障碍，表现为功能抑制的现象，多见于中老年患者，常伴有高血压、高血脂及脑血管疾病史。

要注意与部分性癫痫发作相鉴别。特别是部分感觉性发作和失语性发作，与本病鉴别比较困难。除病因和发病年龄有一定不同外，脑电图表现是主要的鉴别依据。局限性尖波、棘波及棘 - 慢波为癫痫发作的特征。发作时间长短是鉴别手段之一，TIA持续时间通常较一次癫痫发作长。

5. 运动诱发性发作性运动障碍（paroxysmal kinesigenic movement disorder，PKD） 运动诱发性发作性运动障碍是一类少见的运动障碍疾病，临床表现类似癫痫，但病因及预后与癫痫不相同，可能是一种离子通道病，与癫痫有一定关系，曾被归类于癫痫的一种发作类型，EEG大多正常。PKD多在儿童及青少年期起病，男孩比女孩多见，往往由于突然运动所诱发，如上课时被老师提问突然站立、体育课突然起跑，或是在房内听到门铃或电话铃响站起去接电话时。精神紧张、疲劳、月经周期时容易诱发。发作时表现为一侧或双侧肢体呈肌张力不全或舞蹈症样表现，严重时可致跌倒，发作时患儿神志清楚，有时有语言障碍，持续数秒至数十秒，少数可长达1 ~ 2min，每日可发作多次或数日数月发作1次，发作期及发作间期大多数脑电图正常，预后良好，PKD有年龄自限性，大部分对AED疗效良好。

6. 发作性睡病 发作性睡病是一种睡眠障碍，是在不该睡眠的场所和时间发生的不可克制的睡眠。其睡眠与正常睡眠相同，能被唤醒。患者同时可伴有猝倒症、睡眠瘫痪及入睡前幻觉。称为发作性睡病四联症。病因不明，可能是下丘脑及网状结构的功能紊乱。患者在夜间入睡或白天发作时皆由典型的眼快动相开始。这在正常人或其他嗜睡患者中从不发生。猝倒症、睡眠瘫痪及入睡前幻觉均为眼快动相中所特有的现象。类似发作性睡病的表现可见于三脑室肿瘤、脑炎、脑外伤、脑动脉硬化及内分泌障碍等疾病。开始起病多在青少年，男性较女性为多。主要症状是不能抗拒的睡眠，在课堂、工作场所或会场等场所最易发生，饭后是好发时间。遇到突然响声、叫唤或轻拍其身时即能醒来。站立工作或与人交谈时可有倦意思睡。每次发作10余分钟，或1个月发作数次。如在躺卧体位而无环境吵扰情况下，睡眠可持续数小时。猝倒症是突然而短暂的躯干肌张力减低，出现低头、弯腰、屈膝或跌倒，但意识清楚，在强烈情感如大笑后更易发生。睡眠瘫痪是入睡或醒来时不能移动躯肢或说话，意识清楚，有焦急感，历时甚短，在努力活动之后即可恢复正常。入睡前幻觉以视幻觉较听幻觉多见，内容多属惊恐性质，醒后认为是“做梦”。发作性睡病伴有猝倒症者达 70%，伴睡眠瘫痪者约 50%，伴入睡幻觉者约 25%，完全四联症者仅 10%。病程较长，发作可随年龄增大而减少。

在不合适的地点与时间反复发生不可克制的睡眠是本病的特征，如病程中伴有猝倒症、睡眠瘫痪及入睡前幻觉则更能明确诊断。需与失神发作鉴别。失神发作者起病年龄较发作性睡病早，儿童多见。失神发作是突然意识丧失而非睡眠。失神发作有的伴有失张力，但持续时间短暂，一般仅数秒钟。脑电图 3 次 / 秒棘 - 慢波综合，是其特征性改变，有重要的鉴别价值。

7. 内科系统疾病伴发的抽搐症状　阿 - 斯综合征发作时，往往伴有心律失常，轻者感觉黑矇，重者知觉完全丧失，有时可伴发抽搐。当心排血量骤降时，患者先表现为面色苍白，继而意识丧失，发生抽搐，抽搐的表现往往与癫痫相似。如果脑循环及时恢复，患者立即清醒，这时常因反射性充血而面色潮红，清醒后患者神志可立即恢复。

低血糖、高血糖也会引起抽搐发作，血糖低于 2.8 ~ 3.36mmol/L 或是血糖突然升高及高渗状态均可引起抽搐，患者的发作多为部分性发作，且对常规的抗癫痫药物疗效不佳。

其他如低血钙、尿毒症等也可引发抽搐，患者的血清游离钙浓度低于 0.6mmol/L 即可引起肌肉痉挛、手足搐搦等，大约 1/3 的急性肾功能衰竭的病例会出现癫痫发作，患者出现肌肉阵挛，全身强直阵挛发作及癫痫持续状态多见于透析综合征。

第五节　癫痫的治疗

症状性癫痫者如能明确病因则应针对病因治疗。

癫痫发作的治疗包括药物治疗和手术治疗，生酮饮食与迷走神经刺激术等辅助治疗手段。除少数患者外，大多数患者均需要长期使用抗癫痫药物治疗。患者对战胜疾病的信心、积极乐观的情绪以及有规律的工作、学习和生活，周围和社会的理解、支持与关心，都是使治疗取得成功的重要条件。此外，适当的体育锻炼，避免烟酒等刺激物，不要从事高空或水上作业以及驾驶、不在高速转动的机器旁等工作，以免发生危险。除脑部本身已有病损者外，未给予及时治疗，或未按照发作类型选用药物，或药物选择虽然恰当但剂量不足，服药不规则或经常更换药物，或过早地停用药物或减量等，常常是发作控制不佳的主要原因，均应设法避免及纠正。

抗癫痫药物治疗的目标是：①尽可能地控制发作；②改善癫痫预后；③最大限度地减少使用抗癫痫药物而产生的不良反应；④提高患者的生活质量。

癫痫诊断的建立需要至少两次非激发性的发作。循证学证据表明，首次癫痫发作后即开始抗癫痫药物治疗相比不治疗可降低癫痫复发率，但并不改善患者的长期预后。一般而言，已建立癫痫诊断者均应开始治疗，但以下情况：某些外界因素引起的激发性发作，某些药物引起的偶尔发作，或某些疾病如脑血管病等引起的急性期单次发作，发作频率稀疏如 1 ~ 2 年有一次发作，以及某些类型的癫痫如良性儿童中央区 - 颞叶棘波灶癫痫等，可以权衡治疗利弊包括经济负担等因素，在与患者及家属充分沟通后，采取随访观察，可以暂不予药物治疗。

一、发作时的处理

1. 全身性强直 - 阵挛发作的处理　注意防止跌伤和碰伤。应立即使患者侧卧，尽量让唾液和呕吐物流出口外，不致吸入气道。在患者张口时，可将折叠成条状的小毛巾或手帕等塞入其上下臼齿之间，以免舌部咬伤。衣领及裤带应该放松。抽搐时不可用力按压患者的肢体，以免造成骨折。发作大都能在几分钟内中止，不必采取特殊的治疗措施。亦不要采取所谓“掐人中”的方法，因为此举不仅不能中止发作，还有可能对患者造成新的伤害。对自动症发作的患者，在发作时应防止其自伤、伤人或毁物。

2. 癫痫持续状态的治疗　癫痫持续状态是一种严重而紧急的情况，必须设法于最短时间内使其中止，并保持 24 ~ 48h 不再复发。应保持气道的通畅和正常换气。在积极治疗病因的同时，选用以下药物之一作静脉注射（均为成人剂量）。这些药物对呼吸循环功能都有不同程度的抑制，使用时必须严密观察。

（1）地西泮（安定）：10mg，于 5 ~ 10min 内静脉注射，由于分布快，血浓度很快下降，故作用持续时间较短，可以每隔 15 ~ 20min 重复应用，总量不超过 100 ~ 200mg。地西泮注射偶可产生呼吸抑制，呼吸道分泌大量增加或血压降低。应注意观察并及时采取相应措施。

（2）苯妥英钠（phenytoin，PHT）：文献报道，因安定作用时间较短，故在静脉注射安定后应给予作用较持久的药物，一般用苯妥英钠 0.5 ~ 1.0g 静脉注射，目标总量至少 13mg/kg，甚至 18mg/kg，每分钟注射不超过 50mg。有心律不齐、低血压和肺功能损害者应谨慎。用苯妥英钠对局部刺激明显，国外现已有新一代制剂磷苯妥英钠（FDPH），可以减少这一不良反应。

（3）氯硝西泮（clonazepam，CZP）：1 ~ 4mg 静脉注射，但此药对心脏、呼吸的抑制作用均较安定为强。

（4）氯羟西泮（lorazepam）：4 ~ 8mg 静脉注射，于 2min 内注完，亦有较佳效果。作用较安定持久，对心脏和呼吸系统抑制较安定为弱。

（5）丙戊酸钠（valproate，VPA）：静脉注射，5 ~ 15mg/kg 推注，1 次注射以 3 ~ 5min 推完。每日可以重复 2 次。亦可静脉维持，0.5 ~ 1.0mg/（kg・h）。

（6）异戊巴比妥：0.5 ~ 0.75g，溶于注射用水 10ml 内缓慢静脉注射，根据患者的呼吸、心律、血压及发作情况控制注射速度，如出现呼吸抑制现象时应立即停止用药。但目前国内无此药物。

（7）咪达唑仑（midazolam）：先予 0.1mg/kg 静脉注射后予 0.1mg/（kg・h）静脉持续滴注，如癫痫再发作，加用咪达唑仑 0.1mg/kg 静脉注射并以 0.05mg/（kg・h）幅度加量，直到惊厥控制，如果给药剂量达 0.6mg/（kg・h）时，癫痫未控制应考虑此药无效，不再加大用药剂量。如持续 24h 无癫痫发作，予逐渐减量，每 12h 以 0.05 ~ 0.1mg/（kg・h）减量直至停用。静脉注射后，有 15% 的患者可发生呼吸抑制。特别当与鸦片类镇痛剂合用时，可发生呼吸抑制、停止，部分患者可因缺氧性脑病而死亡。

少数患者如仍难以控制，则可应用利多卡因甚至全身麻醉。在发作基本被控制后，根据患者的意识状态采用口服或鼻饲给药，用间歇期的药物剂量。

反复的全身强直 – 阵挛发作会引起脑水肿，后者又能促使癫痫发作，可静脉注射 20% 的甘露醇等以消除脑水肿。还应注意维持患者的呼吸道畅通，防止缺氧，必要时作气管切开并人工辅助呼吸。还应保持循环系统的功能，预防和治疗各种并发症，如使用抗生素治疗继发感染等。

二、发作间歇期的抗癫痫药物应用

1. 抗癫痫药物的应用　必须遵循的原则：①有 2 次非激发性发作以上开始用药；②单药，小剂量开始，逐步达到有效浓度；③服药后不应随意更换或停药，换药应逐步进行，有良好控制并持续 3 ~ 5 年没有发作者方可考虑逐步撤减药物直至停药；④药物选择必须依发作类型或癫痫综合征而异，药物选择不当不仅不能控制癫痫，有时反能加剧发作，如卡马西平用于肌阵挛发作；⑤合并用药应当选用作用机制不同的药物；⑥不选用有相同不良反应的药物；⑦不选用同一类型的药物，如扑痫酮和苯巴比妥，丙戊酸钠与丙戊酸镁以及癫痫安等；⑧合并用药以二药联合为宜，除某些状态如换药外，不要同时使用三种以上药物。

2. 癫痫的治疗流程　治疗流程如图 6 – 10 所示。

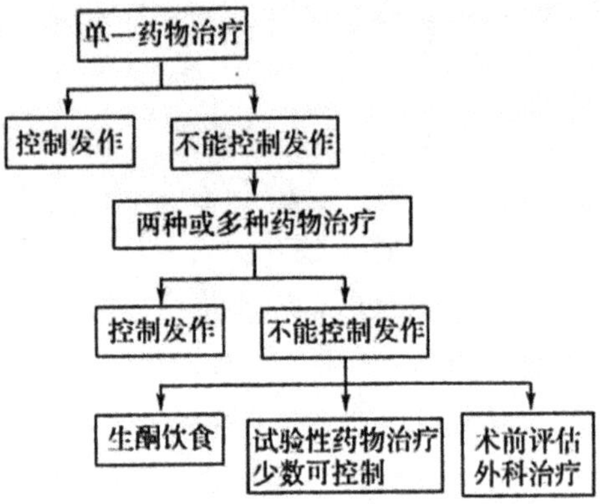

图 6-10　癫痫的治疗流程

3. 抗癫痫药物选择　目前国内常用的抗癫痫药物选择见表 6 -10 及表 6 -11，国际抗癫痫联盟推荐的用药方案见表 6- 12。

表 6 -10　根据发作类型的选药原则

发作类型	一线药物	二线药物	可考虑的药物	可能加重发作的药物
强直 - 阵挛发作	VPA	LEV，TPM	PHT，PB	
失神发作	VPA，LTG	TPM	-	CBZ，OXC，PB，GBP
肌阵挛发作	VPA，TPM	LEV，CZP，LTG	-	CBZ，OXC，PHT
强直发作	VPA	LEV，CZP，LTG，TPM	PHT，PB	CBZ，OXC
失张力发作	VPA，LTG	LEV，TPM，CZP	PB	CBZ，OXC
部分性发作（伴或不伴全身发作）	CBZ，VPA OXC，LTG	LEV，GBP，TPM，ZNS	PHT，PB	

注：VPA：丙戊酸钠；LTG：托必脂（妥泰）；CBZ：卡马西平；OXC：奥卡西平；LEV：左乙拉西坦；CZP：氯硝西洋；PB：苯巴比妥；CBP：加巴喷丁；ZNS：唑咪胺；PH：苯妥英钠。

表 6 -11　根据癫痫综合征的选药原则

综合征	一线药物	二线药物	可考虑的药物	可能加重发作的药物
儿童失神癫痫	VPA，LTG	LEV，TPM		CBZ，OXC
青少年失神癫痫	VPA，LTG	LEV，TPM		CBZ，OXC，PHT
青少年肌阵挛癫痫	VPA，LTG	LEV，TPM，CZP		PHT，CBZ，OXC
仅有全面强直阵挛发作的癫痫部分性癫痫	VPA，CBZ，TPM，LTG	LEV，OXC	CZP.PB	
症状性	VPA，CBZ	LEV，GBP	PB	
隐源性	TPM，LTG，OXC	PHT		
婴儿痉挛	类固醇	CNZ，VPZ		CBZ，OXC
Lennox -Gastaut 综合征	VPA，TPM，LTG	LEV，CZP		CBZ，OXC
伴中央颞区幕棘波的儿童良性癫痫	VPA，CBZ，LTG，OXC	LEV，TPM		
伴枕部暴发活动的儿童良性癫痫	VPA，CBZ，LTG，OXC	LEV，TPM		
儿童期严重肌阵挛癫痫	VPA，TPM，CZP	LEV		CBZ，OXC
慢波睡眠中持续棘慢波	VPA，类固醇，LTG，CZP	LEV，TPM		CBZ，OXC
Landau-Kleffner 综合征（获得性癫癫失语）	VPA，类固醇，LTG	LEV，TPM		CBZ，OXC
脱阵挛站立不能癫痫	VPA，TPM，CZP	LEV，LTG		CBZ，OXC

表 6 -12　国际抗癫痫联盟推荐的用药方案

类型	一线药物	二线药物
仅有全身性发作	丙戊酸钠	托吡酯，拉莫三嗪
青少年肌阵挛发作	丙戊酸钠	托吡酯，拉莫三嗪
失神发作	乙琥胺，丙戊酸钠	托吡酯，拉莫三嗪
LGS	托吡酯，非氨脂，拉莫三嗪	苯二氯草类，丙戊酸钠，氯已烯酸，坐尼沙胺，苯巴比妥
West 综合征	激素，丙戊酸钠，氨己烯酸	托吡酯，拉莫三嗪，唑尼沙胺，苯二氮草类，维生素 B_6
部分性发作	卡马西平	拉莫三嗪，奥卡西平，苯妥类，托吡酯，丙戊酸钠
以部分性发作起病继发全面性发作	卡马西平	拉莫三嗪，奥卡西平，妥泰
肌阵挛发作	丙戊酸钠，乙琥胺	拉莫三嗪，托吡酯

推荐的用药方案：

（1）全身强直一阵挛性发作：按表 6 -11 选择药物。具体根据患者对哪个药的不良反应为最轻而选用，一般首选丙戊酸钠。

1）丙戊酸钠（valproate，VPA）：常用剂量为 0.2 ～ 0.4g．每日 3 次，最大剂量为 1.8 ～ 2.4g，分次口服。主要不良反应为食欲缺乏，少数出现肝功能损害，尤其是年龄较小者。有效血浓度为 60 ～ 100μg/mL。

2）苯妥英钠（phenytoin，PHT）：优点为安全，可以控制发作而不引起镇静或智力影响，缺点是该药的代谢遵循饱和代谢动力学，且治疗剂量与中毒剂量接近，存在较大的个体差异。常用剂量为 0.3 ～ 0.4g/d，每日 3 次分服，口服吸收需要 8 ～ 12h，有效血浓度为 10μg/mL。与血清蛋白结合率高，与 VPA 竞争同一结合位点。部分患者在剂量偏高时使失神或大发作增多。主要不良反应为齿龈增生、毛发增生，偶有粒细胞减少。长期过大剂量可有中毒性小脑损害。

3）苯巴比妥（phenobarbital，PB）：一般无上述全身反应，但有产生镇静和反应迟钝的缺点。扑米酮为去氧苯巴比妥，在体内代谢为苯巴比妥，体内代谢产物为苯巴比妥与苯乙基二酰胺（phenylethyl-malonamide，PEMA），最大的不良反应也为镇静，常常使患者因此而不能依从医嘱。若以小剂量（扑痫酮 62.5mg，每次 1/4 片，每日 1 次）开始，逐渐增加剂量，可达到治疗目的而无镇静不良反应。苯巴比妥在儿童可能引起活动增多、过度兴奋或失神发作增频。该药另一缺陷是对认知功能尤其是儿童和青少年影响较明显。

4）卡马西平（carbamazepine，CBZ）：常用剂量为 0.1 ～ 0.2g，每日 3 次服用，最大剂量为 1.2g/d，分次口服。主要不良反应为皮疹、粒细胞减少，罕有再生障碍性贫血。有效血浓度为 4 ～ 12μg/mL。

（2）其他全面性发作：失神可选用乙琥胺或丙戊酸钠，但前者目前国内无药。苯妥英钠、苯巴比妥、卡马西平、扑痫酮等均可加重失神发作。

非典型失神和肌阵挛型发作较难控制，选用丙戊酸钠，也可应用氯硝西泮，但易于产生耐药性，氯硝西泮若与丙戊酸钠同用可能会触发失神发作持续状态，应当慎重。

（3）部分性发作：卡马西平、奥卡西平为治疗首选药物，苯妥英钠、扑痫酮、苯巴比妥也可能有效。丙戊酸钠的反应不一。复杂部分性发作一般难以控制，单药治疗常常无效而需合并用药，常用的组合有卡马西平、奥卡西平与丙戊酸钠，或者使用新一代抗癫痫药如拉莫三嗪、左乙拉西坦、托吡酯等。

这些药物在大剂量时都有神经毒性，在治疗范围血浓度常会出现眼球震颤，更高血浓度时可出现共济失调、眩晕、震颤、健忘、精神错乱、意识障碍等。

（4）婴儿痉挛症：

1）常规抗癫痫药：多选用 VPA，口服至 50mg/kg，每日 2 次口服，10 ～ 14d 后无效则增至 100mg/kg，分 2 次口服，10 ～ 14d 后如仍无效则代之以激素治疗。

2）泼尼松：每晨服 30 ~ 40mg，4 ~ 6 周后减至 5mg，以后每 2 ~ 4 周减 5mg，达隔日 5mg，总疗程 10 ~ 12 个月。

可同时激素和氯硝西泮合用。

3）维生素 B_6：300mg，每日 3 次，部分患儿可获显效。

伴结节硬化病者非氨酯效果较好。

4. 抗癫痫药物的血清浓度测定　抗癫痫药物的血清浓度测定有助于调整剂量和了解患者是否按要求服药。所有药物均与血清蛋白结合，但比例不同，起抗痫作用的是不与蛋白结合的这部分“游离”药物。常规测定的血药浓度为药物总浓度，是间接了解药物是否达到治疗范围的方法。但肝、肾功能差的患者可能与蛋白结合的这部分药物异常减少而“游离”药物浓度相对为高。在血浓度很低的情况下就能出现毒性反应。偶尔也可发生相反的情况，血浓度已经很高，患者却依然发作如旧，连药物的“生理性”不良反应也不出现。然而，所有的抗癫痫药物都有它的毒性、允许剂量和它一定的有效浓度及严重不良反应。

5. 新型抗癫痫药　近十数年已有 10 余种新药上市，部分如托吡酯、拉莫三嗪、奥卡西平、加巴喷丁、左乙拉西坦等，已在国内用于临床，其余如唑尼沙胺等，已在国内完成临床试验并即将上市，不久即可应用于临床。

（1）非氨酯（felbamate）：口服吸收好，经过肝脏代谢。抗癫痫谱广，对 Lennox – Castaut 综合征的非典型失神、强直性发作、肌阵挛发作、失张力性发作等也有效，还能减少复杂部分性发作、继发性全身性强直 – 阵挛发作。动物实验显示毒性较低，远高于控制发作的剂量在动物中无致畸作用。但 5% ~ 10% 的患者因不良反应而中止用药。合并治疗时与常用抗癫痫药明显地相互影响，开始增添非氨酯时应将原用苯妥英钠、卡马西平和丙戊酸钠的剂量减少 1/3。由于其有骨髓抑制的严重不良反应而使受到限制。

（2）加巴喷丁（gabapentin）：结构与 γ 氨基丁酸（GABA）相近，但未发现它对经由 CABA 介导的抑制过程有何影响。与其他抗癫痫药物不同，在体内不代谢，以原型经肾脏排出体外，不与蛋白结合。与其他抗痫药无相互影响。半衰期短，必须 1 日服用三四次。以添加治疗复杂部分性发作或继发性全身性强直 – 阵挛性发作。但近年来多个国际性临床试验的结果发现其疗效一般，故已有用于治疗神经痛的趋势。

（3）拉莫三嗪（lamotrigine）：为广谱抗癫痫药，口服吸收好，经肝脏代谢。对复杂部分性发作、原发或继发性全身强直 – 阵挛发作有效。单独应用时半衰期为 24h，与苯妥英钠或卡马西平共同使用时半衰期为 15h。丙戊酸钠能抑制其代谢，合用时半衰期延长至 60h，故必须将拉莫三嗪剂量减少 50% 以维持原来的血浓度。

（4）氨己烯酸（vigabatrin）：口服后很快吸收，它不与血浆蛋白结合，也无代谢产物。血浆半衰期为 5 ~ 7h。对部分性发作的疗效较好。但因有引起视野缺失的不良反应而使其应用受到限制。

（5）托吡酯（topiramate）：它能阻断钠离子通道，在 $GABA_A$ 受体上增强 GABA 活性，又可以抑制红藻氨酸 /AMPA 受体，并可部分抑制碳酸酐酶活性，是一种有效的抗癫痫新药。国人常用剂量从 25 mg/d 开始，逐步增加，每 2 ~ 4 周增加一次，多数在 200mg/d 分次服用时有效，最大剂量可达 400 ~ 800mg。主要不良反应为嗜睡、头昏，少数有找词困难、认知功能障碍与体重减轻。

（6）奥卡西平（oxcarbazepine）：为卡马西平的 10 – 酮基衍生物，口服吸收完全，生物利用度达 96%，半衰期仅为 1 ~ 2h，故达稳态快，无药物代谢自身诱导作用，并极少出现药动学相互作用，作用机制和临床特征同卡马西平。

（7）唑尼沙胺（zonisamlde，excegren）：作用于钠离子通道及 T 形钙通道，口服吸收好，生物利用度高，半衰期为 27h，非线性药物动力学，临床上用于部分性发作、全身强直 – 阵挛性发作、失张力发作、不典型失神及肌阵挛性发作。

（8）替加宾（tiagabine）：选择性抑制神经元及神经胶质细胞对 GABA 的重吸收，使突触间隙部位的 GABA 浓度增高。口服吸收快，生物利用度为 95%，肝中代谢但不影响肝酶，蛋白结合率 96%，半衰期为4～8h，可应用于复杂部分性发作及继发性GTC。但该药也因为有视野缺失的不良反应而使其应用受限。

（9）左乙拉西坦（leveliracetam）：口服吸收快，进食不影响其生物利用度，为线性动力学，半衰期6～8h，蛋白结合率低，不被细胞色素P_{450}代谢，66%以原形从肾脏排出，主要不良反应为嗜睡、乏力、头昏，另外还见行为异常、激动、焦虑、不安、抑郁、幻觉、健忘、共济失调等。

（10）普瑞巴林（pregabalin）：是一种与抑制性神经递质γ-氨基丁酸的结构相类似物质，可与中枢神经系统中电压门控钙通道辅助性亚单位（a_2-δ 蛋白）结合，使钙离子在神经末梢处的内流减少，从而使一些神经递质（谷氨酸、去甲肾上腺素、5-羟色胺、多巴胺及P物质）的释放减少，通过这些活性和效应可起到抗惊厥、抗焦虑和止痛作用。

近年来随着循证医学的理念不断被接受，一些癫痫治疗的指南如AAN、NICE、ILAE等常被临床作者用以指导临床选药，中国抗癫痫协会（CAAE）综合上述指南也编制了《癫痫诊治指南》。但指南中缺乏我国人群的资料，为此虽然在证据等级上低于其他RCT资料与“指南”，但由于该共识集中了目前在临床一线专家的经验，因此有更确切的现实可操作性。

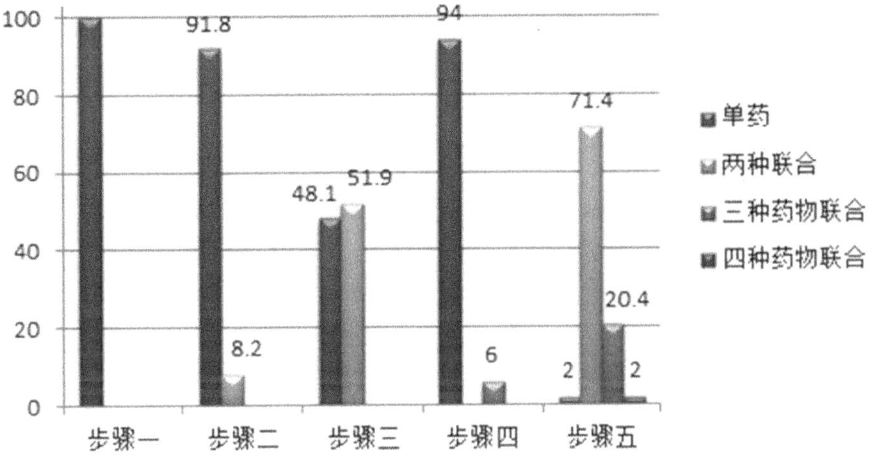

图6-11　特发性全面性癫痫的治疗策略

6. 抗癫痫药物治疗专家共识　中华医学会神经病学分会脑电图与癫痫学组于2010年制定了《抗癫痫药物应用专家共识》。采用无记名问卷调查形式，收集我国三级医院中成人神经科专科医生有关抗癫痫药物的应用经验与评价。调查内容为特发性全面性癫痫与症状性部分性癫痫的药物治疗，以及特殊人群与伴有共患病患者的抗癫痫药物应用。药物评价标准采用九级分级制。药物治疗策略评价根据专家评分所得均数、标准差与95%可信区间，分为首选药物、一线、二线与三线药物。总体治疗策略中，特发性全面性癫痫与症状性部分性癫痫首选单药治疗（图6-11、图6-12）。丙戊酸钠是新诊断特发性全面性癫痫的一线药物且唯一的首选药物（表6-13）。症状性部分性癫痫的初始药物首选均为卡马西平与奥卡西平（表6-14）。在特发性全面性癫痫药物治疗中，丙戊酸钠是与其他药物联合治疗的首选药物（表6-15）。症状性部分性癫痫的药物治疗中，卡马西平（奥卡西平）+托吡酯、卡马西平（奥卡西平）+左乙拉西坦、卡马西平（奥卡西平）+丙戊酸钠、丙戊酸钠+拉莫三嗪等是常用配伍（表6-16）。拉莫三嗪为健康育龄期妇女特发性全面性癫痫与症状性部分性癫痫的首选用药（表6-17）；伴抑郁的癫痫患者，特发性全面性发作的首选用药为丙戊酸钠与拉莫三嗪，继发性部分性发作的首选用药为拉莫三嗪、奥卡西平与卡马西平；伴有乙肝的癫痫患者，无论肝功能是否正常，特发性全面性发作的首选用药为托吡酯与左乙拉西坦，肝功能正常的继发性部分性患者，首选用药为奥卡西平肝功能指标异常时，首选用药为托吡酯与左乙拉西坦（表6-18）；急诊室中的癫痫患者（不确定类型）首选丙戊酸钠与左乙拉西坦。

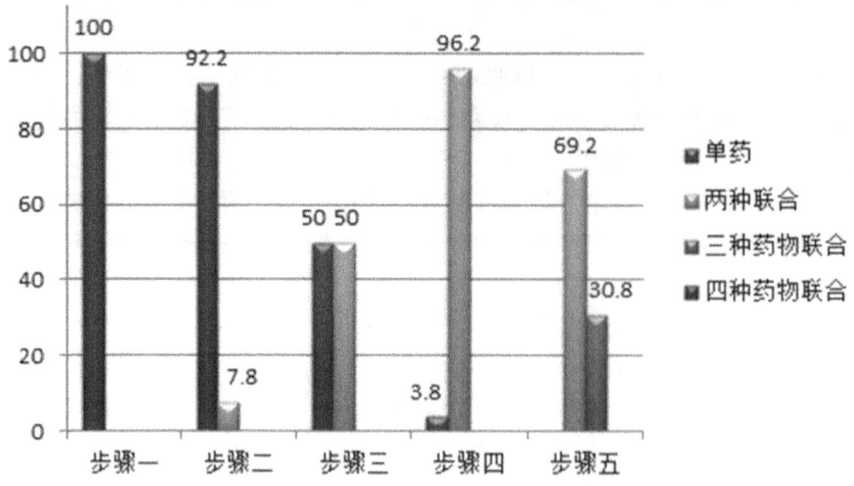

图 6－12　症状性部分性癫痫的治疗策略

表 6－13　特发性全面性癫痫的初始与第二种药物治疗选择

	全身强直阵挛发作		失神		肌阵挛	
	首选（%）	一线	首选（%）	一线	首选（%	一线
初始药物	VPA （93.9）	VPA TPM LTG	VPA （93.9)	VPA	VPA （83.7)	VPA
VPA 失败后	LTG （85.1）	LTG TPM LEV	LTG （60.4）	LTG	–	LEV
LTG 失败后	VPA （89.6）	VPA TPM LEV	VPA （93.8）	VPA	VPA （85.4）	VPA LEV
TPM 失败后	VPA （89.6）	VPA LTG LEV	VPA （93.9）	VPA （89.8） LTG （67.3）	VPA （87.8）	VPA LEV

表 6－14　症状性部分性癫痫的初始与第二种药物治疗选择

	简单部分性发作		复杂部分性发作		继发性全面发作	
	首选（%）	一线	首选（%）	一线	首选（%）	一线
初始	CBZ （89.8） OXC （67.3）	CBZ OXC LTG TPM LEV	CBZ （93.9） OXC （72.9）	CBZ OXC LTG TPM LEV	CBZ （87.8） OXC （64.6） LTG （50.0）	CBZ OXC LTG TPM LEV VPA

续　表

	简单部分性发作		复杂部分性发作		继发性全面发作	
	首选（%）	一线	首选（%）	一线	首选（%）	一线
OXC 失败后	LTG （57.4）	LTG TPM LEV	LTG （59.6）	LTG TPM LEV	LTG （63.8） TPM （51.0）	LTG TPM LEV VPA
PHT 失败后	CBZ （66.7） OXC （72.3） LTG （61.7）	CBZ OXC LTG TPIV LEV VPA	CBZ （70.8） OXC （76.6） LTG （57.4）	CBZ OXC LTG TPM LEV	CBZ （63.8） LTG （58.7） OXC （62.5）	CBZ LTG OXC TPM VPA LEV
GBP 失败后	OCX （76.1） CBZ LTG （65.2）	OCX CBZ LTG LEV	CBZ （78.7） OXC LTG （63.1）	CBZ OXC LTG TPM LEV	CBZ （74.5） LTG OXC （68.9）	CBZ LTG OXC LEV VPA
LEV 失败后	CBZ （70.8） OXC （67.1） LTG （61.7）	CBZ OXC LTG TPM	CBZ （79.2） OXC （74.5） LTG （61.7）	CBZ OXC LTG TPM	OCX （74.5） CBZ （70.8） LTG （66.0）	OCX CBZ LTG TPM

表 6-15　特发性全面性癫痫的联合用药

联合药物	全身强直阵挛发作	失神	肌阵挛
LTG	VPA	VPA	VPA
LEV	VPA	VPA	VPA
TPM	VPA	VPA	VPA
VPA	LTG	LTG	

表 6-16　症状性部分性癫痫的联合用药

联合药物	简单部分性发作	复杂部分性发作	部分继发性性发作
CBZ	TPM	TPM LEV	TPM VPA LEV
GBP	OXC	OXC CBZ	OXC CBZ
LTG	VPA TPM	VPA TPM	VPA TPM

续 表

联合药物	简单部分性发作	复杂部分性发作	部分继发性性发作
LEV	CBZ OXC LTG	CBZ OXC LTG	CBZ OXC LTG TPM VPA
OXC	TPM	LEV	VPA
PB	–	–	–
PHT	–	TPM	TPM
TPM	CBZ	CBZ OXC	CBZ LTG VPA OXC
VPA	LTG CBZ	LTG CBZ OXC	LTG CBZ OXC

表 6 –17　特殊人群的 AED 治疗

	全面性发作		部分性发作	
	首选（%）	一线	首选（%）	一线
健康育龄期妇女	LTG （73.3） LEV （50.0）	LTG LEV TPM	LTG （64.4）	LTG LEV OXC TPM
计划受孕并哺乳	LTG （74.5）	LTG LEV	LTG （70.2）	LTG LEV
除癫痫外健康老年人		–	LTG （68.8） OXC （51.1）	LTC OXC TPM CBZ VPA
伴有其他系统疾病	–	–	LTG （59.6） LEV （58.6）	LTG LEV OXC TPM
学龄期儿童	LTG （54.2）	LTG LEV	OXC （74.5） LTG （58.7）	LTG LEV CBZ VPA

表 6-18　伴有共患病的 AED 治疗

	全面性发作		部分性发作	
	首选（%）	一线	首选（%）	一线
伴抑郁	VPA （78.3） LTG （64.4）	VPA LTG	LTG（68.9） OXC（62.8） CBZ（57.8）	LTG OXC CBZ VPA
伴行为问题	VPA （86.0） LTG （57.8）			
伴肾衰	VPA （54.3）	LTG VPA LEV	LTG （50.0）	LTG LEV
HBsAg（+） 肝功（-）	TPM （56.3） LEV （50.0）	TPM LEV LTG	OXC （52.2）	TPM LEV LTG OXC
肝病（除乙肝）	TPM （60.4）LEV （55.6）	TPM （60.4） LTG	TPM LEV LEV （60.0）	TPM
认知损害儿童	LTG （65.2）LEV	LTG （63.3） VPA	LTG OXC OXC （53.1）	LTG LEV
认知损害老年	LTG （64.6）	LTG LEV VPA	LTG（70.8） OXC（52.2） LEV（50.0）	LTG OXC LEV

三、迷走神经刺激

传统的癫痫病灶切除手术要求致痫灶部位确定，通过致痫灶切除以达到治疗癫痫的目的。但是，在难治性癫痫病例中，有相当一部分患者致痫灶部位不能确定，或者存在多个致痫灶，切除手术难以奏效。近年来发现，刺激性手术无需对癫痫灶进行精确定位，通过刺激迷走神经即可使顽固性癫痫的发作次数减少，对部分患者甚至可以完全控制，这为不能进行切除手术或切除术后复发的顽固性癫痫患者开辟了新的治疗途径。美国食品药物管理局（FDA）于 1997 年 7 月 16 日正式批准迷走神经刺激（VNS）用于顽固性癫痫的治疗。迄今，全世界已有超过 75 个国家，逾 50 000 例患者使用迷走神经刺激术，并且有过 VNS 体验的患者至今已达 100 000 例。由于 VNS 的作用机制不同于传统的药物治疗和切除手术，所以当药物无法控制时，VNS 与其他抗癫痫药物和手术一起使用，可以作为顽固性癫痫的一种辅助疗法。

VNS 装置包括多个组成部分，包括一个圆形的、与心脏起搏器大小类似的发生器和一个末端缠绕在颈动脉鞘内迷走神经上的螺旋状刺激电极。不同的 VNS 治疗方法对疗效的影响及长期不良反应尚不十分清楚。目前 VNS 治疗参数设置是在埋植术后 2 周，主要根据临床前实验结果及部分临床试验资料，及每个患者的具体耐受情况和前期疗效选定最佳的刺激参数并开机，以保证 VNS 治疗的安全性和有效性。而后发生器在每个开 / 关期内持续传送双向电流。相关的刺激参数有刺激强度、脉冲宽度、刺激频率与工作期。

Marcus Wheeler 等利用 Engel 评价对难治性癫痫的治疗结果进行分析，认为 VNS 治疗难治性癫痫不如手术切除的疗效好，但它优于其他疗法。当患者不能手术时，VNS 是可行的方案，它能让 20% 的 I、Ⅱ级和另外 50% 的患者癫痫发作有了可观的改善。如今采用外科手术的方法在人体内植入一个刺激器对患者的迷走神经进行电刺激已经成为一种治疗难治性癫痫重要且全新的模式。

目前公认的 VNS 的适应证主要是：①局限性发作，有或无继发性、全身发作；②应用抗癫痫药物进行正规治疗，但未能有效控制病情；③多发病灶或病灶定位不确定；④患者年龄通常在 12 ~ 60 岁。VNS 禁忌证：存在进行性神经系统疾患、精神疾病、心律不齐、消化性溃疡或全身状况不佳者是 VNS 治疗的禁忌证。

四、生酮饮食治疗

生酮饮食最早是由模仿饥饿时产生酮病状态设计发展而来，是指高脂肪、低蛋白质和低碳水化合物的一种饮食，使患者体内产生酮体并维持酮酸中毒，从而控制癫痫发作。目前主要有 3 种类型，最常用的是传统类型，即脂肪主要以长链甘油三酯饮食为主；第 2 种为中链甘油三酯饮食，脂肪以中链甘油三酯为主，由于其对肠道刺激而不常用；第 3 种是改良型中链甘油三酯饮食，30% 为中链甘油三酯，40% 为长链甘油三酯。

作为当药物单独控制无效时的另一种手段，生酮饮食多用于儿童，大量临床报道证实其对儿童癫痫，包括 Lennox - Gastaut 综合征在内的多种形式发作的综合征及难治性癫痫，尤其是肌阵挛发作、失张力发作或猝倒发作以及不典型失神发作最为有效。以往认为生酮饮食用于成人不易获得持久稳定的酮病状态，但近年来也开始不断有关于生酮饮食治疗成人难治性癫痫的报道。临床应用需特别注意其禁忌证：各种脂肪、酮体代谢障碍性疾病或线粒体病；成人糖尿病、心脑血管疾病等。此外，一些抗癫痫药物可能加重生酮饮食的某些不良反应，它们包括乙酰唑胺、妥泰、唑尼沙胺，它们都可能导致酸中毒以及肾结石。

第七章

头痛

第一节　概述

头痛是常见的临床症状，一般是指外眦、外耳道与枕外隆突连线以上部位的疼痛，而连线以下至下颌部的疼痛则称为面痛。据统计 50% ~ 96% 的人在其一生中有过头痛或头痛的体验。头面部及颅内外组织的痛觉主要有三叉神经、面神经、舌咽神经、迷走神经以及 $C_{1\sim3}$，神经等支配并沿相应的神经结构传导至中枢。

一、病因

头痛不是一种单纯的疾病，而是由许多病因引起的综合征，其常见病因见表 7-1。

表 7-1　头痛的常见原因

急性头痛	亚急性头痛	慢性头痛
常见原因	巨细胞动脉炎	偏头痛
蛛网膜下隙出血	颅内占位性病变（肿瘤、硬膜下血肿、脑脓融等）	丛集性头痛
其他出血性脑血管病	疱疹后神经痛	紧张性头痛
脑炎或脑膜炎	高血压性头痛	药物依赖性头痛
眼源性头痛（如青光眼、急性虹膜炎）		颈脊髓病引起的头痛
头外伤		鼻窦炎
神经痛（如枕神经炎）	精神性头痛	
少见痛因		
中毒后头痛，腰穿后头痛，高血压脑病等		

二、发病机制

1. 神经刺激病变　刺激头部的三叉、迷走、颈神经均可引起头痛，国际分类中的神经痛就主要指病变直接作用于头部感觉神经引起的疼痛。

2. 血管病变　各种病因致血管牵拉、移位、挤压，动、静脉扩张都可引起头面痛的发生，偏头痛、蛛网膜下隙出血等引起的头痛就常与这种血管病变有关，颞浅动脉炎所致的头痛则与血管的炎症和痉挛有关。

3. 脑膜病变　炎性渗出、出血对脑膜神经或血管的刺激、脑水肿对脑膜的牵拉也是引起头痛发生的重要原因。

4. 生化因素　P 物质、肠道活性多肽、前列腺素、组胺等可通过刺激神经末梢，引起动脉扩张导致头面痛的发生。

5. 精神因素　患者无颅内结构损伤，但有明显的精神症状。

三、分类

头痛的分类较为复杂，按国际头痛协会（IHS）2004年制定的国际头痛疾病分类标准第2版（ICHD-Ⅱ，2004）将头痛分为14类。

1. 原发性头痛　包括4类：①偏头痛；②紧张型头痛；③丛集性头痛和其他三叉自主神经性头痛；④其他原发性头痛。

2. 继发性头痛　包括10类：①归因于头颅和（或）颈部外伤的头痛；②归因于颅内或颈部血管疾病的头痛；③归因于颅内非血管性疾病的头痛；④归因于某物质或该物质戒断的头痛；⑤归因于感染的头痛；⑥归因于内稳态紊乱的头痛；⑦归因于头颅、颈部、眼、耳、鼻、鼻窦、牙、口腔或其他头面部结构疾病的头痛；⑧归因于精神疾病的头痛；⑨脑神经痛和与中枢性疾病有关的头痛；⑩其他类头痛。

四、诊断

1. 仔细的病史询问　头痛的预后差别很大，有些患者头痛数十年不会引起严重后果，而有些患者的头痛可在几小时或几天内引起死亡。因而，对头痛患者一定要仔细询问病史寻找病因，根据诊断需要进行合理检查，特别注意以下几点。

（1）是否真正的头痛：头痛是一种主观症状，也是一种比较含糊的症状，每位患者所反映的头痛含义可能都有不同，患者常将头晕、头部沉重感也称为头痛，需注意区别。

（2）头痛或是面痛：头痛与面痛在医学上有明显的区别，病因各异。但患者并不熟悉这种情况，常将发生在面部的疼痛称为头痛，误导医生。因而，在做出头痛的诊断前，要仔细询问病史，将医学上的头痛与面痛分开。

（3）起病缓急：突然起病的头痛可能系蛛网膜下隙出血、脑膜炎、脑外伤、高血压脑病或青光眼；数周到数月内逐渐加重者要考虑颅内占位性病变；反复发作性的慢性头痛主要见于偏头痛、丛集性头痛；持续多年的头痛常为紧张型头痛。

（4）诱发因素：紧张型头痛病前可有精神创伤、紧张等诱因存在；进食或咀嚼常诱发舌咽神经痛；乙醇、硝酸甘油引起的头痛常与丛集性头痛有关；口服避孕药易诱发偏头痛的产生；性交后头痛常在性交后发生。

（5）头痛部位：额部疼痛一般由幕上病变所致，但也见于鼻窦炎或颅内压升高；枕部头痛常反映颅后窝病变；单侧头痛见于丛集性头痛、偏头痛、青光眼、颞动脉炎等；紧张型头痛常为双侧；同时合并单侧眼痛要注意有无青光眼或急性虹膜炎、视神经病变；占位性病变引起的头痛多为局灶性，随着颅内压增高，可出现双侧枕部或额部的疼痛等。

（6）头痛的性质：搏动性疼痛是偏头痛和高血压性头痛的常见表现；烧灼、针刺样疼痛主要见于神经痛；胀痛、钝痛、持续性疼痛是紧张型头痛和颅内压增高的表现。

（7）伴随症状：头痛伴有恶心、呕吐主要见于高颅压、颅内感染、脑出血、颅内占位性病变、偏头痛、丛集性头痛、头外伤后综合征等；头痛与体位有关要考虑低颅内压性头痛的可能；头痛伴有体重减轻则可能系癌肿、巨细胞动脉炎或抑郁症；伴有寒战、发热可能与全身感染或脑膜炎有关；伴视神经功能障碍提示偏头痛、视神经病变（青光眼等）；伴畏光则主要见于偏头痛和蛛网膜下隙出血；发作性头痛伴有血压增高、心动过速和出汗是嗜铬细胞瘤的特征。

2. 全面细致的体格检查　对头痛患者应进行详细体格检查。体温升高往往提示有全身或脑部感染的可能性，如脑膜炎、脑脓肿、脑炎等；血压测定可发现高血压性头痛；心率加快见于紧张型头痛或其他重症疾病引起的头痛；任何形式的呼吸困难都可能通过升高颅内压致头痛；眼压测定有助于青光眼诊断；有脑膜刺激征提示蛛网膜下隙出血、脑膜炎；颞动脉增粗变硬是巨细胞动脉炎的表现；压迫颈动脉头痛减轻可能系偏头痛；有肢体瘫痪、锥体束损伤的头痛要注意颅内占位性病变的可能。

3. 必要的辅助检查　X线片对明确鼻窦炎、颈椎病的诊断有帮助，对某些发育障碍引起的头痛，如额窦发育不全引起的头痛也有帮助；疑有颅内占位性病变者需做头颅 CT 扫描或 MRI 检查。

第二节　偏头痛

一、概述

偏头痛是一种常见的反复发作的原发性头痛。其特点是发作性单侧头痛，少数表现为双侧头痛，常伴有恶心和呕吐，有些患者头痛发作前可有视觉、感觉和运动等先兆，可自发性缓解、反复发作、间歇期正常，可有家族史。有研究表明成年人偏头痛的患病率为 7.7% ~ 18.7%，其中中年男性为 1% ~ 19%，成年女性为 3% ~ 29%。

二、病因

偏头痛的病因尚未完全明了，可能与以下因素有关。

1. 遗传因素　不少患者有偏头痛的阳性家族史，其亲属出现偏头痛的概率明显高于一般人群，但未发现典型的孟德尔遗传模式，提示可能系多基因遗传的复合性疾病，并与环境因素相关。某些亚型，如有先兆的偏瘫型偏头痛，则呈常染色体显性遗传，有 3 个基因位点被确定，一个位于 Chr19p13，系电压门控钙通道基因；另 2 个位于 1 号染色体短臂附近。

2. 内分泌功能异常　偏头痛主要发生在中青年妇女，青年妇女的偏头痛发作多数出现在月经期或月经前后，至更年期后有自发性缓解的趋势，这些现象提示偏头痛的发生可能与内分泌的改变有关。

3. 饮食与精神因素　某些食物可诱导偏头痛的发生，包括含酪氨酸、苯丙胺的食物（如奶酪）、肉（如腊肉、火腿）、巧克力、红酒以及某些食物添加剂、香料等，利舍平等药物也有诱导偏头痛发作的作用，紧张、焦虑、应激等情绪障碍也可诱发。

三、发病机制

偏头痛的发病机制尚不十分明确，目前主要有以下几种学说。

1. 血管学说　由 Wolff 等提出，已被广泛接受。偏头痛发作的早期先有颅内血管痉挛收缩，局部血流量改变，并引起相应的神经缺失症状，如一过性闪光、盲点、眼肌麻痹、失语、肢体运动感觉障碍等先兆症状。发作期主要为颅外动脉继颅内动脉痉挛后出现反应性扩张，动脉张力低，引起充血高灌注，产生头痛。偏头痛后期主要为动脉壁水肿，血管狭窄，变成持续性头痛，同时因管腔狭窄，头、颈部肌肉缺血、收缩，出现肌肉收缩性疼痛。但此学说不能解释偏头痛的单侧性特征，不能解释局灶症状、头痛、CBF 变化的复杂关系。

2. 皮质扩散抑制（CSD）　CSD 由巴西生理学家 Leao 首先提出，它是指各种因素刺激大脑皮质后出现的从刺激部位向周围组织波浪式扩展的皮质电活动抑制，其扩散速度缓慢，约 3mm/min。随着 CSD 的扩散，脑血流降低区域也逐渐扩大，CSD 到达区域出现局灶性神经症状与体征。这一理论可以充分解释偏头痛发作的神经功能缺损，可能是偏头痛的一个重要发病机制。但不能解释使用血管收缩药为何能缓解头痛。

3. 神经递质假说　在偏头痛前期血小板聚集明显增加，释放 5-HT，从而引起血管张力性收缩，脑血流量减少，发生前驱症状，此后由于血小板聚集力下降，5-HT 耗竭，导致颅外动脉扩张，血流量增加，出现剧烈头痛。近几年研究则认为是血栓烷 A（TXA）和前列环素（PGI）在局部的平衡障碍所致。TXA 是强烈的血管收缩药和血小板聚集药，PGI 是强力的血管扩张药和抑制血小板聚集药，偏头痛前驱期是 PGI 相对减少而 TXA 相对增加引起，头痛期是相反的变化所致。

4. 三叉神经血管学说　颅内疼痛敏感组织主要为脑膜、脑膜上的血管，其上分布着来自三叉神经的无髓鞘纤维。目前普遍认为这些传入神经纤维兴奋是诱发偏头痛疼痛的原因。三叉神经血管系统或中枢神经内源性疼痛调节系统存在功能缺陷，分布于硬膜的三叉神经无髓纤维受到刺激时，释放血管活性物质，如降钙素基因相关肽（CGRP）、P物质（SP）、神经激肽A等，产生神经源性炎症，使血管扩张、血浆成分外渗、肥大细胞脱颗粒和血小板激活，从而导致头痛。动物模型已经证实，高选择性曲普坦类抗偏头痛药物可以抑制三叉神经血管末梢释放神经肽，抑制血浆蛋白外渗和脑膜血管扩张，还对传入三叉神经二级神经元的冲动具有抑制作用，其药理作用也支持了三叉神经血管学说。

5. 自主功能障碍　自主功能障碍很早即引起了学者们的重视。瞬时心率变异及心血管反射研究显示，偏头痛患者存在交感功能低下。24h动态心率变异研究提示，偏头痛患者存在交感神经、副交感神经功能平衡障碍。也有学者报道偏头痛患者存在瞳孔直径不均，提示这部分患者存在自主功能异常。有人认为在偏头痛患者中的猝死现象可能与自主功能障碍有关。

6. 离子通道障碍　很多偏头痛综合征所共有的临床特征与遗传性离子通道障碍有关。偏头痛患者内耳存在局部细胞外钾的积聚。当钙进入神经元时钾退出。因为内耳的离子通道在维持富含钾的内淋巴和神经元兴奋功能方面是至关重要的，脑和内耳离子通道的缺陷可导致可逆性毛细胞除极及听觉和前庭症状。偏头痛中的头痛是继发现象，这是细胞外钾浓度增加的结果。偏头痛综合征的很多诱发因素，包括紧张、月经，可能是激素对有缺陷的钙通道影响的结果。

此外，还有低镁学说、高钾诱导的血管痉挛学说、免疫理论等，都对偏头痛的发病机制有一定的阐释。所以，关于其确切的发病机制还有待进一步的深入研究。

四、偏头痛分类

偏头痛分类见表7-2。

表7-2　国际头痛协会（IHS）头痛分类ICHD-Ⅱ

无先兆性偏头痛
有先兆性偏头痛
伴典型先兆的偏头痛性头痛
伴典型先兆的非偏头痛性头痛
典型先兆不伴头痛
家族性偏瘫性偏头痛（FHM）
散发性偏瘫性偏头痛
基底型偏头痛
常为偏头痛前驱的儿童周期综合征
周期性呕吐
腹型偏头痛
儿童良性发作性眩晕
视网膜性偏头痛
偏头痛并发症
慢性偏头痛
偏头痛持续状态
无梗死的持续先兆
偏头痛性梗死
偏头痛诱发的癫痫发作
很可能的偏头痛
很可能的无先兆性偏头痛
很可能的有先兆性偏头痛
很可能的慢性偏头痛

五、临床表现

偏头痛发病常见于青春期，80% 以上的患者在 30 岁以前发生。

1. 无先兆性偏头痛　此型最多见，无明显前驱症状，常有家族史。头痛反复发作，每次持续 4 ~ 72h（其时间为未治疗或治疗不成功的时间；如患者在偏头痛发作期间入睡并且睡醒后偏头痛消失，计算偏头痛发作时间要计算到患者醒来的时间）。儿童发作时间一般为 1 ~ 72h。头痛通常呈搏动性，位于额颞部，呈单侧。但在儿童通常为双侧，在青春期后期或成年人早期出现偏头痛的成年模式 – 单侧头痛。但无论单侧或双侧枕部头痛在儿童均少见，诊断时应慎重，因为许多病例是由结构性损害引起。疼痛程度多为中或重度；常规体力活动如散步或上楼梯可加重疼痛；常伴有恶心、呕吐和（或）畏光、畏声。

2. 有先兆性偏头痛　此型较普通型少见，多有家族史，其最大特点是头痛前有先兆症状。先兆症状是复杂的神经症状，出现在偏头痛发作之前或头痛发作时，是一种逐渐发展的可逆性局灶症状，持续时间通常在 5 ~ 20min 或以上，少于 60min。

先兆为以下各种症状的组合：疲劳、注意力涣散、颈部僵硬、对光或声音敏感、恶心、闪光视野、打哈欠或面色苍白。其中视觉先兆最常见，通常表现为暗点、闪光、黑矇，部分由短暂的单眼盲或双眼的一侧视野偏盲。其他可有嗜睡、烦躁和偏侧肢体感觉或运动障碍。不太常见的是语言障碍，但有时难以分类。先兆症状通常一个随着另一个顺序出现，以视觉症状开始，随后是感觉症状和言语障碍，但是也可有相反或其他的顺序。

头痛常在先兆开始消退时出现。疼痛多始于一侧眶上、眶后部或额颞区，逐渐加重而扩展至半侧头部，甚至整个头部及颈部。头痛为搏动性，呈跳痛或钻凿样，程度逐渐加重发展成持续性剧痛。常伴恶心、呕吐、畏光、畏声。有的患者面部潮红，大量出汗，眼结膜充血；有的患者面色苍白，精神萎靡，厌食。一次发作可持续1 ~ 3d，通常睡觉后头痛明显缓解，但发作过后连续数日倦怠无力。发作间歇期一切正常。少数情况下，该头痛缺乏偏头痛的特点甚至完全不出现头痛。

3. 特殊类型的偏头痛　具体如下。

（1）偏瘫型偏头痛：临床少见。偏瘫可为偏头痛先兆，单独发生，亦可伴偏侧麻木、失语，偏头痛消退后偏瘫持续 10min 至数周。可分为家族型（多呈常染色体显性遗传）和散发型（表现典型、普通型与偏瘫型偏头痛交替发作）。

（2）基底型偏头痛：或称基底动脉偏头痛。较多见于儿童和青春期女性，出现头重脚轻、眩晕、复视、眼球震颤、耳鸣、构音障碍，双侧肢体麻木及无力、共济失调、意识改变、跌倒发作和黑朦等脑干和枕叶症状，提示椎 – 基底动脉缺血。多见闪光、暗点、视物模糊、黑矇、视野缺损等视觉先兆，先兆持续 20 ~ 30min，然后出现枕部搏动性头痛，常伴恶心、呕吐。

（3）眼肌麻痹型偏头痛：较少见，偏头痛发作时或发作后头痛消退之际，头痛侧出现眼肌瘫痪，动眼神经最常见，可同时累及滑车和展神经，持续数小时至数周。多有无先兆偏头痛病史，应注意排除颅内动脉瘤和糖尿病性眼肌麻痹。

（4）儿童周期综合征：为周期性发作的短暂性神经系统功能紊乱症状，与头痛有密切关系，故称之为偏头痛等位征，多见于儿童。表现为儿童良性发作性眩晕、周期性呕吐、腹型偏头痛等，发作时不伴有头痛，随时间推移可发生偏头痛。

（5）视网膜性偏头痛：此为有先兆偏头痛的一种亚型，由于视网膜小动脉收缩而损害单眼视力，伴或不伴闪光幻觉，随后出现头痛。临床上应与短暂性脑缺血发作相鉴别。

4. 偏头痛并发症　具体如下。

（1）偏头痛持续状态：偏头痛发作持续时间在 72h 以上（其间可能有短于 4h 的缓解期）的称偏头痛持续状态。

（2）偏头痛性脑梗死：有以下 3 类：①卒中和偏头痛共存（即卒中的发生在时间上与偏头痛相隔很远）；②具有偏头痛临床特征的卒中；③偏头痛诱发的卒中（即在偏头痛发作过程中诱发的卒中），

这是由于偏头痛先兆期长时间的血流降低易使相应的缺血脑区发生梗死。

六、诊断和鉴别诊断

反复发作的单侧或双侧头痛，具有搏动性，伴有恶心、呕吐、畏光、畏声，头痛时日常活动受限，要考虑偏头痛的存在，如有家族史更支持诊断。

根据国际头痛协会建议，偏头痛的诊断标准见表 7-3。

表 7-3 偏头痛的诊断标准

1. 无先兆的偏头痛诊断标准
A. 至少有 5 次发作符合下列 B~D 项的条件
B. 每次头痛发作持续 4 ~ 7h（未经治疗或治疗失败）
C. 头痛至少具备下列 2 项特征
①单侧性
②持动性
③中至重度头痛，影响日常活动
④活动后头痛加重
D. 头痛发作时至少伴有下列 1 项
①恶心和（或）呕吐
②畏光、畏声
E. 不是归因于其他疾病
2. 有先兆的偏头痛诊断标准
A. 符合下述 B ~ D 项的特征，至少发作 2 次
B. 至少具备以下 1 项先兆，但没有运动障碍症状
①完全可逆的视觉症状
②完全可逆的感觉症状
③完全可逆的言语功能障碍
C. 至少具备以下 2 项
①同向视觉症状和（或）单侧感觉症状
②至少一个先兆症状发生超过 4min 或数个症状连续出现超过 4min
③先兆症状持续时间不超过 60min
D. 在先兆症状同时或在先兆症状发生后 60min 内出现头痛，头痛符合无先兆偏头痛诊断标准中的 B~D 项
E 不能归因于其他疾病

需与下列疾病鉴别。

1. 紧张型头痛　紧张型头痛又称肌收缩型头痛。其临床特点是：头痛部位较弥散，可位前额、双颞、顶、枕及颈部。头痛性质常呈钝痛，头部压迫感、紧箍感，患者常述犹如戴着一个帽子。头痛常呈持续性，可时轻时重。多有头皮、颈部压痛点，按摩头颈部可使头痛缓解，多有额、颈部肌肉紧张。多少伴有恶心、呕吐。

2. 丛集性头痛　丛集性头痛又称组胺性头痛，Horton 综合征。表现为一系列密集的、短暂的、严重的单侧钻痛。与偏头痛不同，头痛部位多局限并固定于一侧眶部、球后和额颞部。发病时间常在夜间，并使患者痛醒。发病时间固定，起病突然而无先兆，开始可为一侧鼻部烧灼感或球后压迫感，继之出现特定部位的疼痛，常疼痛难忍，并出现面部潮红，结膜充血、流泪、流涕、鼻塞。为数不少的患者出现 Homer 征，可出现畏光，不伴恶心、呕吐。诱因可为发作群集期饮酒、兴奋或服用扩血管药引起。发病年龄常较偏头痛晚，平均 25 岁，男女之比约 4 ：1。罕见家族史。

3. 痛性眼肌麻痹　痛性眼肌麻痹又称 Tolosa-Hunt 综合征，是一种以头痛和眼肌麻痹为特征，涉及特发性眼眶和海绵窦的炎性疾病。病因可为颅内颈内动脉的非特异性炎症，也可能涉及海绵窦。常表现为球后及眶周的顽固性胀痛、刺痛，数天或数周后出现复视，并可有第Ⅲ、Ⅳ、Ⅵ对脑神经受累表现，间隔数月或数年后复发，需行血管造影以排除颈内动脉瘤。皮质类固醇治疗有效。

4. 颅内占位所致头痛　占位早期，头痛可为间断性或晨起为重，但随着病情的发展多成为持续性头痛，进行性加重，可出现颅内高压的症状与体征，如头痛、恶心、呕吐、视盘水肿，并可出现局灶症状与体征，如精神改变、偏瘫、失语、偏身感觉障碍、抽搐、偏盲、共济失调、眼球震颤等，典型者鉴别不难。但需注意，也有表现为十几年的偏头痛，最后被确诊为巨大血管瘤者。

5. 血管性头痛　如高血压或低血压、未破裂颅内动脉瘤或动静脉畸形、慢性硬膜下血肿等均可有偏头痛样头痛，部分病例有局限性神经体征，癫痫发作或认知功能障碍，颅脑 CT、MRI 及 DSA 可显示病变。

6. 偏头痛性梗死　极个别情况，偏头痛可继发缺血性卒中，偏头痛渐进性病程和自发消退 2 个特点可与脑卒中区别。

七、治疗

偏头痛的治疗目的是终止头痛发作、缓解伴发症状和预防复发。因此分为发作期的治疗和预防性治疗。

（一）急性期药物治疗

1. 急性期治疗目的　对患者头痛发作时的急性治疗目的是：快速止痛；持续止痛，减少本次头痛再发；恢复患者的功能；减少医疗资源浪费。

2. 急性期治疗有效性的指标　多数大型随机、双盲、对照试验采用的急性期治疗有效性标准包括以下方面：2h 后无痛；2h 后疼痛改善，由中重度转为轻度或无痛（或 VAS 评分下降 50% 以上）；疗效具有可重复性，3 次发作中有 2 次以上有效；在治疗成功后的 24h 内无头痛再发或无须再次服药。

对多次发作的疗效评估包括头痛对患者功能损害的评估，如 MIDAS 和 HIT-6。

3. 药物及评价　偏头痛急性期的治疗药物分为非特异性药物和特异性药物两类。

（1）非特异性药物：非特异性药物包括：①解热镇痛药，如对乙酰氨基酚、阿司匹林、布洛芬、萘普生等非甾体抗炎药（NSAIDs）及其复方制剂；②巴比妥类镇静药；③可待因、吗啡等阿片类镇痛药及曲马多。

1）解热镇痛药：大量研究表明，解热镇痛药及其咖啡因复合物对于成年人及儿童偏头痛发作均有效，故对于轻、中度的偏头痛发作和既往使用有效的重度偏头痛发作，可作为一线药物首选。这些药物应在偏头痛发作时尽早使用。

可单选阿司匹林（ASA）300 ~ 1 000mg，或布洛芬 200 ~ 800mg，或萘普生 250 ~ 1 000mg，或双氯芬酸 50 ~ 100mg，或安替比林 1 000mg，或托芬那酸 200mg。对乙酰氨基酚口服、静脉注射或皮下注射均有效，但不推荐单独使用（B 级）。上述药物与其他药合用，如 ASA 与甲氧氯普胺合用、对乙酰氨基酚与利扎曲坦合用、对乙酰氨基酚与曲马朵合用等，效果优于单用。另有研究发现，伐地昔布 20 ~ 40mg 和罗非昔布 25 ~ 50mg 治疗偏头痛急性发作有效。常用解热镇痛类药的效果及不良反应见表 7-4。

阿司匹林（acetylsalicylic acid，ASA）：剂型有口服剂、肛门栓剂及注射制剂。口服：1 次 300 ~ 1 000mg。呕吐的患者可使用栓剂，直肠给药，1 次 300 ~ 600mg，口服本药 1 000mg 2h 后头痛有效缓解率为 52%（Ⅰ级证据），疗效与口服 50mg 舒马曲坦相当。泡腾片是近年来开发应用的一种新型片剂，每片 0.3g，0.5g，服用时放入温水 150 ~ 250mL 中溶化后饮下，因其含碳酸氢钠和有机酸，遇水可放出大量二氧化碳而呈泡腾状，二氧化碳部分溶解于饮水中，喝入时有汽水般的感觉，特别适用于儿童、老年人以及吞服药丸困难的患者。阿司匹林赖氨酸盐（赖安匹林），可用于静脉或肌内注射，剂量有 0.9g（相当于阿司匹林 0.5g）及 0.5g（相当于阿司匹林 0.28g），肌内注射或静脉滴注每次 0.9 ~ 1.8g。静脉注射赖安匹林 2h 后，头痛消除率为 43.7%，疗效低于皮下注射舒马曲坦 6mg，但两者用药 24h 后，头痛复发率无差异，而赖安匹林耐受性更好。阿司匹林的常见不良反应有胃肠道症状，过敏反应，耳鸣、听力下降，肝肾功能损害及出血危险等，损害多是可逆性的；与食物同服可减少对胃肠道的刺激，这样尽管会降低药物吸收的速率，但不影响吸收量。对本药或同类药过敏者、活动性溃疡、血友病或血小板减少症、哮喘、出血体质者，孕妇及哺乳期妇女禁用。本品使布洛芬等非甾体抗炎药血浓度明显降低，两者不宜合用。

布洛芬（ibuprofen）：治疗偏头痛以口服为主（Ⅰ级证据）。口服：1 次 200 ~ 800mg。对于轻中度头痛患者，口服 200mg 或 400mg，用药 2h 后头痛有效缓解率无差异，但对于重度头痛患者，口服 400mg 更有效，且能有效缓解畏光、畏声等症状。用药 2h 后头痛有效缓解率与口服舒马曲坦 50mg 基本相当。与安慰剂相比，本药能有效缓解头痛，缩短头痛持续时间，但 24h 持续消除头痛方面并不优于安慰剂。常见的不良反应及禁忌证同 ASA。

萘普生（naproxen）：剂型有口服剂、肛门栓剂及注射液。口服：250 ~ 1 000mg；直肠给药：1 次 250mg；静脉给药：1 次 275mg，均可缓解头痛及其伴随症状（Ⅰ级证据），疗效与口服舒马曲坦 50mg 类似。若头痛无缓解，可与舒马曲坦 50mg 合用，两者合用不增加不良反应发生。本药常见的禁忌证及不良反应同 ASA，但不良反应的发生率及严重程度均较低，较适用于不能耐受阿司匹林、吲哚美辛等解热镇痛药的患者。

双氯芬酸（diclofenac）：剂型有口服剂、肛门栓剂及注射液。口服吸收迅速且完全，起效较快，最好于饭前整片（粒）吞服。口服：1 次 50 ~ 100mg，但有研究发现服用 100mg 疗效并不优于 50mg。服用胶囊起效更快，且胶囊疗效优于片剂（Ⅰ级证据）。本品疗效与口服舒马曲坦 100mg 类似，且改善恶心等偏头痛伴随症状优于后者，而发生不良反应更少。直肠给药：1 次 50mg。肌内注射：双氯芬酸钠 75mg，10min 后起效，30min 后头痛消除率达 88%，2h 后头痛缓解率与肌内注射曲马多 100mg 类似。本药引起的胃肠道不良反应少于阿司匹林、吲哚美辛等药物。但应注意肝损伤及粒细胞减少等不良反应。

对乙酰氨基酚（paracetamol）：剂型有口服剂、肛门栓剂及注射液。1 000mg 或 15mg/kg 口服或静脉注射或皮下注射治疗偏头痛发作有效（Ⅰ级证据），但镇痛作用弱于阿司匹林，不推荐单独使用，可与利扎曲坦、曲马多等合用。本药可用于对阿司匹林过敏、不耐受或不适于应用阿司匹林的患者。

上述药物可与其他药联用，后者明显优于单用，包括阿司匹林与甲氧氯普胺合用，对乙酰氨基酚与利扎曲坦合用，对乙酰氨基酚与曲马多合用等。为了防止药物过度应用性头痛，服用单一的解热镇痛药时，应该限制在每月不超过 15d，服用联合镇痛药应该限制在每月不超过 10d。

布洛芬可用于年龄大于 6 个月儿童。双氯芬酸可用于体重大于 16kg 的儿童。萘普生可用于 6 岁以上或体重 25kg 以上的儿童。10 岁以上的儿童可单用 ASA 或对乙酰氨基酚或两者与甲氧氯普胺合用，也可单用麦角胺。

2）其他药物：甲氧氯普胺、多潘立酮等止吐和促进胃动力药物不仅能治疗伴随症状，还有利于其他药物的吸收和头痛的治疗，单用也可缓解头痛（表 7-5）。

苯二氮䓬类、巴比妥类镇静药可促使镇静、入睡，促进头痛消失。因镇静药有成瘾性，故仅适用于其他药物治疗无效的严重患者。

阿片类药物有成瘾性，可导致 MOH 并诱发对其他药物的耐药性，故不予常规推荐。仅对仅适用于其他药物治疗无效的严重头痛者，在权衡利弊使用。肠外阿片类药物，如布托啡诺，可作为偏头痛发作的应急药物，即刻镇痛效果好（Ⅲ级证据）。

（2）偏头痛特异性药物治疗：

1）曲坦（triptan）类药物：曲坦类药物为 5- 羟色胺 IB/ID 受体激动药，能特异地控制偏头痛的头痛。目前国内有舒马曲坦、佐米曲坦和利扎曲坦，那拉曲坦、阿莫曲坦、依来曲坦和夫罗曲坦国内尚未上市。曲坦类的疗效和安全性均经大样本、随机安慰剂对照试验证实。药物在头痛期的任何时间应用均有效，但越早应用效果越好。出于安全考虑，不主张在先兆期使用。与麦角类药物相比，曲坦类治疗 24h 内头痛复发率高（15% ~ 40%），但如果首次应用有效，复发后再用仍有效，如首次无效，则改变剂型或剂量可能有效。患者对一种曲坦类无效，仍可能对另一种有效。

表 7-4 解热镇痛药治疗偏头痛发作的效果及不良反应

解热镇痛药	剂量（mg）	证据级别	推荐级别	不良反应及禁忌证
阿司匹林	300 ~ 1000	Ⅰ	A	不良反应：主要有胃肠道的不良反应及出血危险 禁忌证：对本药或同类药过敏者、活动性溃疡、血友病或血小板减少症、零嘴、出血体质者，孕妇及哺乳期妇女
布洛芬	200 ~ 800	Ⅰ	A	同阿司匹林
萘普生	250 ~ 1000	Ⅰ	A	同阿司匹林，2 岁以下儿童禁用
双氯芬酸	50 ~ 100	Ⅱ	A	不良反应主要有胃肠道的不良反应、肝损伤及粒细胞减少等
阿司匹林、 对乙酰氨基酚、 咖啡因复合剂	250 200 ~ 250 50	Ⅰ	A	同阿司匹林和对乙酰氨基酚

表 7-5 止吐和促胃动力药治疗偏头痛发作的效果及不良反应

药物	证据级别	剂量（mg）	不良反应	禁忌证
甲氧氯普胺	Ⅰ	10 ~ 20 口服 20 直肠	锥体外系症状	<10 岁儿童，肌张力障碍，腹痛，妊娠，哺乳期
多潘立酮	Ⅱ Ⅰ	10 肌内注射或静脉注射 20 ~ 30 口服	同甲氧氯普胺	<10 岁儿童

舒马曲坦：剂型包括口服剂（片剂、速释剂）、皮下注射剂、鼻喷剂及肛门栓剂，其中 100mg 片剂是所有曲坦类的疗效参照标准。皮下注射舒马曲坦 6mg，10min 起效，2h 头痛缓解率达 80%。疗效明显优于 ASA 1 000mg 皮下注射，但不良反应亦多。鼻喷剂 20mg 较片剂起效快，有效率与口服 50mg 或 100mg 相当，鼻喷剂疗效可能存在种族差异。在伴有呕吐的患者中应使用栓剂，其效果与口服 50mg 或 100mg 相当。应用 25mg 或 50mg 无效者中，超过 50% 对 100mg 速释剂有效。口服舒马曲坦 50mg 与 ASA 泡腾片 1 000mg 疗效相当，口服 100mg 则与口服 ASA 900mg 加甲氧氯普胺 10mg 合剂疗效相似。

佐米曲坦：有 2.5mg 和 5mg 的口服和鼻喷剂。药物亲脂性，可透过血 - 脑屏障，生物利用度高。口服 40 ~ 60min 后起效，鼻喷剂比口服剂起效快，35mg 起效更快并可维持 6h。口服 2.5mg 与口服 ASA900mg 加甲氧氯普胺 10mg 合剂疗效相似或稍优。偏头痛发作早期，鼻喷 5mg，1h 内可明显减轻头痛。口服 2.5mg 后，2h 的头痛消失率与阿莫曲坦 12.5mg、依来曲坦 40mg、舒马曲坦 50mg 相当，优于那拉曲坦 2.5mg；2h 的疼痛减轻和消失率与利扎曲坦 10mg 相当。口服 5mg 后，2h 的疼痛消失率与舒马曲坦 50mg 或 100mg 相当。

利扎曲坦：有 5mg 和 10mg 的普通和糯米纸囊口服剂型。推荐 10mg 为起始剂量，若头痛持续，2h 后可重复一次。口服作用快速，头痛消失与疗效维持在所有曲坦类药物中最显著，头痛复发率较舒马曲坦、佐米曲坦和那拉曲坦低。10mg 疗效略优于舒马曲坦 100mg，但不良反应随剂量增大而增加。

其他：那拉曲坦和夫罗曲坦均为 2.5mg 的口服剂。在所有曲坦类物中，两者的起效时间最长，约需 4h，且疗效不如舒马曲坦 50mg 或 100mg，但不良反应较少，药物的半衰期长达 6h。阿莫曲坦有 6.25mg 和 12.5mg 两种片剂，口服 40 ~ 60min 起效，量效关系明显。6.25mg 和 12.5mg 不良反应无差异。12.5mg 较麦角胺咖啡因合剂治疗有效，与利扎曲坦 10mg、舒马曲坦 100mg 疗效相似，但不良反应更低。与醋氯芬酸 100mg 合用比单用有效，皮肤异常性疼痛对其疗效无影响。依来曲坦有 20mg 和 40mg 两种口服剂型，40mg 无效可增至 80mg，但不良反应与剂量相关。在所有曲坦类药物制剂中，80mg 效果最好，不良反应也最大。

2）麦角胺类：麦角胺类药物治疗偏头痛急性发作的历史很长，但判断其疗效的随机对照试验却不多。试验多使用麦角胺咖啡因（分别 2mg 和 200mg，或 1mg 和 100mg 合剂）。一项研究是对比其与 ASA 联合甲氧氯普胺，发现其对头痛、恶心、呕吐症状的缓解不及后者。与卡马匹林合用甲氧氯普胺的对照研究也显示麦角胺咖啡因用药 2h 后的头痛及恶心的缓解率低于后者。与曲坦的对比观察证实其疗效不及曲坦类。麦角胺具有药物半衰期长、头痛的复发率低的优势，适用于发作持续时间长的患者。另外，极小量的麦角胺类即可迅速导致 MOH，因此应限制药物的使用频度，不推荐常规使用。

3）降钙素基因相关肽（CGRP）受体拮抗药：CGRP 受体拮抗药（gepant 类药物）通过将扩张的脑膜动脉恢复至正常而减轻偏头痛症状，且该过程不导致血管收缩。部分对曲坦类无效或者对曲坦类不能耐受的患者可能对 gepant 类药物有良好的反应。两项大规模随机双盲安慰剂（或曲坦）对照试验显示 telcagepant（MK–0974）有良好的临床疗效，300mg 口服后 2h 的头痛缓解率与利扎曲坦 10mg、佐米曲坦 5mg 相当，不良反应的发生率略高于安慰剂。

（3）复方制剂：麦角胺咖啡因复方制剂可治疗某些中到重度的偏头痛发作（Ⅱ级证据）。其他常用的复方制剂有：ASA、对乙酰氨基酚及咖啡因的复方制剂，对乙酰氨基酚与咖啡因的复方制剂，双氯酚酸与咖啡因的复方制剂，咖啡因、布他比妥和（或）颠茄的复方制剂等。其中合用的咖啡因可抑制磷酸二酯酶，减少 cAMP 的分解破坏，使细胞内的 cAMP 增加，从而发挥广泛的药理作用，包括收缩脑血管减轻其搏动幅度，加强镇痛药的疗效等。要注意，合用的咖啡因会增加药物依赖、成瘾及 MOH 的危险。

（4）成年人偏头痛急性期治疗药物推荐：见表 7–6。

表 7–6　成年人偏头痛急性期治疗药物推荐

药物	推荐剂量（mg）	推荐级别	注意事项
NSAID			
阿司匹林	1 000 口服 1 000 静脉	A	胃肠道不良反应，出血风险
布洛芬	200 ~ 800	A	胃肠道不良反应，出血风险
萘普生	500 ~ 1 000	A	胃肠道不良反应，出血风险
双氯芬酸	50 ~ 100	A	包括双氯芬酸钠和双氯芬钾
对乙酰氨基酚	1 000 口服或肛栓剂	A	包括双氯芬酸钠和双氯芬钾
阿司匹林 + 对乙酰氨基酚 + 咖啡因复合制剂	250+200 ~ 250+50	A	同 ASA 和对乙酰氨基酚：胃肠道不良反应，出血风险；肝及肾衰竭者慎用

续　表

药物	推荐剂量（mg）	推荐级别	注意事项
安乃近	1 000 口服 1 000 静脉	B	粒细胞缺乏症风险 低血压风险
安替比林	1 000 口服	B	肝及肾衰竭者慎用
托芬那酸	200 口服	B	胃肠道不良反应，出血风险
曲坦类			
舒马曲坦	25、50、100 口服，包括速释制剂；25 肛栓剂；10 或 20 鼻喷剂；6 皮下制剂	A	禁忌证：高血压、冠心病、心绞痛、心肌梗死、雷诺综合征、周围动脉粥样硬化性疾病、TIA 或卒中、妊娠、哺乳期、12 岁以下儿童、严重肝、肾功能不全、存在多种血管危险因素 不能与麦角类或 MAO 抑制药（停用未满 2 周）同服 以下比较都以 100mg 舒马曲坦为对象
佐米曲坦	2.5、5 口服，包括口腔崩解片：A 2.5、5 鼻喷剂	A	禁忌证同舒马曲坦
那拉曲坦	2.5 口服	A	禁忌证同舒马曲坦；较舒马坦效弱但持续时间长
利扎曲坦	10 口服，包括膜片	A	禁忌证同舒马曲坦；此外服普萘洛尔时，使用 5mg
阿莫曲坦	12.5 口服	A	禁忌证同舒马曲坦 可能较舒马曲坦不良反应少
依来曲坦	20、40 口服	A	禁忌证同舒马曲坦 若 40mg 无效，可用 80mg
夫罗曲坦	2.5 口服	A	禁忌证同舒马曲坦 较舒马曲坦效弱但持续时间长
麦角类			

续 表

药物	推荐剂量（mg）	推荐级别	注意事项
酒石酸麦角胺	2 口服	B	禁忌证：妊娠、哺乳期、12岁以下儿童、控制不良的高血压、冠心痛、心绞痛、心肌梗死、雷诺综合征、周围血管粥样硬化性疾病、TLA或卒中、严重肝、肾功能不全、存在多种血管危险因素
双氢麦角碱	2 口服或肛栓剂	B	同上
止吐药			
甲氧氯普胺	10~20 口服；20 肛栓剂；10 肌内注射、静脉或皮下使用 B	B	禁忌证：运动障碍、14 岁以下儿童及妊娠期妇女、癫痫、催乳素瘤
多潘立酮	20~30 口服	B	禁忌证：10 岁以下儿童 其他不良反应类似甲氧氯普胺，但较甲氧氯普胺轻微

（5）急性期治疗药物的选择和使用原则：急性期治疗药物的选择应根据头痛严重程度、伴随症状、既往用药情况和患者的个体情况而定。药物选择有 2 种方法：①阶梯法：即每次头痛发作时均首选 NSAIDs 类药物，若治疗失败再加用偏头痛特异性治疗药物；②分层法：基于头痛程度、功能损害程度及之前对药物的反应，若为严重发作则使用特异性治疗药物，否则使用 NSAIDs 类药物。不同治疗策略的致残性（the disability in strategies of care，DISC）研究对上述不同治疗策略进行比较后发现，分层治疗在 2h 镇痛率及每次残疾时间方面均优于阶梯法，且事后分析证明其最具经济性。

药物使用应在头痛的早期足量使用，延迟使用可使疗效下降、头痛复发及不良反应的比例增高。有严重的恶心和呕吐时，应选择胃肠外给药。甲氧氯普胺、多潘立酮等止吐和促进胃动力药物不仅能治疗伴随症状，还有利于其他药物的吸收和头痛的治疗。

不同曲坦类药物在疗效及耐受性方面略有差异。对某一个体患者而言，一种曲坦无效，可能另一曲坦有效；一次无效，可能另一次发作有效。由于曲坦类药物疗效和安全性优于麦角类，故麦角类药物仅作为二线选择。麦角类有作用持续时间长，头痛复发率低的特点，故适于发作时间长或经常复发的患者。

为预防药物过量性头痛（MOH），单纯 NSAIDs 制剂不能超过 15d/ 月，麦角碱类、曲坦类、NSAIDs 复合制剂则不超过 10d/ 月。

（二）预防性药物治疗

1. 预防性治疗的目的　对患者进行预防性治疗目的是降低发作频率、减轻发作程度、减少功能损害、增加急性发作期治疗的疗效。

2. 预防性治疗的有效性指标　预防性治疗的有效性指标包括偏头痛发作频率、头痛持续时间、头痛程度、头痛的功能损害程度及急性期对治疗的反应。

3. 预防性治疗的指征　总的来说，何时开始预防性治疗并没有普遍适用的指征，最重要的因素是患者生活质量受影响的程度，而非刻板地根据发作频率或严重程度来决定。通常，存在以下情况时应与患者讨论使用预防性治疗：①患者的生活质量、工作或学业严重受损（须根据患者本人的判断）；②每个月发作频率在 2 次以上；③急性期药物治疗无效或患者无法耐受；④存在频繁、长时间或令患者极度不适的先兆，或为偏头痛性脑梗死、偏瘫性偏头痛、基底型偏头痛亚型；⑤连续 3 个月每月使用急性期治疗 6 ~ 8 次或以上；⑥偏头痛发作持续 72h 以上；⑦患者倾向（尽可能少的发作）。

4. 预防性治疗药物的评价　目前应用于偏头痛预防性治疗的药物主要包括 β 受体阻滞药、钙离子通道阻滞药、抗癫痫药、抗抑郁药、NSAID 及其他种类的药物。

（1）β 受体阻滞药：β 受体阻滞药在偏头痛预防性治疗方面效果明确，有多项随机对照试验结果支持。其中证据最为充足的是非选择性 β 受体阻滞药普萘洛尔和选择性 β 受体阻滞药美托洛尔。另外，比索洛尔、噻吗洛尔和阿替洛尔可能有效，但证据强度不高。β 受体阻滞药的禁忌证包括反应性呼吸道疾病、糖尿病、直立性低血压及心率减慢的某些心脏疾病。不适于运动员，可发生运动耐量减少。有情感障碍患者在使用 β 受体阻滞药可能会发生心境低落、甚至自杀倾向。

（2）离子通道阻滞药：非特异性钙离子通道阻滞药氟桂利嗪对偏头痛预防性治疗证据充足，剂量为每日 5 ~ 10mg，女性所需的有效剂量低于男性。环扁桃酯的研究结果不一致，设计较好的研究结果为阴性，因此不推荐。多项尼莫地平预防偏头痛的研究，结果均未能显示其疗效优于安慰剂，不值得推荐。

（3）抗癫痫药：丙戊酸（至少每日 600mg）的随机对照试验结果证实其对偏头痛预防有效。需定时检测血常规、肝功能和淀粉酶，对于女性患者更需注意体重增加及卵巢功能异常（如多囊卵巢综合征）。托吡酯（每日 25 ~ 100mg）是另一个有试验证据支持的抗癫痫药物。托吡酯对慢性偏头痛有效，并可能对 MOH 有效。

拉莫三嗪不能降低偏头痛发作的频率，但可能降低先兆发生的频率。加巴喷丁在一项随机双盲安慰剂对照试验中显示有效。开放性、非对照的试验结果提示左乙拉西坦可能有助于降低头痛频率。奥卡西平试验证明无效。

（4）抗抑郁药：唯一在所有研究中均被证实有效的药物是阿米替林，4 项较早的安慰剂对照试验结果均为阳性，使用剂量为每日 10 ~ 150mg。但这些试验的样本量均较小，且不良反应明显。阿米替林对偏头痛的预防作用有限，但特别适用于合并有紧张型头痛或抑郁状态（常存在慢性疼痛）的患者。主要不良反应为镇静作用。每日 1 次用法可增加患者的依从性。大剂量使用时需进行心电图检查。

两项小样本对照试验显示选择性血清素重摄取抑制药（SSRI）非莫西汀有效。3 项氟西汀的试验显示有效，1 项则显示无效。氯米帕明及舍曲林的对照试验结果显示无效。其他抗抑郁药仅有开放性或非对照性试验。文拉法辛与阿米替林的双盲对照试验结果证实疗效相当，另有 2 项开放性研究结果阳性。

（5）NSAIDs：ASA 对偏头痛预防治疗的研究结果不一。两项大型队列研究发现每日 200 ~ 300mg 的 ASA 可降低偏头痛发作的频率。ASA 与有确定疗效药物的对比试验显示其效果相当或较差，而在与安慰剂的对照试验中却从未被证实有效。三项对照试验证明萘普生每日 1 000mg 优于对照。另外，两项安慰剂对照试验显示托芬那酸有效。其他曾做过试验的药物包括酮洛芬、甲芬那酸、吲哚布芬、氟比洛芬和罗非考昔，但试验均有样本量过小且设计不足之嫌。

（6）其他药物：抗高血压药物赖诺普利及坎地沙坦各有一项对照试验结果显示对偏头痛预防治疗有效，但仍需进一步证实。

大剂量维生素 B_2（每日 400mg）及辅酶 Q_{10} 的对照试验结果显示有效。口服镁盐的结果矛盾，一项结果阴性，另一项结果为阳性。款冬根的提取物（petasites hybridus）经 2 项对照试验显示有效，剂量为每日 75mg。野甘菊提取物（tanacetum parthenium）有数项对照试验，结果不一，但最近完成的设计良好的试验显示其无效，系统分析结果亦为阴性。但由于存在阳性对照研究结果，故只能作为三线药物。

早期的可乐定、苯噻啶及二甲麦角新碱的试验提示能预防偏头痛发作。但近期设计较好的试验未能证明可乐定有效。二甲麦角新碱有效，但因严重的不良作用，仅推荐作为短期使用（治疗期最长 6 个月），经 4 ~ 6 周的洗脱期后可重新使用。苯噻啶的头晕及增加体重的不良反应明显妨碍了其临床应用。麦角类也被用于偏头痛预防治疗，双氢麦角碱的证据较弱，几项试验结果相左。双氢麦角隐亭在 1 项小样本对照试验中显示有效，且耐受性好，但效果仍需进一步证实。基于以上证据不推荐此三类药物用于预防偏头痛治疗。

早期一些试验提示肉毒毒素 A 注射可能对偏头痛有预防性作用，但对所有七项对照研究的系统分析却未能显示其较安慰剂具有显著疗效。然而，针对慢性偏头痛的预防性研究结果却提示其对慢性偏头痛有效。近期一项随机双盲对照试验显示肉毒毒素 A 较安慰剂疗效显著。多中心的随机双盲安慰剂对照试验也取得了阳性结果。比较肉毒毒素 A 注射与托吡酯、丙戊酸预防慢性偏头痛的随机双盲试验均认为其效果相当，且肉毒毒素的耐受性更好。

经随机双盲安慰剂对照试验证明无效的其他治疗包括半胱氨酸—白三烯受体拮抗药孟鲁司特、乙酰唑胺（50mg/d）及神经激肽 -1 受体拮抗药拉奈匹坦。

（7）预防性治疗药物推荐：见表 7–7。

（8）预防性治疗药物选择和使用原则：医师在使用预防性治疗药物之前须与患者进行充分的沟通，根据患者的个体情况进行选择，注意药物的治疗效果与不良反应，同时注意患者的共病、与其他药物的相互作用、每日用药次数及经济情况。通常首先考虑证据确切的一线药物，若一线药物治疗失败、存在禁忌证或患者存在以二、三线药物可同时治疗的并发症时，方才考虑使用二线或三线药物。避免使用患者其他疾病的禁忌药，及可能加重偏头痛发作的治疗其他疾病的药物。长效制剂可增加患者的顺应性。

药物治疗应小剂量单药开始，缓慢加量至合适剂量，同时注意不良反应。对每种药物给予足够的观察期以判断疗效，一般观察期为 4 ~ 8 周。患者需要记头痛日记来评估治疗效果，并有助于发现诱发因素及调整生活习惯。偏头痛发作频率降低 50% 以上可认为预防性治疗有效。有效的预防性治疗需要持续约 6 个月，之后可缓慢减量或停药。若发作再次频繁，可重新使用原先有效的药物。若预防性治疗无效，且患者没有明显的不良反应，可增加药物剂量；否则，应换用第二种预防性治疗药物。若数次单药治疗无效，才考虑联合治疗，也应从小剂量开始。

表 7–7　偏头痛预防性治疗药物推荐

药物	每日剂量（mg）	推荐级别	不良反应	禁忌证
β 受体阻滞药			常见：心动过缓、低血压、嗜睡、无力、运动耐量降低 少见（<1% 发生率）：失眠、噩梦、阳痿、抑郁、低血糖	哮喘、心力衰竭、房室传导阻滞、心动过缓 慎用于使用胰岛素或降糖药者
美托洛尔	50~200	A		
普萘洛尔	40~240	A		
比索洛尔	5~10	B		
钙离子通道阻滞药				
氟桂利嗪	5~10	A	常见：嗜睡、体重增加 少见：抑郁、维体外系症状	抑郁、维体外系症状
抗癫痫药				
丙戊酸	500~800	A	恶心、体重增加、嗜睡、震颤、脱发、肝功能异常	肝病
托吡酯	25~100	A	共济失调、嗜睡、认知和语言障碍、感觉异常、体重减轻	对有效成分或磺酰胺过敏
加巴喷丁	1 200~2 400	B	恶心、呕吐、抽搐、嗜睡、共济失调、眩晕	加巴喷丁过敏
抗抑郁药				
阿米替林	50~100	B	口干、嗜睡，体重增加	青光眼、前列腺肿瘤
NSAIDs				
萘亦生	250~500bid	B		
阿司匹林	300	B		

续　表

药物	每日剂量（mg）	推荐级别	不良反应	禁忌证
其他药物	16			
坎地沙坦	20	B		
赖诺普利	24mmol	B		
镁盐	400	B		
维生素 B_2	300	B		
辅酶 Q_{10}	4~12	B		
二甲麦角新碱	2~6（法） 每 6 个月停用 1 个月	B	常见：悉心、眩晕、失眠 少见：腹膜后纤维变性	高血压，冠状动脉供血不足、动脉病、胃溃疡、肝或肾衰竭

第三节　丛集性头痛

一、概述

从集性头痛（cluster headache，CH）是少见的原发性神经血管性头痛之一，其特点为短暂、剧烈和爆炸样头痛反复密集发作，多发生于一侧眼眶、球后和额颞部，每次持续 15 ～ 180min，频率从隔日一次到每日 8 次。常伴有同侧眼球结合膜充血、流泪、鼻塞和（或）Homer 综合征。丛集期持续数周至数月。好发于男性。无家族遗传史。

二、病因及发病机制

从集性头痛的病因不清楚，由于其发作有明显的周期性，曾提出过生物钟学说，认为是体内生物钟紊乱引起头痛的发生。以后发现用组胺可诱导头痛，发作时血中组胺也升高，用组胺刺激三叉神经末梢能引起头痛的复发，认为是组胺代谢障碍引起的头痛。继后进行的研究发现病变处肥大细胞数量增多、活性增强，稳定肥大细胞的药物能缓解头痛，提出了肥大细胞功能障碍学说，但以后的研究发现偏头痛的患者也有肥大细胞的功能障碍，因而不能用肥大细胞学说来解释丛集性头痛的发生。发病机制：其急性发作涉及下丘脑后部灰质兴奋。大约 5% 的患者可能是遗传性（常染色体显性遗传），在丛集期慢性及亚急性患者发作规律，可被乙醇、组胺或硝酸甘油诱发。

三、临床表现

发病年龄通常为 20 ～ 50 岁，平均 30 岁。男性发病率是女性的 4 ～ 7 倍。

通常发生于一侧眼眶、球后和额颞部。

如不治疗疼痛可持续 15 ～ 180min。

常伴有同侧结膜充血和（或）流泪、鼻充血和（或）流涕、眼睑水肿、前额和面部出汗、瞳孔缩小和（或）上睑下垂及感觉躁动或不安。

在最严重发作期间，患者因疼痛极度痛苦，常不能平卧休息。

发作频率从隔日一次到每日 8 次不等，通常连续发作，持续数周或数月，然后被通常持续数月或数年的缓解期所分割。当持续期为 7 ～ 365d，而至少有 2 个大于 1 个月的无痛缓解期时，称为阵发性丛集性头痛；而发作超过 1 年不缓解或缓解期小于 1 个月，则称为慢性丛集性头痛。

四、诊断

按国际头痛学会的头痛分类法，丛集性头痛必须符合下述标准（表 7–8）。

表 7-8　丛集性头痛标准

至少有以下特点的发作过 5 次
重度、单侧眼眶、眶上和（发）颞部疼痛，持续 15~180min（若不治疗）
头痛侧至少伴随以下症状之一：结合膜充血、流泪、鼻塞、流涕、前额及面都出汗、瞳孔缩小、眼裂下垂、眼睑水肿
发作频度：隔日一次到 8/d

五、鉴别诊断

应注意偏头痛和丛集性头痛的鉴别。偏头痛多见于女性患者，发作前可有典型视觉先兆，而丛集性头痛多见于男性，常伴有自主症状和体征。偏头痛无明显节律性，而丛集性头痛周期性发作。丛集性头痛的疼痛呈烧灼样或针刺样，而偏头痛则呈搏动性痛，偏头痛多在白天发作，而丛集性头痛多在睡眠时发作。大多数偏头痛有阳性家族史而丛集性头痛遗传因素尚不确切。

六、治疗

治疗原则与偏头痛相同。发作时一方面要终止头痛，另一方面预防再发。发作时皮下注射舒马曲坦可在几分钟内终止发作。部分患者吸纯氧(8 ~ 10L/min)，连续 15min 也可使头痛缓解。也可采用 2% ~ 40% 的利多卡因点鼻，滴于下鼻甲的最尾侧部分，能够产生蝶腭神经节阻滞作用，达到止痛效果，终止一次发作。上述药物治疗无效可选用泼尼松 40 ~ 80mg/d，连用 1 周，有效后在 1 周内逐渐减量至停药，可使部分患者的头痛戏剧性好转，无效则 48h 后换药。

有些用于预防偏头痛复发的药物，如 5- 羟色胺拮抗药、美西麦角、双氢麦角碱、钙通道阻滞药也可用来阻止丛集性头痛的复发。

第四节　紧张型头痛

一、概述

紧张型头痛（tension type headache，TTH）是原发性头痛中最常见的类型，约占 40%。主要表现为双侧紧束样或压迫性头痛，常为轻度或中度头痛，不伴有恶心或呕吐，部分患者头部触诊时可有颅周压痛。

二、病因及发病机制

紧张型头痛的病因和发病机制尚不完全清楚，可能与多种因素有关。如颅周肌肉或肌筋膜结构收缩或血流下降，可导致颅周肌肉和皮肤的痛阈值降低，肌筋膜痛敏感性增加；细胞内外钾离子转运障碍；一氧化氮（NO）、5- 羟色胺（5-HT）、乳酸、神经肽等物质含量的变化等。此外，情绪障碍如紧张、焦虑、抑郁、应激等因素可导致持续性头部及颈肩部肌肉收缩，但这也可能是继发现象。

三、紧张型头痛的分类

1. 偶发性紧张型头痛　具体如下。

（1）伴有颅周压痛的偶发性紧张型头痛。

（2）不伴颅周压痛的偶发性紧张型头痛。

2. 频发性紧张型头痛　具体如下。

（1）伴有颅周压痛的频繁发作性紧张型头痛。

（2）不伴颅周压痛的频繁发作性紧张型头痛。

3. 慢性紧张型头痛　具体如下。

（1）伴有颅周压痛的慢性紧张型头痛。

（2）不伴颅周压痛的慢性紧张型头痛。

4. 很可能的紧张型头痛　具体如下。

（1）很可能的偶发性紧张型头痛。

（2）很可能的频繁发作性紧张型头痛。

（3）很可能的慢性紧张型头痛。

四、临床表现

可发生于任何年龄，但多见于青年，女性较多。没有先驱表现或先兆。头痛多为钝痛、刺痛，非搏动性，程度较轻，患者常诉紧缩、压迫、绷紧或紧箍感。头痛部位通常位于顶、颞、额或枕部，每次头痛部位不固定。发频率不尽相同，可每月发作小于 1d，亦可每月发作大于 15d，头痛持续时间通常 30min 到 7d。日常活动如行走或爬楼梯不加重头痛。无恶心和呕吐（可以有厌食），但可以有畏光、畏声表现，但畏光或畏声中不超过一个。部分患者头部触诊可有颅周压痛。在发作性紧张型头痛患者中，头痛常在特定情况下发生，如恼怒、心烦等。当发展为慢性紧张型头痛时，可每日发作，常在起床后不久即发生，持续一整天，入睡后消失，与白天的工作、社交活动中的心境无关。

五、诊断

根据病史及临床表现，并排除脑部、颈部疾病如颅内占位性病变、炎症、外伤以及颈椎病等，通常可确诊。最新 HIS（2004）诊断标准如下（表 7-9）。

慢性紧张型头痛可以说是从频发紧张型头痛演化而来。需要注意的是，如慢性偏头痛一样，慢性紧张型头痛也可以因为镇痛药物摄入过量所致。

表 7-9　HIS（2004）诊断标准

发作性紧张型头痛

头痛发作每次持续 30min 至 7d

至少具备下述特在的 2 项：①非搏动性，压迫性或钝痛等；②轻至中度疼痛，不影响日常活动；③双侧分布；④日常活动不会加重头痛

具备下述 2 项：①无恶心、呕吐；②畏光、畏声中不超过一项

具备上述①～③，至少发作 10 次以上，其中偶发性紧张型头痛平均等月发作 <1d，每年发作 <12d；频发性紧张型头痛平均每月发

作≥ 1d，而 <15d，至少 3 个月以上，每年发难和≥ 12d，而 <180d

不能归因于其他疾病

慢性紧张型头痛

头痛发作每次持续 30min 至 7d

至少具备下述特征的 2 项：①非搏动性，压迫性或钝痛等；②轻至中度疼痛，不影响日常活动；③双侧分布；④日常活动不会加重

具备下述 2 项：①畏光、畏声、轻度恶心中不超过一项；②无中至重度恶心和呕吐

具备上述①-③项，至少发作 10 次以上，平均等月发作≥ 15d，3 个月以上，每年发作≥ 180d

不能归因于其他疾病

六、鉴别诊断

1. 颈源性头痛　颈源性头痛多见于中老年人，常为颈枕部发作性头痛，头颈转动或前屈后仰时易诱发，可伴眩晕，肩臂麻木或疼痛，体格检查颈部活动受限，颈椎旁压痛，颈椎 X 线片可见骨质增生、颈椎间孔狭窄等。颈椎 MRI 检套可发现颈椎间盘脱出。

2. 枕神经痛疼痛　枕神经痛疼痛可为一侧或双侧枕及上颈部阵发或持续性疼痛，有时可扩展至乳突后，疼痛较浅表，剧烈呈电击样或烧灼样，查体发现枕神经出口处有压痛点。

七、治疗

紧张型头痛多采用对症治疗，强调个体化综合治疗，用于治疗偏头痛的许多药物也可用于紧张型头痛，药物选择见表 7-10。

预防头痛可选用 5- 羟色胺再摄入抑制药如氟西汀（fluoxetine）、舍曲林（sertraline）或阿米替林等，虽然很多患者对苯二氮䓬类药物反应良好，但考虑到这类药物潜在的不良反应，仍需慎用。精神治疗、心理疗法对部分患者有效。按摩、热水浴也能改善症状。

表 7-10　紧张性头痛的药物选择

急性期	非类固醇类抗炎药或对乙酰氨基酚（扑热息痛）类
焦虑	抗焦虑药，如阿普唑仑，氯氮䓬（利眠宁）等
抑郁症状	阿米替林 25g 年晚 1 次，口服，等 2-44 增加 25mg，直至 50~250mg/d
肌紧张	盐酸乙哌立松（妙纳）50mg，每日 3 次口服

参考文献

[1] 王刚．痴呆及认知障碍神经心理测评量表手册．北京：科学出版社，2014.
[2] 德斯兰．神经病学．北京：北京大学医学出版社，2014.
[3] 吴江，贾建平．神经病学．北京：人民卫生出版社，2016.
[4] 王伟，卜碧涛，朱遂强．神经内科疾病诊疗指南．北京：科学出版社，2015.
[5] 董为伟．神经系统与全身性疾病．北京：科学出版社，2015.
[6] 周继如．使用临床神经病学．北京：科学出版社，2015.
[7] 李建章．脑血管病诊断与治疗．北京：人民卫生出版社，2016.
[8] 田新英．脑血管疾病．北京：军事医学科学出版社，2015.
[9] 刘新峰．脑血管病的防与治．北京：人民卫生出版社，2014.
[10] 孙斌．脑血管病基础与临床．北京：金盾出版社，2014.
[11] 张晓曼．脑血管病诊疗与进展．郑州：河南科学技术出版社，2014.
[12] 王拥军．神经内科学高级教程．北京：人民军医出版社，2014.
[13] 刘鸣，谢鹏．神经内科学．北京：人民卫生出版社，2014.
[14] 陈灏珠，林果为，王吉耀．实用内科学．北京：人民卫生出版社，2014.
[15] 尹涛．脑血管病．北京：中国医药科技出版社，2016.
[16] 坎贝尔．Dejong 神经系统检查．北京：科学出版社，2014.
[17] 孙永海．神经病理性疼痛分册．北京：人民卫生出版社，2016.
[18] 饶明俐，林世和．脑血管疾病．北京：人民卫生出版社，2012.
[19] 史淑杰．神经系统疾病护理指南．北京：人民卫生出版社，2013.
[20] 王增武，等．脑血管病临床检查与治疗．北京：世界图书出版社，2014.